眼球使用手冊

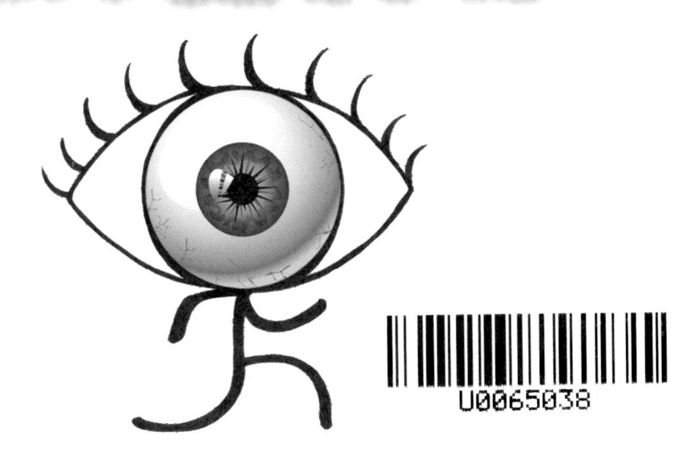

趕走惡視力　搶救3C眼　T1燈泡減藍光

作者：王忠輝（眼球運動志工）

眼球使用手冊、趕走惡視力、搶救3C眼　王忠輝 著

初版：2023年9月　定價NT$300元

國立中央圖書館出版品預行編目資料

眼球使用手冊、趕走惡視力、搶救3C眼

王忠輝 著. -- 初版. 新北市：幸福理念行銷有限公司 2022.11
240面；21×15　公分. --
ISBN 978-986-7800-37-4 (平裝) 定價新台幣 300元

1. CST：健康 2. CST：視力 3. CST：環保
416.7　112012532

發行者：幸福理念行銷有限公司 統編：2512-4416
電話地址：0912-44-22-33 (line)，新北市淡水區鼻頭街19號
銀行帳號：陳蓮涓　華南銀行008忠孝東路分行　120 20 0036815
郵　購：郵政劃撥帳號：1784-2281　陳蓮涓
E-mail：anniechen112233@gmail.com

總代理：旭昇圖書有限公司
電　話：02 22451480(代表號)
傳　真：02 2245 1479
郵政劃撥：12935041 旭昇圖書有限公司
地　址：新北市中和區中山路二段352號2樓
E mail：s1686688@ms31.hinet.net
旭昇悅讀網　http：/ubooks.tw/

致敬 《僅以此書向他們致敬》

「海倫凱勒」的願望：假如給我三天光明

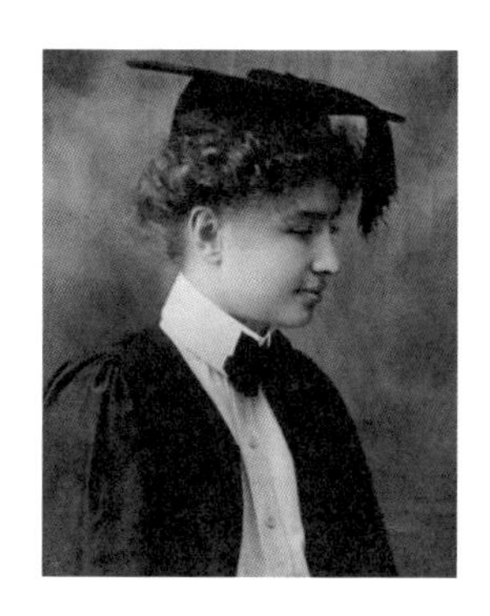

海倫凱勒，19世紀美國盲聾女作家、教育家、慈善家、社會活動家。享年88歲，卻有87年生活在無光、無聲的世界裡。在19個月時因患急性胃充血、腦充血而被奪去視力和聽力。她先後完成了14本著作，其中最著名的有：《假如給我三天光明》。

「梅爾· 史乃德」的成就：

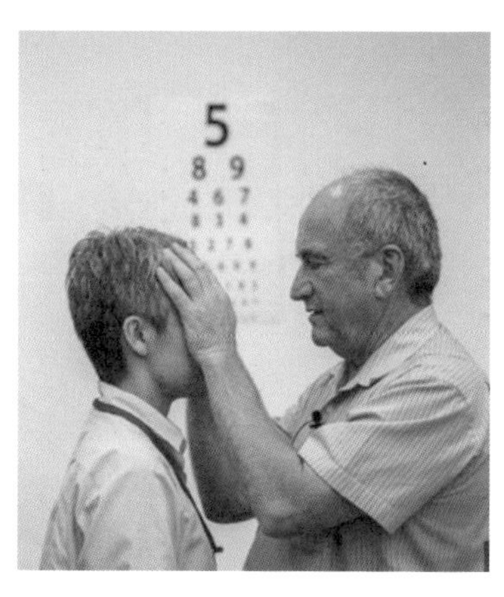

《視覺與生命》的作者梅爾· 史乃德。他是全球受人尊敬的先驅，他的著作《眼睛的瑜伽》《梅爾· 史乃德的奇蹟視力法》,《生命的課程》《自我康復的運動》……影響全球。因為他的工作與肌肉萎縮症的治療藝術，被授予博士學位。他在1980年在加州創辦了「自我康復學校」非營利性中心,提供教育計劃助人改善視力。

前言&致謝

眼睛是一門極其深奧的科學，視力是神秘又複雜的工程，完全瞭解及徹底解決眼疾實在是件非常不容易的事。當前我們非常幸運已有先進的光學醫學、學術研究專家、健保制度、保健品來幫助視力的問題。但視力惡化的現象仍然在進行中，不能等每個人都成為專家時才被解決。了解視力危機並做預防，是通識教育的主題，更是父母、老師、老板的責任。本書並不是眼睛科學的普及書，只是一本分享我這個為眾生視力惡化現象焦慮的志工，在「視力預防工作」這條路上的故事及心得。想要真正深入了解視力科學、並在發現眼疾問題時，應第一時間尋求專業眼科醫生的諮詢與協助。關於視覺的新近保健資訊，可在書店、網絡上找到，在此向各位推薦這幾本專業的書。

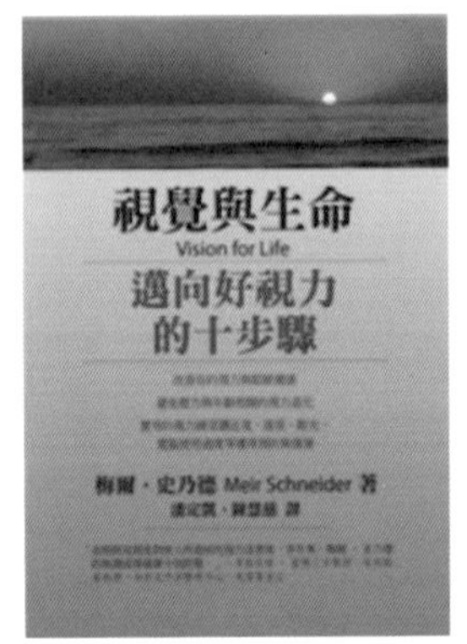

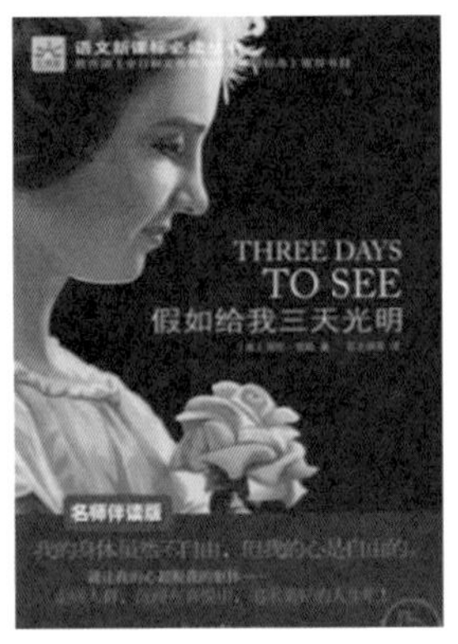

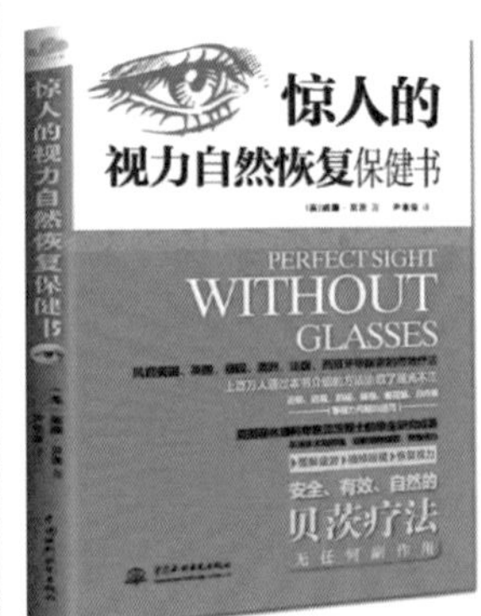

目的&目標

本書出版的目標：提醒大家遠離近視、高度近視、弱視、散光、老花、斜視、青光眼、黃斑部病變、白內障、乾眼、飛蚊、視網膜剝離破洞、眼中風……。

本書出版的目的，除了提醒大家本來就都知道的、遠離眼疾的3部曲(遠離有害光源+養成正確使用眼睛的方法+眼睛需要的營養)外，更設定了具體目標與行動：在2年內推廣《亮眼眼球運動》及《偏鄉亮眼行動車》來幫助2萬名學童遠離近視弱視，這個目的與目標，期盼與父母、教師一起來完成。

王忠輝 (眼球運動志工、亮眼儀研發人)
2023年5月20日

眼球使用手冊

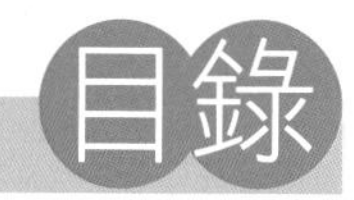
目錄

張序/
光源是視力保健的前哨：「換燈潮」指日可待！

/ 張麗蝶

2012年時，我是一家知名銀行的中階主管，我面對公司「無紙化」的新決策而面對人生的重大轉折點：這種工作生態讓我成為嚴重的乾眼症及飛蚊症患者。在那之前文件可以列印出來看，但因為一些因素，為杜絕資料外洩，所有文件只能在電腦上看。我和許多現代化辦公室的人一樣，早上早早出門上班，一路開車到公司地下室停車，就開始一直工作到天黑，幾乎是整天待在公司，完全無法曬到太陽。整天面對大台的LED電腦，隨時盯著螢幕看資料，在短短的半年內，我的職業無以為繼了。我的眼疾嚴重到什麼程度？別人點人工淚液可以撐幾個小時，而我幾十分鐘就必須再點，且到後來點了也沒用。同時，伴隨而來的是嚴重偏頭痛，常常要吃2顆以上的止痛藥。我已經乾到不停地眨眼睛，眨到醫生對我下通牒：「妳若再不休息眼睛，繼續磨擦下去的話，妳的視網膜隨時都有可能會剝離，妳準備要瞎掉嗎？」醫生明白表示，我必須立即要讓眼睛長時間休息。其實那6個月我本來就在糾結，正在事業巔峰的我，還有5年就能退休，我是要選擇健康還是鈔票？萬一我瞎了，那麼退休金還有什麼意義？我若視障了，就會拖累我的家人時！於是，心中就有了定見：我不該為了等退休而傷害健康。

心中有定見後，彷彿命運之神就在為我安排前程了。一位長期旅居日本的大姊來看我，她問我：「妳用的電腦讓妳得了這麼嚴重的眼疾，原因就是和LED燈一樣的藍光，妳不知道嗎？」當時對健康知識很遲鈍的我，真的不知道「藍光」這件事，其實不光是我，2012年時根本沒有人在講這個名詞。我這才知道可見光（人眼可見的光）中包含藍光（藍光/短波長光），它是波長最短的光，僅次於紫外線，它是一種非常強烈的能量，可深入到眼睛。現在回想起來，覺得真是不可思議。2012年，距今11年前，竟然那時整個社會很少人談「藍光」這件事？她告訴我說在日本她們都用一種T1(指1/8英吋的規格)全光譜健康燈，原來，她自己就是眼睛長期受苦於老花跟飛蚊症，而日本醫生叫她換用這種T1全光譜燈後，眼睛的狀況才有大幅的改善。這位朋友問我：「在日本我們都用台灣製造的CCFL燈，你們台灣人為什麼不用？」她告訴我，這個燈源是MIT、是在台灣生產且有世界專利的品牌，我聽到後也感到很困惑，為何我們自己製造的好東西市面上卻看不到？買不到？

接著，在我的要求下，她引薦我去認識了這個產品的發明人，為了搶救視力，我不問價格，立即把家裡全部的燈源都換掉，親身體驗二個月後，我的眼睛乾眼症改善很多、老花也減輕，長期的頭痛也不用再吃藥。這個神奇的燈改變了我的人生與「眼界」，因而讓我燃起好奇心，在我得知這個產品在2012年就已得到了國家的《發明創作金牌獎》後，我就問研發人，你們都得獎了，為什麼只做外銷？已在日本、美國、德國大受歡迎，卻不在台灣推廣？明明2020年政府已有明令：傳統的T5、T 8因汞的問題都已不能再賣，為什麼你們這種壽命又長、又沒有藍光及紫外線的冷陰極管燈卻沒有普遍化？為何民眾都不知道這個健康燈源的存在？……但研發人給我的回答令我訝異，他說：「一位政府要員(估隱其名)告訴我們：既然你們外銷做得好，就繼續全力做外銷就好了，不必做國內的市場。內銷不好推廣啦，因為大家捨不得花錢，只會買幾十塊錢一個的燈泡，不可能為了視力健康買你們800多元一個的燈泡的。」這邏輯不對吧？自己在臺灣生產的東西，卻要跨海到日本去買回來用？和視力發生問題後的巨大損失相比，800多塊錢不貴吧？當身體健康跟事業有衝擊的時候，你會怎麼抉擇？我，選擇了健康。當下，「初生之犢不怕虎」的我竟然因此決定：我要來經營國內的通路，讓別人能和我一樣，用到對的光源來解決視力問題。

就這樣，我在先生的支持下，毫不猶豫地辭職，並立即投入一開始就有上市上櫃計劃的這個產業。一路走來，由投資、研發到通路，我無怨無悔，且對未來充滿信心。2012年就要賣一隻800多塊錢的燈泡，現在整個原物料至少漲了20%，現在也只賣850元(2023年)，且針對居家、辦公室、工廠所需的幾十種規格燈具(由燈泡、燈管、嵌燈、輕鋼架燈、投光、射燈、護眼檯燈、四種燈泡通用接口的燈座都已經完備了，我非常驕傲地向大家報告，我們生產的各型T1燈具目前在全球都沒有競爭者。目前是有健康意識的建築業的最愛、也高端生產線上、不能有色差的行業的必備設備，但我們更志在幫助每一個家庭免於繼續受光害。

雖然我們高成本的健康燈因高價位而推動較難，但我們天天都收到使用者的感謝，讀書的、電玩族、唸經的人的反饋：「感謝你們給了我們一盞『光明燈』。」誰都知道賣東西要賣消耗品，最好是重複消費的快銷品。只有傻子才會去賣一個產品壽命超過五萬小時的產品，但這種燈是救人視力的，如果我不做，誰來做呢？「我不入地獄，誰入地獄」，於是，在2013年11月就成立「元照照明科技有限公司」，開始生產健康照明，並宣導光與健康、綠能環保及永續經營的理念，這個工作就成為我一生的志業。蘋果每出一個新機型，就會有「換機潮」，而影響視力至鉅的燈光，也一定會有「換燈潮」的到來。換手機是趕時髦，換燈光卻是保健康，何輕何重，不辯自明。對我而言，做生意是為人服務，尤其是直接影響人的事業，都應該有社會責任感，相信每個人都和我一樣，期待具備「工程倫理」「醫學倫理」的研發者，而我有幸擁有一個有助人們視力健康的產品，我也深深期許自己。

至於我和王忠輝的結緣，實屬必然，就是因為他在研發眼睛運動儀器時，早就感知到光源的重要性而找到我們，當他要把這些年的心得付梓分享給大家時，我義不容辭地要向大家推薦他的精神及成就。我的團隊會在能力許可的狀況下，和有志於「眼球復健」的王總團隊，一起來推廣視力健康知識及復健行動，特別是要幫助稚齡孩子們使用好的光源及養成正常的眼睛使用習慣。光源是視力保健的前哨第一站，我們預期消費者察覺到燈源重要性後的「換燈潮」市場很快就會到來，屆時就會實現我們所有團隊的共同目標：每年至少幫助2000個家庭全面換上不再傷害家人、幫助老人和學童的健康光源。我的光源和王總的眼球運動，要幫助大家遠離眼疾！

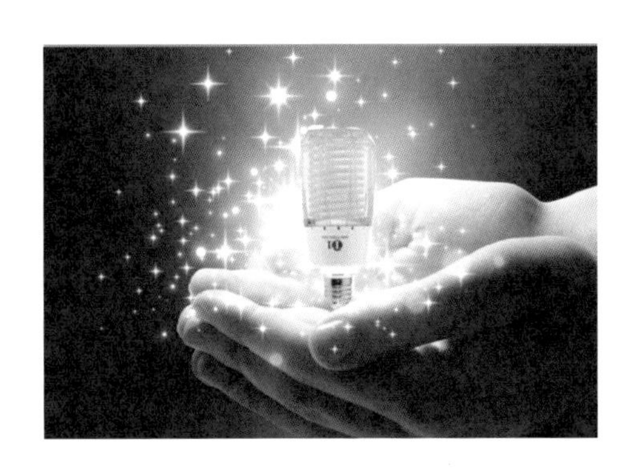

張麗蝶

寫於　台灣台中　2023年7月21日

林序/

祝「台灣之光」更上一層樓　/ 林桓谷

我認識王忠輝十幾年了，當時就對他和他的「眼球運動」深具信心。我由一開始就想和他合作，但當時他的儀器還不是很成熟，我也忙著我的消防事業經常不在國內。我與王忠輝惺惺相惜，因為我懂他，他跟我一樣是R&D、研發者的性格相似，我在消防系統上有各種發明專利，他也在眼睛保健領域裡研發成果亮麗。我的環保滅火器，三位一體，具備 破、切割、滅火、逃生等功能，拿到法國巴黎的《世界發明金牌獎》。王忠輝則是拿到 沙烏地阿拉伯的《發明金牌獎及大會特別獎》，他是眼睛領域的達人，我是消防業的「滅火達人」。我欣賞他這個人的人格跟人品，非常執著，我看到他用他的生命在研發眼球運動儀器，我認為他也是「臺灣之光」。

我的本科是化學，曾是德國拜耳的總代理，因為感覺到化學對人類及地球的傷害很， 從而轉換跑道，無巧不巧地就進入了消防事業，似乎這是上天安排好的，因為我出生於1960 年11月9號，而這個日期剛好就是大陸的消防節(台灣 1月19日是消防節)。我的滅火器是環保的，獨步全球，我擁有許多專利消防設備(健康安防的綠色產品：德國TUV雙認證的專利環保滅火器、超濃縮環保藥劑及環保自動滅火系統)，會把這個產業鏈推廣到全球去。王忠輝與我相同，一直在研發路上奮鬥，近日他讓我了解了他的最新一代儀器後，感覺功能更強更完備了。我看到他不斷精進迭代的機型，也看到VR的機款，但我直接向他建議，當前所有的資訊及服務的都是以消費者為客戶終端，就應該直接與手機結合。我認為產品的升級是必要的，但通路的跟上時代才能幫他創造更大的價值。我認為當前他應做巨大的通路新決策，因為通路改變，產品自然會跟著市場須求也升級。而推廣的版圖，我的看法是：立足臺灣、胸懷大陸，因為最大的市場就在大陸。產品是有生命周期的，要把握推廣的時機，有要有企業解決社會問題的責任感，因此我期望也預期王忠輝研發人的事業體更上一層樓。搶救視力，人人有責，王總這麼好的亮眼工具，值得大家來共同推廣。

林桓谷

均賀股權投資控股公司董事長

寫於 廈門 2023年7月28日

劉序/

與3C工具和平共存

/ 劉棟

《台灣導盲犬協會(國際導盲犬聯盟/國際輔助犬組織會員)》由2002年開始，推動導盲犬培訓，讓台灣的視障者除了使用白手杖外，也有運用導盲犬的機會。我們努力的目標是要讓社會了解盲胞與導盲犬，能接納並學會如何與他與牠友善相處，幫助視障朋友融入社會過正常生活。這些年來，我的感慨是人們的第一個障礙就是一般人很難把視障朋友視同平常人，其實他們最渴望的就是不希望人們用同情或歧視的眼光來看待他們，他們要的只是友善的接納。我們都知道「預防重於治療」，因此對視力還沒發生問題、但因為3C帶來的誘惑這麼多，不自覺的成為低頭族的人，非常的多。在捷運上，幾乎人手一機人人低頭，玩「糖果遊戲」的人，一關一關地打下去沒完沒了的，這會對他們的眼睛造成多麼嚴重的傷害。精彩又冗長的遊戲讓無法自拔的年輕人、小孩甚至大人沉迷在沒日沒夜的網路世界裡，已經造成了許多的視力問題。視力問題嚴重到不可逆時，那是多麼地可怕，我希望他們不要再這樣傷害眼睛了。若問我，如果我有權力或能力，針對當前視力問題，我會做什麼？我想我會請求經營，製作內容的人，能加入每30分鐘就讓畫面出現「你已經看螢幕一段時間，請休息一下你的眼睛」之類的提醒，讓受眾能適時休息一下，最好能休息5分鐘、但即使1分鐘也可以。當然我沒有這個權力與機會做這件事，目前只能在導盲犬協會裡盡我們的能力，為視障朋友們做多少 算多少。因此，當我知道王忠輝先生早在10多年前就研發了能具體幫助已有近視、弱視的人改善視力的儀器，並且一再地改進，研發出新機型時，就非常佩服他。我和他在不同的跑道上，都在為視障這件事努力，所以很榮幸能有機會推薦他的新書《眼球使用手冊》及《眼球運動手冊》，僅此與之共勉，並呼籲每個使用眼睛的人，趕緊學習「眼球運動」，與既愛又恨的3C工具和平共存。

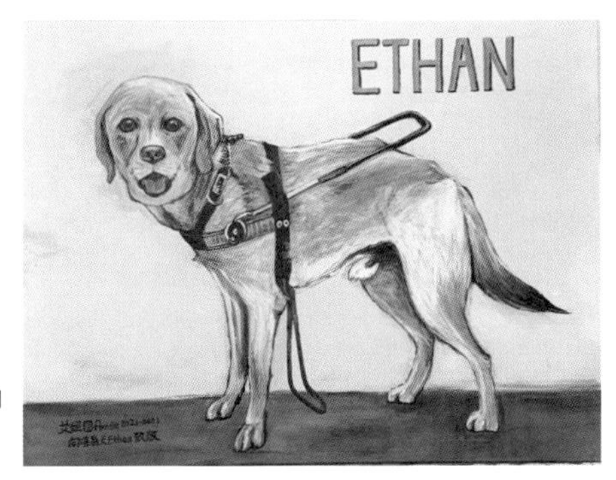

艾妮義畫-導盲犬Ethan-2021

劉棟

導盲犬協會 理事長

寫於 2023年7月20日

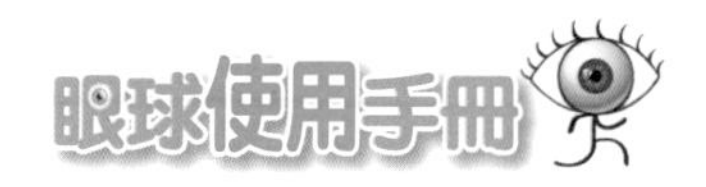

陳序/
盼我的視力助我創作到人生最後一秒鐘

/ 陳艾妮

這輩子為人寫過許多推薦序，但這篇應該會是最長的一篇，因為，這本書的主題，就是我當前最關切的主題：視力，所以我有千言萬語想說。我是一個從小到大、從早用眼睛用到晚、除了寫書就是看書的學生與作家，「視力」就是我的「事業生命線」，而我已老化的「眼球」這件事，就是餘生的最大事。唐· 韓愈《祭十二郎文》寫著：「視茫茫，髮蒼蒼，而齒牙動搖。」年輕只看到字面上的字義，但現在真懂了：人生哪管你有金山銀山，哪管你官大勢大，時間到了，眼睛、頭髮、牙齒的老化是眾生平等的，而這個感覺超不好的。我的心仍是年輕的，但我的頭髮白了稀了、牙齒缺了、眼睛矇了……前兩者我認命了，但後者，眼睛我不能接受它的老化，因為我還有許多事沒做完啊？到目前為止，越來越矇的雙眼是我的心中的巨大憂慮。

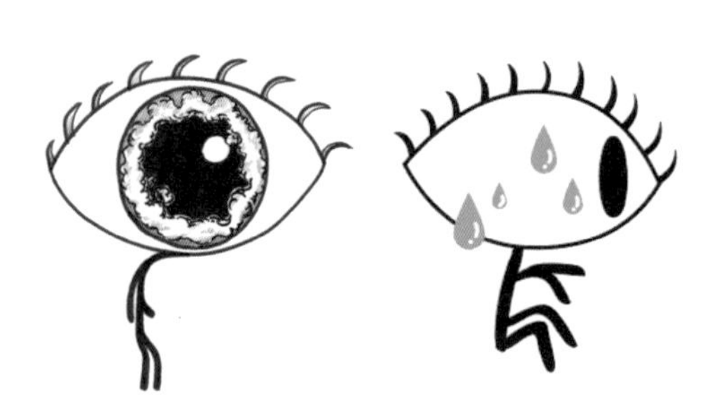

我的感謝 即使眼力已差，但我每天早上睜開眼睛看世界時，心中還是充滿著感恩。畢竟我的雙眼至今已幫我完成了100多本書且還在邁向200本的目標，我也畫了700多幅畫目標要滿1000幅。我真心感謝到了70多的LKK歲數，視力還堪用。感謝上天賜我眼力讓我能繼續創作，能看手機小字、車上看手機而不暈車；從早到晚打電腦、看手機、拍照……不用戴眼鏡、工作無礙(除了要看很遠的東西如表演，偶爾戴戴近視眼鏡)。熱愛旅行的我，在車行中看風景與手機，從不暈車、暈船、也不認床……我知道我要知足，我要感恩，所以常常這樣對著電腦、對著上天說：「感謝老天爺賞飯吃！」我感謝老天讓我擁有還堪用的視力繼續做我愛做的事：寫書、看書、旅行、拍照、訪談、演講、繪畫與做公益。我豐富精彩的一生，全靠我還擁有還行的視力，但我心裡有數，若沒有及時有效保健，這樣的視力也會快速衰敗的。

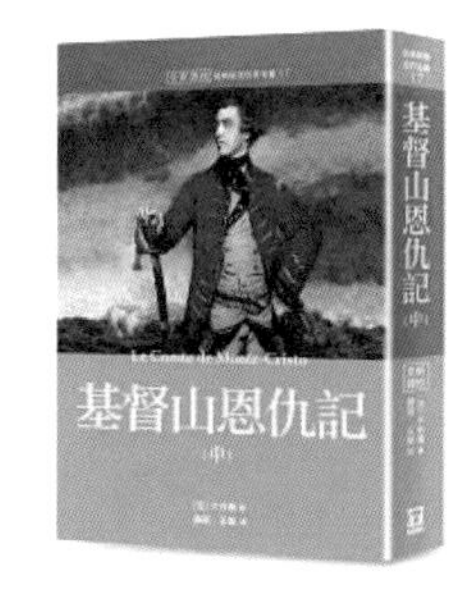

我的困惑 初中的應試考試壓力，父母不准我看閒書，結果，初二下半個學期每個晚上躲在棉被裡拿著手電筒偷偷看完《基度山恩仇記》這本厚厚的小說。接著，馬上就得了近視眼，所以我跟「基度山」是有仇的。當時媽媽直接帶我去眼鏡行配了300度近視加閃光，從此我就莫明奇妙地成了一隻「四眼田雞」。日後除了洗澡和睡覺外，數十年來眼鏡和我一直是連體嬰，只因為我相信了眼鏡行的人所說的：只要一直戴著眼鏡，度數就不會加深。當時好沮喪，沮喪原因不是反省自己虐待眼鏡，而是憂慮戴了眼鏡日後會沒有男朋友，會嫁不出去。成為眼鏡族後，基本上眼鏡就成為生活的領導。沒有眼鏡看不清，沒有眼鏡會找不到眼鏡，甚至是戴著眼鏡找眼鏡。近視讓我行動不便，沒法看表演，下雨和吃麵會「煙雨濛濛」。戴著眼鏡，進出冷氣間眼前就一片霧濛濛；沒戴眼鏡時，走在路上或看電影都不方便；到了游泳池、泡湯池時，脫離了眼鏡就看不清誰是誰；運動、泡湯或做瑜珈時，也根本不能戴眼鏡，滿頭大汗的時候，戴眼鏡簡直是一個累贅。我看到深度近視的人，戴上厚厚的鏡片，沒戴眼鏡就像瞎子一樣。鼻樑上長期的鏡架壓迫，影響臉部肌肉及視線、思想及全身的活潑性。戴眼鏡，除了人變醜外，也造成眼睛一直直視而顯得呆滯。從此只會在度數增加、或戴著不舒服、或看到時髦新款鏡框而換眼鏡就去多配眼鏡，我竟專心研究眼鏡及鏡片的設計及材質，手邊的眼鏡多到10多副。我的前半生，一直以為我這一生就是得天天戴眼鏡，日後它也影響我的事業，我曾主持台視和華視的電視節目，製作人要求我不戴眼鏡，而我又不願意戴隱形眼鏡(我膽小，覺得鏡片貼上眼球是很恐怖的事)，因此我的近視讓我在讀稿機前吃力萬分。眼鏡帶來這麼多生活不便，我們竟直接接受了它，認為配眼鏡就算是解決問題？為何完全沒想到：我為何該戴眼鏡？我為何沒有在一開始就想辦法不戴眼鏡？……如今回想起來真是困惑？這種錯誤態度由何而來？應該做的事是：研究原因、趕走近視或降低度數。但大眾欣然容忍近視的出現及眼鏡的功能。大人缺乏護眼教育，有病不治病，只是頭痛只想不頭痛，大家習慣了「治標不治本」、只急著解決眼前問題、不圖從根源解除問題，結果小孩被直接帶去配眼鏡後，一生「四眼田雞」的命運就被決定了。沒有及時在第一時間就研究護眼，沒有想辦法脫離近視眼的命運；當眼睛乾澀，就用眼藥水暫時解決不舒服現象；若眼睛度數加深，就馬上換鏡片……直等到眼睛被虐待出嚴重的問題、退化到不可逆的那一刻。我們都是錯誤觀念的受害者，我們真是對自己對孩子都太不負責了。以上是我忍耐眼鏡數十年的牢騷，請見諒。

我的後悔 曾經，在出國頻繁的歲月裡，在飛機越洋飛行時，連續爽看10小時影片還覺得自己賺到。曾經，費時4年趕出一套12本的「外遇離婚免疫學」套書，除了腦幹頭皮發麻、肩膀痠痛、脊椎僵硬、呼吸不順暢、情緒起伏外，更具體讓我生活困頓的是雙眼極度乾澀、飛蚊亂飛、右眼畫面越來越模糊……沒錯，我得了乾眼症、飛蚊症及早期白內障(但當時我不知道「白內障」這件事)。量產寫書，並沒有為我創造多大的財富，而是送給我可怕的紀念品：視力衰退及可能的病變。古人說的「視茫茫、髮蒼蒼」是老人耶，但我是未老先衰了啊，我後悔一直在濫用我的視力。千金難買早知道，後悔沒有特效藥，多少人，不見棺材不掉淚，結果等問題發生後再來後悔。我，可不要見到棺材才掉淚。我要預防眼疾，因為我只想研究健康，完全不想研究疾病。

我的警覺 ▌ 中國的老祖先真有遠見，早就說了「機不可失」，早預見人人一隻手機不離手的世界。在人手一機的時代裡，手機有如一個人體器官，說句玩笑話：出門在外，老公或老婆不見了還沒那麼緊張，手機不見了那比沒看到孩子還緊張，因為隨時都無法離開手機。眼球經濟時代裡，由早上睜開眼睛到晚上睡著之前，眼球經濟時代裡，手機、電視、電影、電腦到街景……整個世界都在搶奪我們的眼睛，五光十色的世界，每一秒都在耗用我們的視力，讓我們成為四眼田雞王國。而我們「40歲以前用命換錢，40歲以後想要用錢換命(眼力、體力……)」？可惜，卻換不到。我們的眼球幫助眾多《眼球概念股》產業(如比爾蓋茲、郭台銘、藝人、網紅……)大賺其錢，但我們的時間、視力及金錢被他們「抓」走了，惡果由我們來承擔。原本我們說近視問題是電視造成的，等到手機面世後，人們無時無刻關注著的是手機的螢幕，火上加油，面對藍光侵害的時間更長，影響更大。讀書、寫字、讀資料、看電腦、看手機、刷屏、寫信、追劇、看節目、讀電子書……一看就是幾小時，當前，眼睛飽受巨大的壓力。近距離長時間使用，在晃動的交通工具上、躺在沙發和床上盯著螢幕一直看，精彩的劇情讓你專注而減少眨眼睛的次數。眼科醫生警告我們，我們不會在黑夜裡把手電筒直照我們的瞳孔，卻會在房間直視電視及手機，且直視很久。是的，再多的錢，買不回喬布斯的胰臟，買不回我草率拔掉的大臼齒，無法降低你的近視與老花眼度數，買不回那些突然得到青光眼的患者的心情……我反省：難道將來我要後悔我失去了視力？……天哪，我腦中那些還待實現的夢想就都要被迫休止。若我視茫茫到行動不便，談什麼夢想與旅行？根本就是生活困獸了。人生，就是過五關斬六將，能解決問題，才能在「障礙賽」的下一輪留在舞台上。而是否還擁有堪用的視力，就是關鍵。我的字典沒有「退休」這個字眼，即使明天是世界末日，我一樣要把葡萄種子種在花園裡，但前提是：眼力得堪用才敢繼續寫書、創作。既然我渴望工作到最後一秒，那就不能視茫茫，我計劃至少還要有20年的戰力，那就要「省省」著用我的眼力。

我的選擇 我曾經仔細想過：如果我的五官，出了問題哪一個最嚴重？真的，不開玩笑，我仔細用一張表評估過我的五官在我的生命中的重要性比重。最立即、最扼殺一個人生活能力的器官病變，就是眼睛。鼻子不通，耳朵不靈，牙齒脫落，皮膚長斑……日子都還勉強能過，但沒有視力的話，日子就完全不能過

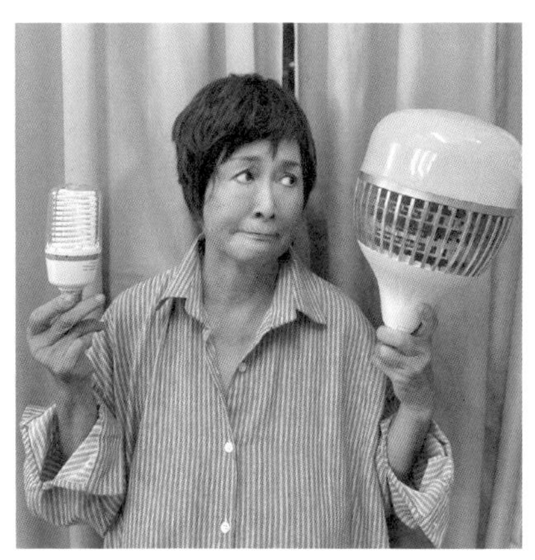

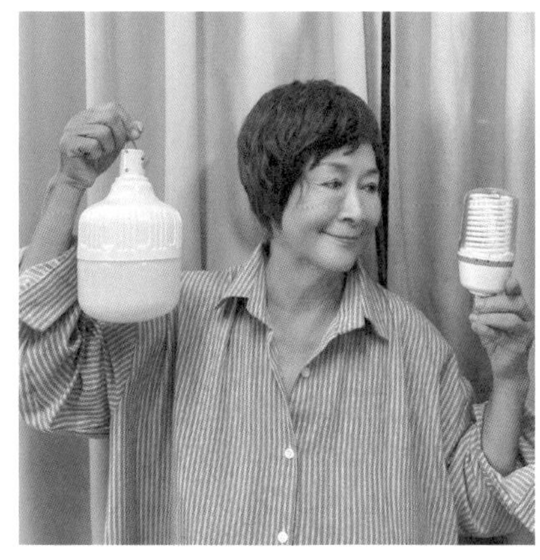

了。如果我的鼻子不好，我會呼吸困難、痰多、常咳嗽；如果我的牙齒不好，我可以裝假牙、我可以用果汁機打流質的食物來吃；如果我的耳朵開始聽力減退或者是有耳鳴，了不起是聽力不清楚，如果實在是耳聾了，我也可以在家裡寫作跟畫畫，還樂得耳根清靜呢；如果我的喉嚨壞了，就像很多講師講到生繭生病(因為講話是最傷身體的)，我可能就不能再講課了…… 以上的問題，都影響我的工作及事業，可是，如果是我的眼睛壞了……別說要實現理想、發揮專長了，連生活起居都會是大問題，行動不便後只能坐在家裡，就別想再過自立自強自理生活，即使其它的器官還健在，也全都無用武之地了。如果眼睛壞了，整個世界就變成全黑了。其實，不必眼睛壞了，只不過是乾眼、飛蚊及白內障前期現象，就讓人工作事業面對困境。人說，老了病了讓人「力不從心」，若眼睛不好使了、不聽話了，就「眼不從心」，人生就被迫結束奮鬥了。想想，若不能看資料、不能寫字打字，不能畫畫、辨識顏料的顏色？……我的職業生命及生活樂趣、熱愛就結束了。曾看了「潛水鐘與蝴蝶」這本書，才44歲的作者癱瘓後只剩一隻左眼能動……那種惡劣心情及痛苦焦慮，讓我警覺。天呀！想到這裡，我嚇出全身冷汗，如果我的眼睛出了問題，基本上我的人生就全毀了。別讓眼睛生氣，在它還沒有白內障、黃斑部病變前，即使只是近視、乾眼及飛蚊，就要知道是眼睛在怠工給你正面通牒、這是罷工前夕的

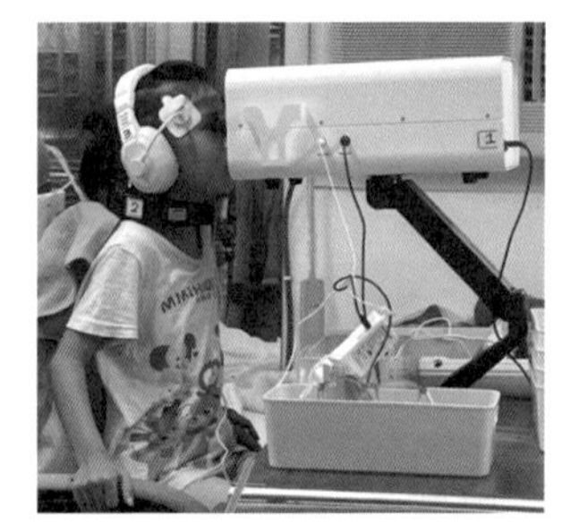

訊息。都說，癌症與失明2選1的話，都會寧願選癌症，那麼就該嚴陣以待防眼疾。

我的動機 我全力關心視力問題，因為動機決定一切。我追求長壽、健康及視力，因為我們的世界是多麼美麗！有這麼多的美麗衣服等我們去穿；有這麼多的好看電影等我們去看；有這麼多的有趣人物等我們去交往；我還有許多沒去過的風景等我去看；這麼多好玩的事等著我，我希望能再活個100年！但是，不是行動不便、視野朦朧的、而是能把美麗世界看得清清楚楚的100年(開玩笑的啦，100年不可能，至少30年可以嗎？)。我愛漂亮，愛美的我，戴著大眼鏡時若又戴著我喜歡的大耳環，就變得很俗氣，眼鏡對我的美貌真是扣分多多。眼睛是第一印象的致勝關鍵，眉目傳情遠勝千言萬語，眼睛明亮時，臉部表情就自然生動漂亮。五官端正是不夠的，要有傳情的眼神表情，才能給人鮮活明亮的印象。相反的，視力不好的人總是神情黯淡，表情肌肉不協調，甚至是五官歪斜。左右視差大的人，更可能出現左右大小眼及瞳距差距大而很怪異。愛漂亮的我，一定不能讓眼睛使我變醜。我的幸運：我的父母是一對只會做旗袍的文盲，是義務教育讓窮困家庭的我，能成為華人寫書演講繪畫最多的人。我很幸運：我的父母把我生得還可以，到70多歲還被稱為「美魔女」。感知我的幸運，所以我的餘生規劃，就是要美美的、健康長壽到老，並繼續以我的才智(寫作、繪畫、演講)最大化我的貢獻給社會。所以我非常自律地過著健康生活，並渴望能《做一個永遠的美人》，餘生就是要美美的、健康長壽到老，並繼續以我的才智(寫作、繪畫、演講)最大化我的貢獻給社會，工作到人生最後一秒。

我的「既愛又恨」 3C帶給我們傷害，但說真話，我愛死筆電了，自從蘋果出了Air筆電，我就有了輕巧靈活的「行動辦公室」，不用帶著笨重的大電腦，而是可以放在我的女人包包裡，從此我是一面旅行一面工作。一有空檔，在咖啡廳或餐廳裡等人，坐上捷運、火車、飛機就可以開始工作。它帶給我無比的便利，但它讓我成為「黏」在螢光幕前的半植物人，所以我也恨它。光無所不在，且被重用。在醫療產業中，就有雷射和遠紅外線等不同的光療運用。在世界衛生組織的「日照權」裡就明言：太陽光全光譜的重要性，及每個人每天至少要曬兩小時以上的太陽。我們被光害，但又需要光。大家對光，都是既愛又恨。

我的提醒 「只要活得久，世人一生至少會患上一種眼病」，這話聽起來有些武斷，但這不是謠傳，是《世界衛生組織》總幹事譚德塞博士署名的、2020年日內瓦的官方報告裡開門見山就指出的一句話。早在2019年，世界衛生組織就發佈《世界視力報告》，指出全球至少有22億人視力受損或失明，其中至少有10億人的視力損傷問題本可預防。眼疾不是個人小事，是國家經濟大事，也是國際大事。全球都在關注視力健康，每年的10月第2個星期四是世界視覺日（World Sight Day）。首個世界視覺日在1998年舉行，由世界衛生組織主導，結合國際防盲組、國際獅子會、奧比斯等全球多個國際志願機構共同訂立了全球醫療公益行動，強調要杜絕可預防的失明與改善視力的重要性，並借此規劃教育活動。我曾代表《世界展望會》去印度、孟加拉考察，得知許多幼童早夭，原因是營養不良而視力不良，失明後不是失足意外(掉落河裡)就是被遺棄。我也得知在某些落後國家，非正規的行醫者，例如賣藥者、傳統或精神治療師，他們對眼疾者所做的干預措施造成了許多問題，根據尼日利亞國家調查，有一半的人接受不當的白內障手術，造成近3/4眼睛失明。視力問題，在落後國家和發達國家都嚴重，只是狀況不同。每年的10月第2個星期四是世界視覺日（World Sight Day），首個世界視覺日在1998年舉行，由世界衛生組織主導，結合國際防盲組、國際獅子會、奧比斯等全球多個國際志願機構共同訂立了全球醫療公益行動，強調要杜絕可預防的失明與改善視力的重要性，並借此規劃教育活動。眼疾不只是個人生活上的不方便，眼疾人數劇增造成的是經濟損失，2015年發佈的《國民視覺健康報告》估計，由各類視力缺陷導致的社會經濟成本在6800多億元，佔國民生產總值(GDP)的

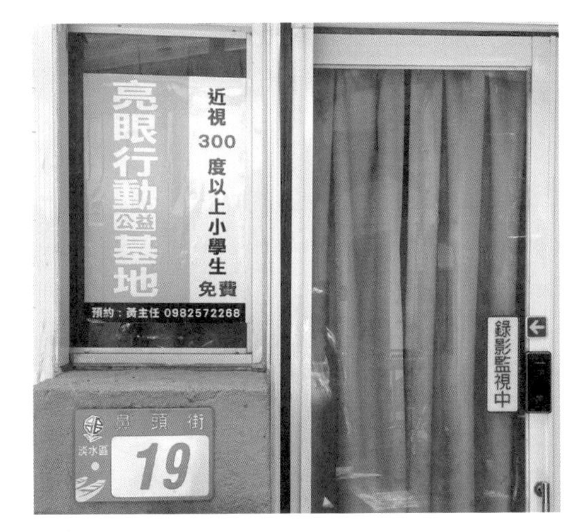

比例高達1.3%，若算入視覺健康對生命質量影響的損失，佔GDP的比例達1.83%。我感慨：人類污染了空氣和水後，再亡羊補牢地運用科技製造出各種不同過濾程度的水，也研發出過濾出乾淨空氣的機器，但，陽光呢？光線問題呢？人工照明帶來的光害，我們竟然束手無策？其實大家都在努力，在國內已舉辦過的活動有：義診、視力保健篩檢、社區教育活動和回收舊眼鏡等，在校園與社區篩查潛在的視力問題及普及視力教育，都是巨大的工程，但顯然我們做得還不夠。

我的呼籲 這是我的毛病：好為人師、老婆心切加苦口婆心的習慣，因為我覺得「眾生有病我有病」。我的性格就是個「廣播電台」，我的視力正在補強中，大眾的視力問題呢？台灣有許多第1的紀錄，離婚是亞洲第1(全世界第2)，洗腎第1，生育力倒數第1，而近視率及戴眼鏡的人口也是全世界第1？這事很嚴重，我認為我該做點事。我們的小學生5成近視，大學生9成近視，這是國家的災難。我應徵員工時，不管對方有沒有戴眼鏡，我都會問：「你度數多少？」而應徵者通常都會嚇一跳。其實我並不是未卜先知，只是我知道大部份的人都有近視，且大部份年輕人都戴了隱形眼鏡而已。我會問，是因為高度近視的人，是無法勝任要看很多文字的編輯工作的。數十年來數千場演講，我清楚地看到台下的聽眾的變化，我看到戴眼鏡的人越來越多，尤其是被家長帶著來聽課的小學生。看著真是不忍心，小小的人兒卻戴著厚厚的深度鏡片。而大人呢，智慧手機、平版出現後，台下聽眾常是一邊聽課一邊偷偷看手機訊息的人，我常見到他們的黑眼眶、紅血絲、抬頭紋、下眼袋，還有不斷的眨眼睛(緊張或是乾眼症)……為什麼？因為螢幕的五光十色真的太吸引人，因為趨勢及流行讓我們必須時時上網看手機。人手一支手機有如連體嬰，不管坐著、站著、走路、等車，隨時拿著手機滑呀滑地。以前，是文書辦公室的文人才眼力透支，現在，人人都是高度用眼族群。「弱視」就是「弱勢」，視力有問題的人，一定會弱勢。我在校園巡迴演講時，我常總結：「你們的孩子眼鏡度數，比學科分數嚴重得多。」我向家長建議：「做父母的責任之一，是讓孩子沒有近視眼。」防範「眼球概念股」造成的問題；父母不可以只重視孩子的「分數」，而不在乎子女的眼鏡「度數」；老闆不可以只要求生產速度，而不研究生產線及辦公室的「亮度」「流明度」及辦公桌椅的「角度」。青春時，健康的眼睛幫我們讀完學位、找到工作、賺到財富後，但最後是否還擁有能讓你享受戰果及幸福的眼力？還是你已戴上厚厚的眼鏡或每天要麻煩地戴上戴下隱形眼鏡？戴眼鏡不是解決眼疾，眼病須要的是治療，而不是靠不斷地換鏡片。我呼籲：要覺悟「身是眾苦根」，要對身體負責任，別把眼睛搞壞，要像護膚、刷牙一樣，認真護眼。

我的行動 ▌ 我開始研究視力保健。誰都無法離開3C工具了，我們只有存求與它們和平共存的辦法。既然已經知道手機跟電腦的藍光對眼睛的傷害，就要找出解決之道。光跟光的光譜是加總的，我們既要興利，也要除弊。「興利」就是使用低光害(0

光害目前尚不可能)的燈源，比如全光譜的健康人造光源、「除弊」就是減少使用手機跟電腦，並用健康方法去使用。解決了小我的視力衰退問題後，雞婆的性格就又出現了，我覺得我不能「獨善其身」，我覺得我有責任做點「大我」的事。我早就對「視障」特別關心，但能力有限，就只能用我的繪畫天份幫《導盲犬協會》義畫寵物來推動建「導盲犬訓練場」的經費捐款，但實在貢獻有限。有幸現在的我，看懂全面性的問題，也找到解決視力問題的工具及方法，所以我當然更要推動「健康光源」與「眼球運動」的教育了。既然我的人生原則是「眾生有病我有病」，每個人一生至少會患上的視力疾病，我就該發揮我「廣播電台」的性格，以視力教育為己任。視疾靠預防，我們要推廣的眼球運動，就能在「預防」這一塊有所貢獻。視力的主導在腦部，怎樣用新的觀點、有用的工具來搶救視力？保全視力？王忠輝的《眼球使用手冊》這本書給了我們答案。《眼球使用手冊》說明了視力保健的3元素。第3個元素：營養。而第1個元素(健康光源)及第2個元素(眼球運動)的推廣，就是一生從事教育及培訓的我可以著力並且勝任的(眼睛所需的營養已是普羅大眾的基本常識，大家自己到菜場去採買就行了)。海倫凱勒「給我3天的光明」而不可得，而我們如此幸運，能以正確方法使用眼睛一生，大家一起努力吧。人們愛問我美顏、打扮之道，但我覺得，與其分享我如何去斑除皺的秘訣，不如分享保健視力的方法來得重要吧？這本書是作者研發眼球運動過程的心情故事及經驗分享，是助我保住視力健康的貴人的奮鬥成果報告書，所以我當然義不容辭，很榮幸地為之推薦。想要維持視力健康的人，這本書就是最佳工具書，請大家把這些資訊「廣播」出去。

★想要運用各種幫助眼睛功能的運動方法的詳細說明，
請參考我和王忠輝合著的《眼球運動手冊》。

陳艾妮

華人世界寫書演講繪畫最多女作家
寫於《海角19號》2023年5月31日

自序/

亮眼行動：搶救視力，此正其時！ / 王忠輝

人生充滿著意外，路途上的曲折，當時不解，事後洞然。我的本業原本是眼鏡行，我卻不以配鏡片賺錢為志，在2012年開始尋思如何讓人不要戴眼鏡，因為我不忍心看到弱視的孩子配了矯正眼鏡後，快速發展成大近視眼。為了升學主義及文憑，我們的孩子們未必會成龍成鳳，卻先成了「四眼田雞」；而現在，網路視頻的「眼球概念股」當道，學生族、電腦族、低頭族、電玩族、上班族、手機老人族、愛美族……無一不「中獎」，而「獎品」多到令人感到恐怖：高度近視、弱視、散光、 老花、斜視、 青光眼、 斑部病變、白內障、乾眼症、飛蚊症……。我們的國小一年級學生的近視盛行率為17.9%，到了國小6年級已高達62%，超過一半的學童未上國中前就已經罹患近視。大學生近視比率高達9成，近視度數大於600度的人數佔近視人口1/5。天哪！台灣近視人口比例全球第1，根據統計每10人就有9人近視，更值得注意的是，高度近視的人口，占全國近視人口的3到4成，推估2040年之後，因為高度近視致失明的人，會高達50萬人以上。我們的健保設計，名為「健」保，原本95%是「健康」保險，但現在是95%做「醫療」保險？與原始設計背道而馳了。2023年全國藥局已破1萬家，比7~11超商還多，健保大數據：洗腎人口攀升將破10萬大關，全世界第一，健保支出500億……可見我們的藥

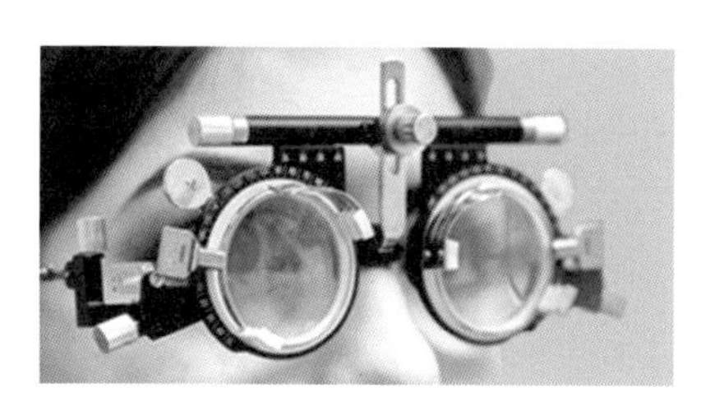

吃得有多少。我們的眼鏡零售店約在5,200 家左右……台灣有5萬多視障人口(其中一半是65歲以上老人)活在點字的寂寞和孤獨裡，只能在點字書與聲音裡尋找與世界的連接……這些數據，多麼地讓人憂心。我認為不管幼童還是老人，都應該定期做檢測確認視力的真實狀況，及試著用眼球運動回復一些視力。目前的幼童近視弱視比率如此的高，他們要面對一生戴眼鏡的命運嗎？視力問題空前嚴重，都說寧可罹癌也不要失明，前者可治療，那麼就要開始採取行動。若要行動，「工欲善其事，必先利其器」，且只有工具才能幫助最多人。想想健身房裡幫助體能、減肥的各種機器、儀器這麼多，為何健身房裡就沒有一台儀器是幫眼睛運動的？我沒有能力「發明」，但綜合所知，我能「發現」並「組合」了有效工具。運動就是生命！研發眼球的「運動工具」就是我的使命，這就是我一生我夙夜著力用心要完成的事。

大環境充滿視力的危機，我的小環境，也遭遇了人生路上的三溫暖。在經歷家道中落及腳傷的那段時間，自閉了一段時間，好在8個月後由黑白世界再次走進彩色人生，尚能擁有迎向陽光的呼吸及視力，因而感到萬分幸運。因為開眼鏡行，我看到因視力問題而痛苦的小孩跟焦急的家長，我也也莫可奈何，我知道大環境的力量超越個人，學業和工作的須求讓他們很難改變習慣。我雖渺小，但因為職業而因緣際會看過數萬個人的瞳孔，感到上天有個任務要派給我，因此，我尋思著我可以做些什麼幫助人們的視力問題。自我治療成功的梅爾史乃德，是我的精神導師。他由失明到考取加州駕駛執照而舉世聞名，他的著作《視覺與生命》《邁向好視力的10步驟》是所有急救視力者的聖經，但整本書提供的有效方法，施行起來，每天要花5個小時，是欠缺耐心的人無法勝任的。都說視力問題不可逆，所以我們就更該「早縫1針，少縫10針」，及早維護我們的「靈魂之窗」。我常在演講時看到許多人的認同，但我知道他們回到家後就會還是一樣，用眼習慣，不可能有什麼改變。「工欲善其事，必先利其器」，搶救美麗新「視」界，我相信得靠工具，因此我日夜尋思在醫藥眼鏡以外、另類有效的眼睛復健方法。我夢想每個人生來的良好視力能用自然的方法、而且是能融入生活的簡單習慣來保健，當然個人智力及力量都微薄，我知道自己還在努力的路上。但因為成功的案例，現在迫不及待要與大家分享及建言：善用眼睛，運用運動緩解視疾，是可行的。

眼睛被稱為是「靈魂之窗」，要透過眼睛我們才得以與人、與世界有所「contact」，學習的80%要透過眼睛才得以完成，而我們竟然讓視力在我們的「眼前」越來越惡化。我們的靈魂之窗，通常指的是眼睛，但更精確的說，我認為靈魂之窗指的其實就是「瞳孔」。視力，它與腦力、呼吸、腦波、上層腦下層腦、左腦右腦、丹田……習習相關。人類和動物不同處在於：人有丹田。西醫解剖的是死人，所以不認知經絡與丹田這些看不見的東西的存在。但事實是：興奮、緊張時的瞳孔是收縮的，而吐氣時是放空放鬆的，丹田與腦波都與視力、瞳孔有關的生命系統。這個靈魂之窗如果滅了，等於生命的意識就離開了身體，那麼這個身體就是個軀殼，和一堆樹枝一樣，燒掉後就是一堆碳水化合物而已。

視力問題的成本是多少?眼睛生病時誰來買單？誰付代價？眼疾普遍不是個人問題，是社會問題、國力危機。只有：不要培養出有毀壞性的眼睛問題。有朝一日要依賴政府及醫療機構的治療，屆時即使有保險全額支付也並非好事。康復我們的眼睛要靠自己，如果你不幫助你自己,還有誰能幫助你呢?對成人而言，一生維持好視力的工作，只有你自己能做到，好好的「看」，是我們要給腦的一個新指令。對兒童而言，護眼需要由幼齡即開始教育眼病的防控，它是全生命週期計劃的第一步，也是大人的責任。

本書出版的目的，除了要再次提醒大家本來都知道的知識：遠離眼疾的3部曲(遠離有害光源+養成正確使用眼睛的方法+眼睛需要的營養)外，更設定了具體的目標與行動：希望在2年內推廣《亮眼眼球運動》及《偏鄉視力行動車》來幫助2萬名學童遠離近視弱視，這個目的與目標，期盼與父母、教師一起來完成。我們不要再等待，讓我們的眼睛亮起來，搶救視力，此正其時！

王忠輝

《眼球運動志工》

寫於 新北市八里河岸蟬鳴聲中

2023年6月2日

1

農家養豬戶的長子：一個巴掌帶來的一生耳鳴

養豬農家的單親長子▌ 我家是務農及養豬的，排行老大，有1個弟弟3個妹妹。小學就讀新莊國小，我剛進小學的時候，因不會講國語，成為班上的另類。感覺到了學校，就好像去到另一個世界。雖然當時有10號公車，但是沒錢搭車，都是走路上下學。父母親在我17歲時分居，因為父親心儀且至死都難忘的另有其人，母親不是父親真心想選擇的對象。印象中的母親就是終日在誦經，我長大後才理解，她也要尋求寄託，在不合的婚姻中，他們都是受害者。父親是一個很正直、不擅表露情感的人，他種稻、收集廚餘餵家裡的豬，辛苦工作養活全家，且不讓孩子們去做這些事，他包辦家裡所有的活。

快樂無憂的風光小學生活▌ 從小父親便希望我未來可以當一位老師。在學齡前的我，日子過得非常快樂，見大家玩什麼就跟著玩什麼，而且我相當懂得察顏觀色，因此很討人喜歡。進入小學就參加合唱團，雖然一開始不會說國語，但正因為不懂，所以注音符號學得就比別人精準。一切都是重新學習，包括我的字也練得特別好，小學期間表現優異，因而感到如魚得水。尤其在合唱團，因為歌聲很好，還參加臺北縣獨唱比賽。因為唱歌好聽，家裡就買一臺錄音機給我。記得國小6年級，老師教了一首新歌，同學們一起合唱，但老師說：「你們大家唱得都亂七八糟，我只有聽到王忠輝的聲音，他唱得好！」不知何故，我國小的封號是「貓王」。國小時我還擔任過學校的司儀，在那時候，當司儀可是很風光很體面的。沒有被栽培，也沒有家學背景的人，在小學的單純環境裡，我算是出色的孩子。當時我很受女同學青睞，他們稱我是白馬王子。畢業後同學聚會，女同學還提起，她們曾傳紙條或送小吃給我，也還記得在哪一年的哪一天，她們曾到我們家玩，這都是我童年的快樂回憶。

因原生家庭背景而感到自卑▌ 即使常得到稱讚，但是我的內心仍然很自卑，在學校的風光不會讓家人知道，大人忙著生活，也不會過問我學校的事情。我是沒有信心加上自卑的，小時候的自卑是來自於原生家庭的背景。小時走在路上最害怕就是聽到父親從背後喊我「阿輝」……這是父親開著充滿異味、餵豬廚餘的三輪車叫我上車，當下無法拒絕又覺得面子掛不住，因為父親的廚餘車就會被大家看到。坐上車的時候，我總是頭低低的，覺得很自卑，因為得忍受同學的指點及路人的目光。我一直在想，為什麼我是我爸生的？小時候還有件事讓我印象深刻，就是在 7歲的時候上牌桌跟大人玩梭哈。在我們家小孩子是不被允許上牌桌的，那天父親去上洗手間，我就坐上他的位子代打，很神奇的是心中想要什麼牌，就會拿到什麼牌，我不動聲色給出誤導人的表情，那次，人生第一次上牌桌玩一把，我就贏了近2000元。到了7歲會獨自坐在臺階上想事情，會想「生與死」這些不符合那個年紀的事情，甚而我覺得自己不應該是我爸和我媽生下來的……。冥冥之中好像有一些徵兆，在帶領我一路這樣走來，感覺一個小孩子身體裡面有一個能觸碰到的靈界，而且某種東西在跟我交流，但是我並不感到害怕。

壓力大的初中「實驗班」 升上初中進實驗班，也就是升學班。在實驗班很辛苦，學習的壓力非常大，我清楚地感覺到，以前那種快樂完全消失了。面對升學壓力，但是我搞不清楚為什麼要升學？且認為長大以後有一個普通工作可以幫家裡分擔經濟就好，考好學校對我來講沒有吸引力。而我的成績和程度就是在那裡，在全是高手的升學班裡無法再提升了。當時男女分班，本來最快樂的時間就是上體育課，但後來體育課都被挪用去考試了，連整個暑假都要上輔導課。初二升初三的那年暑假，要利用輔導課把3年級的課全部都上完，讓我感覺痛苦不堪。沒想到，就剩下一個禮拜，輔導課就要結束時，發生了一件影響我一生的事情。

無辜挨了個巴掌 我們的級任老師姓徐，非常兇，常拿藤條來懲處我們，是教國文的。他在每一節下課前10分鐘，就會跑進教室讓正在上課的老師先離開，他就來發考卷。他就是要不斷地考我們，每一節都考。接著為了方便大家互改考卷，他要求每個人一定要帶一支紅筆。考完後他就會檢查大家有沒有帶紅筆，偏偏那天坐在我右前方的同學，全班就只有他一個沒有帶，我心裡想：「老師什麼個性你還不知道嗎？怎麼會忘記帶紅筆？」但因為他成績還不錯，都是班排5到10名左右，老師就有點生氣地走到他旁邊，在他的桌上丟了一支玉兔紅色原子筆，但這同學沒有及時去拿而讓筆滾到地上了，更沒想到的是這同學沒有去撿起來的動作？我心想：「這個老師不能惹，何苦一定要惹老師生氣？……」就本能主動去撿起來丟到同學桌上，但是這同學還是沒有拿，於是這隻筆就又滾落到地上了。接下來發生的事，迅雷不及掩耳，我還搞不清楚狀況，只聽到老師大喊：「你給我起來！」還以為是老師在罵這個同學，沒想到老師又喊了：「王忠輝，你給我起來！」正在懷疑納悶老師怎麼會叫我時，老師已用他的左手重重地賞了我一個大耳光。當下我感覺整個天都暗了……世事詭異，「公親變事主」？我沒有犯任何錯，而且還是去幫忙的人，但我卻挨了耳光？被打的我，錯愕地站在那裡，天旋地轉的當下我就有了劇烈的耳鳴。被打的那一個巴掌，感覺整個天都塌下來，讓我一秒裡成年了。僅剩6天輔導課便結束，竟發生這樣的事？此事讓我見識並承受了「人間的不公義」。

離開實驗班做回自己 接著老師叫我坐回去，但受到驚嚇的我整個人渾身顫抖不已，不斷眼冒金星，充滿怨恨心情的我一直用力抓著自己的書包，試圖控制脾氣，這樣僵持了不到一分鐘後，我就揹著書包直接走出教室了。這個老師當著全班同學的面傷害了無辜的我，自卑的孩子就是這樣，特別愛面子，從此我就不回班上上課。剩下的幾天，我騙家人「輔導課提早結束了」，回到家裡，家人仍舊忙著農活，所以沒有注意發生什麼事，我就因為這件事情而離開實驗班。事後回想，其實這是一件好事，等開學進入國中3年級回到正常班，我又被捧在手掌裡，跟國小和剛上初中的時候一樣，我在普通班裡又如魚得水，活跳跳了。

寧做校長不做老師▌ 我的父親從小就希望我這個種稻養豬的孩子能當個老師就好了，只是父親不希望我跟他一樣務農而已。但我自知不是做老師的料，何況我對老師印象早被那個打我耳光的老師破壞光了。然後，我看到電視劇「麻辣教師」的場景，劇中那個主角在大雨中跪在學校門口發誓：「我要當老師！」但當下我告訴我自己，我幹嘛要當「老師」？要當，我為何不當「校長、教育局局長」？我打定主意，不當老師，不念大學。我知道自己很平凡，沒什麼能力，但今生如果我要影響人、幫助人的話，我就要幫助最多的人。既然我不會是個學霸，我就快樂做自己。在那個年代沒有「自我」這個概念，但我高中畢業時就身體力行「我要做自己，走自己的路」，這都要感謝那一記耳光，這位老師教會了我，我的人生我要自己做主，我不再受委屈及受欺壓，我的人生就從那一刻開始覺醒自主了。

高中故意60分過關只求畢業▌ 在高中時代我都故意60分低空略過，既然我沒有要第1名、前3名，那考第幾名就完全沒意義，我只要混過關就好。而且60分還蠻好控制，這分數只要花一點時間隨便讀讀就有了。我只求及格及讓我能畢業，但被老師發現我是故意的，他就要求我至少要以80分為目標。但這就不容易，要多這20分我就得花許多的時間。當然我還是沒理老師的要求，一直是60分以上維持到畢業，只求給家人一個交待。老師是看好我的，聯考前全班都繳500元的報名費，我們班就只有我一個人沒繳，老師甚至說要幫我出這500元我也不要。我早就吃了秤砣鐵了心，我要進入社會走自己的路。因為，初二那一記耳光的影響，我對未來已有了定見：我雖然很懂如何考試過關，但我並不喜歡讀書，我心中早就決定，我不要考大學，誰也不能強制我。

壓抑的高中時代▌ 其實我是自卑的，骨子裡想要吸引人家，潛意識裡我想要舞台及掌聲。青春時期參加合唱團是我最快樂的事，我喜歡的生活是彈吉它、攝影、交朋友，某種程度上我骨子裡是很愛表現的，所以少了觀眾也算是一種遺憾。我上的泰山高中是男女分班，在那個年代，男女嚴防，學校還有規定男女同學不能隨便說話，校內戀情是很忌諱的。男女同學不可以隨便靠近，反而男同學的親密度很高，我那時就有幾個兄弟般的同學，同吃同睡在一起、勾肩搭背的，若照現在的看法已形同「同性戀」，但其實就是純粹的哥兒們情誼。我當然有過心儀的女生，對兩性交往特別感興趣，但連跟人家搭訕都不敢，也覺得女生很不好相處的。這對我這「少年維特」而言，感到特別的壓抑。

與耳鳴和平共處▌ 初二時年紀輕，不知道什麼是耳鳴，我是在35歲下水游泳時，在水底下發現有一個安靜的世界，生平第一次感受到那種區別，我才知道自己一直活在被那個老師傷害的耳鳴世界裡。在那個年代，家長並不會很仔細地觀察孩子的內在心靈世界，所以我的被打及耳鳴，家人都不知道，我一個字都沒說，當然當時也不曾去尋求治療。我只有一條路，就是與嚴重耳鳴和平相處，這讓我習慣於不接收外界的聲音，能跟自己靜靜的相處。我的耳鳴就像夏日的蟬聲，因此我特別喜歡聽到蟬鳴。接受資訊的管道有很多，不一定只能透過聲音，我感覺我的能量場直接來自老天爺。事後我看到一本書，提到世上偉人有許多都是有耳鳴的，比如愛迪生、貝多芬……回想起來，這個耳光是在打醒我，讓我在初二就及早去走自己的路。到如今，我已成功地和這耳鳴和平共處，我對這位可怕的老師已沒有怨恨。

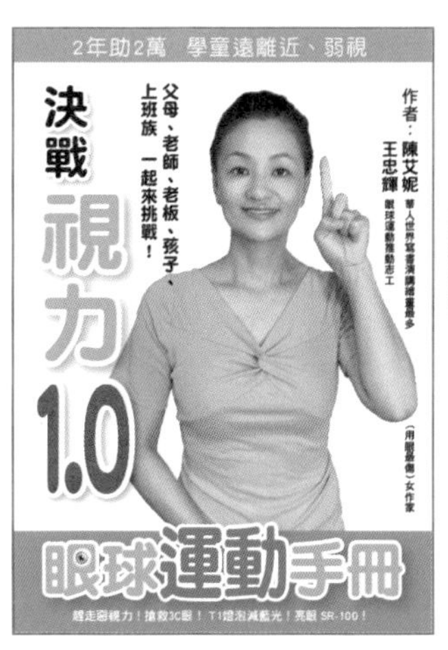

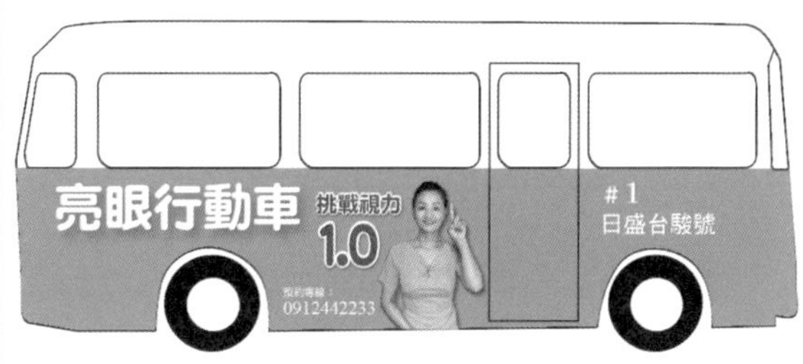

(1) 亮眼儀體驗

(2) 眼球運動講座&教學

(3) 亮眼行動車/巡迴偏鄉、校園、工廠、公司行號

(4) 眼球運動推廣志工

預約/報名專線：陳主任 0912442233
黃主任 0982572268

2

無心插柳投入眼鏡行事業：
走出自閉的人生低谷

南亞臨時工成「廠花」 我不是任性，而是自主：我混到高中畢業後就去就業，目標是在當兵前去南亞當個臨時工。只收7個人，我們班有5個人去考，只有我被錄取。我從小就有抽籤運，每次打牌賭博沒有輸過的。我總感覺冥冥之中被護持著，考南亞和當兵抽籤都是如願的。一路走來，有許多事表面上是違背了我的意願，但最後又會整合出另一種始料未及的結果。人生對我而言，就像一副牌跟一個球局，狀況看起來並不理想，但我總能有本事一樣完局。在南亞雖是臨時工，但待遇超好，一般正職薪水6千，我卻有1萬3千。開始上班，我就如魚得水了，因為每個男生配2個女生助手，很快的我就得到一個封號，叫做「廠花」，意思是廠裡面最「花」的人。廠裡的女生都比我們小個1歲2歲，我每一個都交往過。那時的交往，只是手牽手，吃吃東西聊聊天，最多就是接吻而不及於亂的。這段時間我學會了如何讓人家喜歡我，第一步一定要讓人家注意到你。同時我的耳鳴也讓我理解，講話不是大聲人家才會注意你。一群人裡不是講話最大聲的人最迷人，自己的內在不足的人才會講話很大聲。反之，說話小聲的人，講話的時候大家耳朵才會貼過來。那兩年我玩得真的非常開心，接著就當兵一年多，退伍後直接去我叔公的工廠上班。

離開家族企業只為不受「不公正對待」 照說在家族工廠裡工作很平順，但我只做了一年半就甩頭離開了。當時我的雙胞胎出生，過程非常不順，預產期當天，花5000元指定費的醫生竟沒出現，連麻醉師也是等到隔天早上9點45分才到。

生出來後公司只給3 天「妻產假」，那簡直就是「淒慘假」，3天就逼我回去趕工追上工作進度。我拼命超載把原本只能裝1噸半的貨車，一次就裝了5噸。送貨回來後再疊一批貨，竟然被罵且被要求再載一趟去另一個客戶今天一定要到的貨。讓我裝好的貨要　下來，再重新堆疊新貨上去。但我聯絡客戶時，對方表明根本就不急，今天不必到貨，要我改天再送。這讓我非常不爽，原來是故意整我？無視我的孩子剛難產在醫院，自家人還這樣無情？我沒辦法在醫院照顧老婆，而在工廠被玩弄？這樣的地方？我一天都待不住，我「不接受不公義」，所以就馬上離職了。

7個月學會包裝設計▍ 我馬上找工作，應徵新莊一家美術印刷公司。完全不懂美工及設計，更不懂什麼是廣告業的我，穿著三槍牌短袖白色內衣去應徵，去了才知道應徵的位子還是個主管職缺。初生之犢不怕虎，我還開了一個高薪資的要求，結果我順利被錄用。同期入職3個人，他們的工資是1萬3，我是高達2萬5，因為我接的位子不是員工，是主管。非常感謝接他位置的那位課長，他剩下3天就要離職，傾囊相授把我教會了。在照相打字時代裡，我快速學會了彩盒設計及印刷的技術流程。那時還沒有電腦，所有的工作都要靠手工製版，我和繪圖者配合得很好，馬上就上手了。但這個不錯的工作我做了7個月就離職，原因是，快到過年時，工廠明明有賺錢，已訂了3套很貴的新設備，但對員工說不想做了要收掉了，同時宣佈不發年終獎金。我沒差，才做7個月本來就沒有年終獎金，我在乎的不是我自己，而是看到許多同事期待落空的失望表情。我打抱不平，然後就離職了，這種公司我不屑為它工作。我，一生「不接受不公義」。

大膽創業一路順風 離職後沒有再去找工作，而是毫不猶豫地自己直接開公司。彩盒業務對我而言，有如天生本能，公司營運很順利，順利了20多年，英業達、西陵電子許多大企業都是我的客戶。這段時間雖然有賺到錢，但我的錢都花到2個地方去了。1個是設備，當麥金塔(蘋果前身)的第一代出現時，臺灣只有2臺，1台在高雄，1臺就在我公司，花了我175萬。不過當時的蘋果系統並不好用，且PC完全不相容，但至少比照相打字那樣要割來割去的好些。我的另1個大花費，就是我愛玩車。幾乎最新、最貴的未來車都玩過，車子不斷地換，我樂在其中。當時，渾然不知人生的大災難、人生的「三溫暖」洗禮在等著我。

由天堂到地獄：田僑成窮光蛋 那段時間發生許多始料未及的事，其中最大的大事是：我的家族無預警、被人拖累到全部財產被侵吞而家道中落。從小叔叔伯伯們就告訴我，我將來會有許多錢和房子，因為父親在新莊擁有4千多坪、若在目前至少值80多億的土地，這讓我從小就活在「坐擁未來巨大財富」的心境裡，因而養成無憂無慮的消費習慣，買車就買最貴的未來車，且很有信心地去銀行信用貸款，並認為努力工作賺錢是完全沒有必要的事。想想將來自己的房子會有很多，所以連許多投資房地產的好機會都不屑一顧。但，人算不如天算，竟在我34歲那年，因為父親為人做保及奸險的銀行債權運作，竟然在一夕間讓我家的資產消失，還欠銀行9千多萬！這都是我們始料未及、措手不及的事，我家人全傻眼，想處理脫債都無從下手。結果就是，我突然成為兩手空空、一無所有、還揹負信用貸款的窮光蛋。發生這樣的事，我成為沒錢、沒工作、沒事業、沒車、有債務的人，情何以堪？人已到中年，要養自己養家養孩子……這頓時讓我陷入「失志」的泥淖深淵裡。

與朋友的眼鏡行結緣 我見識到了「人算不如天算」，其實在那段時間裡，我還面對婚姻關係的變化，加上美工設計行業的衰退，我曾停止公司業務，尋找其它的出路，甚至也短暫加入過傳銷也做得相當成功，但因不喜歡傳銷團隊運作那種洗腦的系統及氣氛。因此當朋友在板橋開的眼鏡行需要人幫忙的時候，正在茫然且無事可做的我，就無目的地、純友誼地進場。我運用名片、傳單這些當時有效的方法，及出人意料的全新定價策略「500元配到好」，讓原本門可羅雀的門店立即起死回生，快速創造了業績。與眼鏡一點兒關係都沒有的我，就因此和眼鏡行結緣了。一開始，面對客戶我是全身冒冷汗。永遠難忘的第一個客人，是一個弱視的小孩，我花了2小時還沒幫他配好眼鏡，孩子的媽媽看我手忙腳亂，直接問「你會不會把我的孩子弄瞎？你們的廣告是騙人的吧？」我讓自己鎮定，並盡全力處理後續不斷上門的客戶配鏡問題。好在這家眼鏡行投資的是全自動的儀器，很快的我就找到竅門，當天就接了5個客人。對我而言，驗光、配鏡是非常容易的事。當時，這只是我人生路上的一個小插曲，我原來的打算，是幫朋友的忙後就要另謀發展，我並沒有投入這個和我八竿子打不到的眼鏡事業的意願。

吃綠豆湯吃到怕的自閉8個月 巨大家族財產頓時被人侵佔，且被設計到無法動彈無法脫困，困惑、憤怒、失落而失志的我，當然無心做任何事。我幫朋友的眼鏡行營運到上軌道、讓一個新人接棒後我就離開了。離開後的第1天，無所事事的我去打球，沒想到禍不單行，我竟然在運球中斷了腿筋，就在我還沒跌落地前，我就感知到腳筋在空中爆掉了。事後X光拍出來，果然是筋斷了，並非骨折，我就知道這是接骨也沒有用的。萬念俱灰的我，從此就躲在家裡長達8個月。是一種自暴自棄的心理吧，我不去看醫生，因為認為我的腳是醫治不好的。面對人生的困境，我的生活十分拮据，沒有外援，是靠媽媽的接濟熬過來的。其間有2個多月，每天吃綠豆湯，因為最便宜，一餐只要10塊錢，讓本來愛吃綠豆湯的我吃到怕。那段時間表哥曾帶著一份泡菜火鍋料來看我，讓我永生難忘那頓火鍋的美味，並在餘生因感念他而回報他。

小兒子激發鬥志與責任感：腳傷自癒 生無可戀，在陰暗世界中自閉7個月多時，我的小兒子即將臨盆，神奇的是就在預產日前一天，之前痛得連碰都無法碰、完全無法動彈的小腿竟然可以下地了？當夜我忍著痛，由深蹲開始在房間裡爬行、逐漸抬高我的腿繼續爬，一直爬……整夜我就這麼爬著爬著，開始了我的腳傷復建之旅。當時我的心中還有憂慮：孩子的媽有家族病史，孩子是可能會遺傳這種病的男孩子。好在孩子出生後確認是健康的，這對我而言，彷彿是又過了一關。現在想起來，是小兒子的出生，帶來了希望與力量，他激勵了我的生存意志與責任感，讓我的鬥志及潛能督促我開始自救。還有，期間我的大兒子積極地幫我推拿按摩，更加速了康復的速度。回顧這一段人生最黑暗的日子，其實那段時間我的天線是打開的，一面忍著腳痛一面打坐。在我有錢時，曾經帶著家人去上知名的培訓課程，為了學習我是願意花大錢的，那些學習開始在這段困境中內化於心，並開始發酵助我覺醒。當我願意走出來時，之前的同學們及真正的朋友也給了我激勵。我的潛意識告訴自己：一定要走出一條路來。境由心造，我就這樣神奇地走出了人生的最低谷！

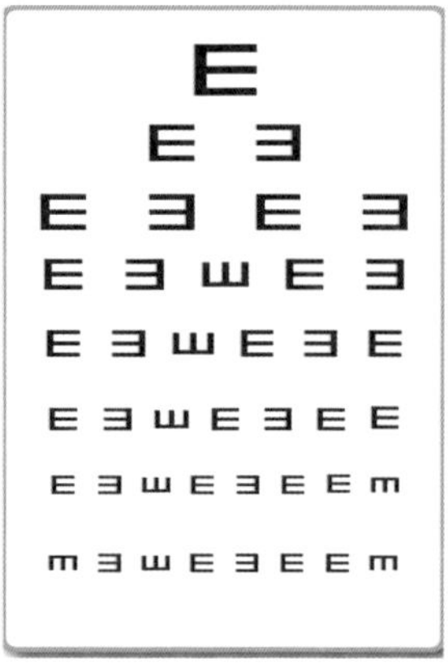

無心插柳：由眼鏡行重新起步▌ 天無絕人之路，自閉期間我一直沒接那家眼鏡行老闆打來的電話，就在我決定要走出來之際，有另外一個朋友告訴我，是這個老闆要找人接他的店。因為我不在的日子裡，他早就撐不下去了。當時沒有錢的我，先是向老媽開口了借了一筆錢，讓我有了訂金。非常感謝母親在我山窮水盡、眾人不看好之際助我重生一臂之力。接下來我專心談判：我的策略是我不殺他的價，反而以高於他的開價的數字談定接手，條件是要讓我分期付款，並且讓我先進店裡營運2個月。急著脫手的他收了定金就同意了，而我則是在那二星期裡先賺了一筆，有了盤下此店的後續資金。就這樣，既然眼前沒別的路可走，而一條老朋友與舊識都支持的路就在眼前，於是促成我投入了今生原本並無意要經營的眼鏡事業。孤注一擲之下，我全力以赴要經營這個事業。其實我要的是店裡價值不菲的儀器及庫存，不是那數百萬的裝潢。我立即轉戰租金非常便宜、親戚廉價租給我的、在新莊的一個無尾巷裡的店。我的勤奮和創意，即使颱風天也照常營業，讓我把生意做得風生水起。當時我有個令業界瞠目結舌的創舉：我訓練了幾個人，弄了4台行動驗光車，全省四處跑，由菜市場到上市公司，利用中午休息時間接訂單做業務，把坐著等客人上門、看天吃飯的被動行業，做成主動出擊、創造出精彩業績的主動行業。我改變了這個行業的生態，靠著我的價格、品質、服務、專業，口傳行銷，我創造一台車子一個月業績近百萬的紀錄，而一般實體眼鏡行一個月的業績可能才有幾十萬。為了擴充業務，我參加政府的課程並提案，得到最高金額的創業貸款。後來因新莊店不合理漲價，我就又搬回板橋擴大營業。同時因為淡水有個熱心客人，力邀我去清水街上龍山寺旁一個非常好的點，因此我的分店「淡水店」也順利開張了。無心插柳，我成了「眼鏡行老闆」。

3

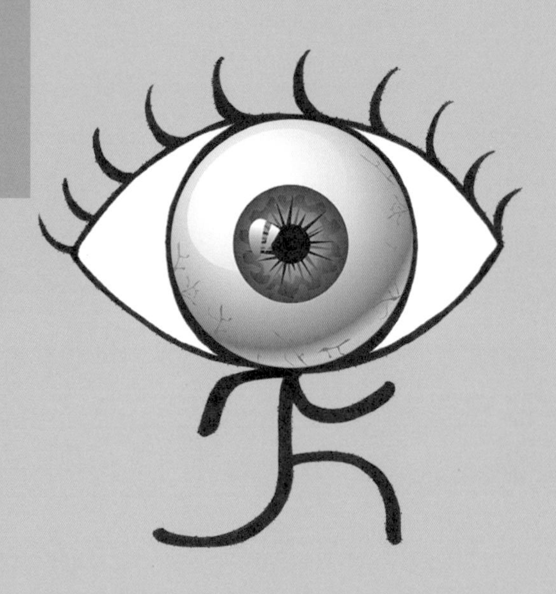

跨入眼球志業：
淡水清水街上的1句話+
第1個客人的再出現

1句話打開我的天線：1隻眼睛看世界？ 我在淡水清水街開的眼鏡行分店，租金非常便宜，所以客群定位就是中下階層較弱勢的人，店內人來人往生意很不錯，因為我們的商品價格很實在。我主打「價格便宜，服務專業，產品頂級」。自認為做配眼鏡賺錢的生意我很專業，但坦白說，我面對的是眼睛已有問題的客戶，很坦白說，對眼睛的健康資訊這一塊是非常、非常皮毛的。有一天一位多年不見、家在淡水的老朋友，突然打電話給我，問我在哪裡？我剛好人在淡水店裡，我跟他說了地址，15分鐘後他就到了清水街。他一進我的眼鏡行，就跟我講一件事：「你眼鏡行做幾年了，知不知道我們是用一隻眼睛在看世界？」什麼？！用一隻眼睛在看世界？驗光無數人了，我竟不知道這個事？小時候學健康教育也沒有教到這個啊。他讓我用兩手虎口叉手成一個小洞往前看一個景物，然後輪流閉左右眼再看，天哪！確確實實是只有一隻眼睛、也就是我們所說的「慣用眼、主視力」在看，另外一隻沒有在看的眼睛是「輔助眼」。我們都有2隻眼睛，但主導在「看」的是其中1隻而非2隻共同主導？真的沒誇張，2012年聽到的這句話，對我而言，有如石破天驚、當頭棒喝。它啟動了我的天線：眼球世界如此深奧，我竟靠賣眼鏡、服務客戶的眼睛賺了錢，但卻不了解眼睛世界的奧秘？我感到非常羞愧與後悔。經歷人生三溫暖，那

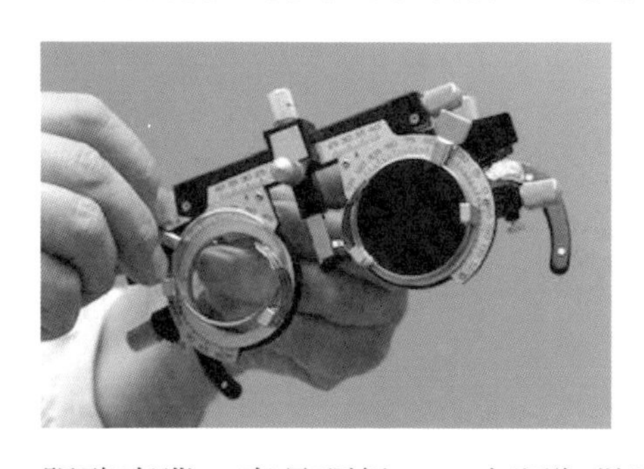

時只求平安平穩的我，以為自己會以「眼鏡行老闆」這個角色走完我的人生，但天線被打開的我已不再滿足這個角色了。

看到視力的危機▌眼睛是人體最珍貴的器官，也是結構最複雜，幾乎醒著的時候，每一秒鐘都在使用的器官。眼睛是心靈的窗戶，工作學習、溝通交流都離不開它，眼睛也是我們身體最累的器官之一。電視、電腦、手機、iPad……我們的生活已經越來越離不開這些電子設備。可是，電子設備也讓我們的眼睛疲憊不堪。每個人由早上一睜開眼睛的那一秒開始，電視、手機、電影、教科書、考卷、小說、電腦上的工作海量資料、街景……整個世界都在搶奪我們的視力。這些五光十色，在我們晚上入睡前的每一秒，都在爭取我們的視力。我們的孩子們為了準備考試要大量閱讀、搜尋資料、或是沈迷於網路遊戲，往往一上網動輒就是3-5個小時。若是電腦工程師或上班族，基本上一接觸電腦就是超過10個小時。眼睛乾癢疲澀、視力變差！隨著智能手機和其他電子產品的普及，上至80歲的老人，下到牙牙學語的孩童，越來越多的人每天都在使用電子產品，這對我們的眼睛造成了嚴重的傷害。無庸置疑，視力好，已成為生存的基本元素；視力不好，基本上就喪失了最原始的生存條件，更遑論其它的競爭力了。眼睛就是我們人生的命脈，沒有良好的視力，許多事情都做不到了。

視病如親▌預防重於治療，養成護眼的生活習慣，已是我們的當務之急。我也是靠視力問題、幫人配眼鏡賺到錢的人，但我已不滿足了。事實上我靠眼鏡行賺錢在內心是有塊壘的，因為我看到不斷回來換新鏡片、死忠的客戶視力惡化我卻束手無策，就很難過。集我在店裡及行動驗光車上臨床數萬個客人的檢測經驗，及累積客戶們的故事，我已看了聽了非常多視力「慘案」。尤其宜蘭有一群弱視協會的小朋友，不是腦性麻痺，就是小腦萎縮症。每一年我都會去幫他們配眼鏡，小腦萎縮症者因為運動神經失調而常常眼鏡歪了，非常辛苦。我就為他們設計了一款運動型的眼鏡，讓這些孩子戴上後很輕又貼近臉而不會滑落，但我知道這都是治標而非治本。本來，客戶度數增加就得一直換鏡片，這樣我可以不斷得到後續消費，對商家來說是好事，但是我覺得這樣是不對的。事實上我靠眼鏡行賺錢在內心是有塊壘的，因為我看到不斷回來換新鏡片、死忠的客戶視力惡化我卻束手無策，就很難過。我把客戶當成朋友，而非僅僅是顧客。我開始尋思如何改善客戶們的視力，而非增加訂單……。剛開始我的想法非常簡單，我只是在想：能否想辦法讓孩子的瞳孔再回復伸縮自如的功能。因此我想到了用「眼睛在儀器上追燈光」的簡易方法。

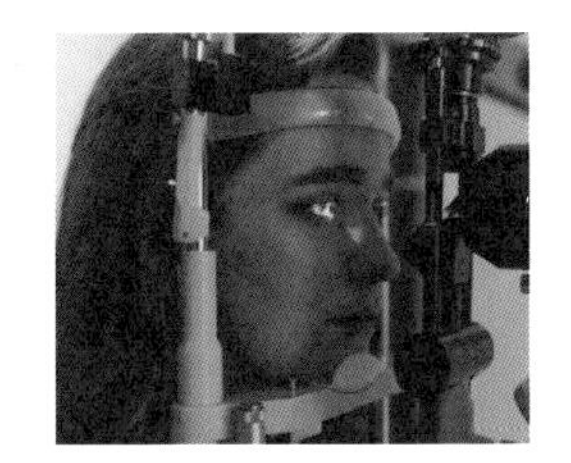

第1個客人再出現：士別三日，刮「目」相看的震撼

此時，另一件事又震撼到我。我在幫朋友顧店時的第1個客戶、我的頭號客人，也就是那個弱視小朋友，他和他的媽媽再次出現在我的新店裡。時隔8個月，老友相見，格外欣喜。

記得當時， 我開的是眼鏡行，2隻眼睛沒有辦法同時對焦的弱視小朋友是無法配鏡的，而他就只能去眼科求助。每當我無法好好服務客人時，就會懷疑：是不是我不會配鏡？一般人以配眼鏡技術層面不高，只需坐在那邊用儀器檢測，電腦度數就出來。但我不是電腦顯示多少度數就配多少，我會慢慢與客戶溝通，調適做增減，反復測試度數，直到配鏡者戴到最舒服為止。因此，我號稱自己是很會配眼鏡、沒有配不好的眼鏡專家，但我對弱視的孩子是完全無能為力的。那次再見到面，非常震驚地發現，這麼短的時間而已，那個弱視孩子竟然已成了500度的大近視？他戴著厚厚的重鏡片來到我面前，我驚呼：怎麼會這樣？弱視竟快速成為大近視眼？而他還只是個小孩子啊！人體的每個器官都有個極限，都說癌症是蘊釀數十年的，而眼睛的疾病爆發竟是如此地快速？我真的很想告訴大家：一定要提高警覺，千萬不要考驗眼力的極限，讓它發展出不可逆的狀況。

視力產業就是趨勢▌ 都說抓到鋼需就有未來。事實可證：21世紀的生活，誰先掌握到眼球，誰就控制了市場。視力娛樂、視力保健品……眼球經濟時代裡，有遠見的企業無不朝向「視力」的方向發展，比如，原是販賣嬰兒用品的嬌生，已轉戰隱形眼鏡的市場，因為新生兒的數量大量減少，而需要眼鏡的人數卻是日益劇增。所有吸到我們眼球的產品、節目都致富了。所以，股市裡起起伏伏，但穩定且持續攀升股價的，無一不是與眼球及光學相關的產業，比如：美國股票市場裡股價最高的「愛爾康」、製作光學鏡頭鏡片的台灣股王「大立光」。根據國際研調機構IDC最新告：ＡＲ(擴增實境)、VR(虛擬實境)2020年產值單亞太地區就有350億美元，2017年到2022年的年成長率高達71.6%，隨著中國華為5G的率先開通，數位科技及通訊日新月異，藍光成就一批科技新貴，但也「光害」了世世代代的「靈魂之窗」。許多風光的傳統產業，已面臨夕陽的生命週期，唯有跟著趨勢走，無論個人還是企業，才有未來。事實證明，與健康及眼球相關的產業，都是朝陽產業。在已開發國家中，不只是台灣，有眼睛毛病的人越來越多，只要是眼睛相關產品的企業，就有未來。有嚴重問題的民生問題，就是當下的需求、眼前的商機。這裡有大片的藍海市場，而它建立在人們痛苦的視疾上，真是讓人感到「情何以堪」？當我知道，在殘障族群里，自殺率最高的就是視障朋友；在美國，獨居老人自殺率最高的也是視障者。演唱「你是我的眼」的歌手蕭煌奇，他因為中學時縱情玩電動遊戲，一夕之間黃斑部病變就此失去了視力，他的「少年維特的煩惱」不是早戀，而是失去視力，而後者可嚴重多了。失去視力的人生是悲歌，但是有多少還在沈迷於手機及遊戲的年輕人、還有為了生計而從早到晚面對電腦「盯」著看螢幕一整天的上班族，並不警覺危機，這多麼可怕！我認為每個人都應該成為護眼專家，這不是眼科醫生的專利。關於健康，我們不可以只依靠醫生，當你生病時，是痛苦會找上你，醫生不會！痛苦時，是你要去找醫生。而且，很多平時不保健的人，往往在找上醫生時，都已太遲了。

官方民間都關心視力問題▌ 我知道，官方和民間都很關心視力問題。新北市政府教育局的「學校社區健康聯盟領航計畫」，培訓了視力保健教師，將課照中心護眼典範、視力保健策略，結合健康促進學校推展計畫，展現了新北市推動學童視力保健的創新作為，同時透過學校與社區協力守護孩子視力。計劃內容有：5173240(我一起刪惡視力)，大聲喊出5(看書500流明)、坐姿端正(1)直線、課後回家抬起(7)頭、智慧(3)C聰明用、戶外活動1(2)0分鐘、4(視力檢查不可少)、下課教室淨空(0)操場見。並有「抗力球運動」：暖身長高高、坐球抬腳、緩和運動溜滑梯，借此訓練核心肌群，讓孩子整天抬頭挺胸，保持中立位置、擁有良好用眼距離，避免近距離用眼造成睫狀肌必須收縮控制而形成近視。諸如3010課表、提醒良好坐姿機制、量測教室照度、調整靜態下課活動為動態活動等，並運用科技輔助，讓學生配戴「腕動計」，了解身體活動量、

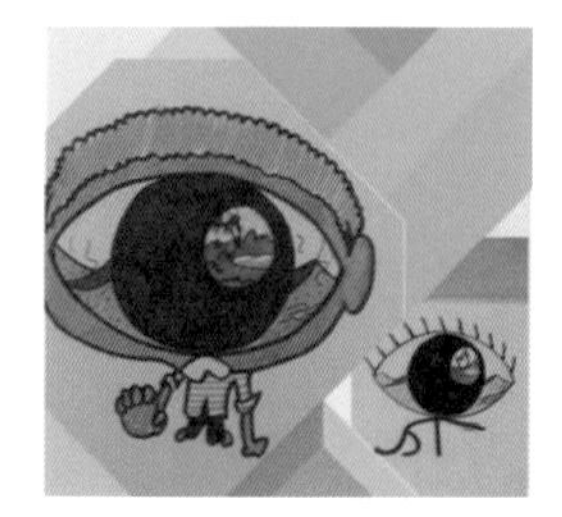

睡眠時間、暴露光線等，數據自動上傳雲端分析，以實證科學評估方案成效，並透過實地輔導課後照顧服務中心，為孩子們打造更安全、健康的課照中心環境。還有「寶貝i健康」、「EYECARE APP」科技擴散，強化學校社區健康聯盟、以創新、數位、生活化，守護孩子視力，打造新北健康校園。這都是視力保健的資源與嶄新思維。官方都一直在努力解決學童的視力問題，並且在近3年讓視力不良率從47.54%降至46.96%。但視力惡化的速度神速，做這些遠遠不夠，因此我思索如何能有更有效的工具來阻止惡化。

角色轉變：想要包括幫客戶改善視力 我的第1個客戶戴著深度近視眼鏡再次出現在我眼前，決定了我餘生照道路。這個孩子的媽媽告訴我，矯正弱視的這幾個月，孩子的不對焦治療是成功的，但這個技術用到的是散瞳劑。不管是眼科還是專業的配鏡人員，都會幫客人點散瞳劑， 因為點了散瞳劑，瞳孔放大後才可以準確地知道瞳孔裡的狀況。散瞳劑也叫肌肉鬆弛劑，一般正常人遇強光時，會自然將眼睛閉上，瞳孔會本能自然收縮，光害就不會那麼大。尤其小孩的肌肉強，要用散瞳劑才能順利檢測。但，一般視力檢測用的散瞳劑是短效的，而治療性的散瞳劑則是長效的，即使用一次就會造成影響，讓瞳孔停止自然收縮，原本的功能就被破壞，於是便發生畏光的情形，這是多麼無奈啊。我這才正視散瞳劑治療法的問題：它非常傷小朋友視力，讓這個孩子不到3個月就增加了100多度，而且我知道，他的度數還會一直再持續上升。矯正方法竟然讓「弱視」變成「大近視」？我不忍心看到弱視的小孩每隔一陣子就倍增度數回來配新鏡片……。我開始尋思：有沒有別的辦法能幫弱視的孩子？這個孩子給我的震撼，成為另一個巨大的推力：我推動自己開始研究，怎麼幫助視力不惡化。我不再甘於做個很會配眼鏡的眼鏡行老闆，我想幫助我的客戶擺脫視力的困境。我的角色在2012年轉變了：我的事業要包括幫客戶改善視力。

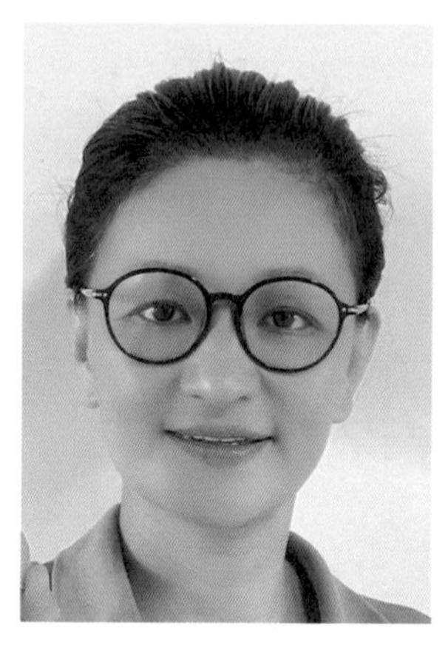
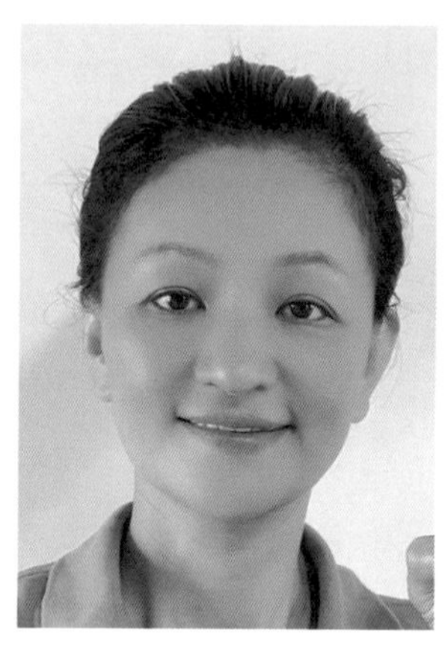

是否戴眼鏡，一個人給人的觀感差很大。(示範：黃德言)。

義無反顧地投入研發眼睛運動工具之路 我希望非不必要，人們不要戴眼鏡，因為戴上眼鏡讓俏麗的人就變笨重了。從此我瘋狂地鑽進眼球的世界裡，閱讀所有有關視力的書，到處去問有什麼有助視力的方法、工具、技術、儀器？有朋友都說我瘋了，不去賺配一付眼鏡幾萬元的錢，卻去想辦法讓人不戴眼鏡？但也有朋友提供許多資訊。這個天線打開後，我過去的許多經歷都一一湧現了出來。我曾看過這樣的按摩店，是小孩子下課後去店裡躺著讓人幫人按摩眼周的穴道；還有各式宣稱有療效的遠紅外線眼罩及熱敷墊；最特別的是一個奇特的店，他們幫助孩子矯正視力的方法，是讓孩子一排站著，面對著一間超大房子裡一條一條長長的軌道，要孩子一一看著軌道上不停地上下滑行著的紅燈。當時我覺得那樣的設備太笨重，孩子們站著也太辛苦。這些模式在我心中深深種下了啟發的種子，它們在我的腦子裡就不斷地萌芽發酵，並激發出我自己的靈感。於是，由2012年開始，我在書海浩瀚中尋找有關視力的書，飢渴地讀遍所有可以找到的視力相關資訊，我要借鏡取法前輩大師的智慧，許多早就讀過，但並沒有看懂的書，且對書中複雜的演練感到不理解，但當我決心要從事研發眼球運動儀器後，書中的一切就都讀懂了。

我義無反顧地、即使傾家蕩產也在所不惜地投入了眼睛保健之路，而且一開始就很明確：解決方案是以「眼睛運動」及「眼腦互動」為功能的工具研發。

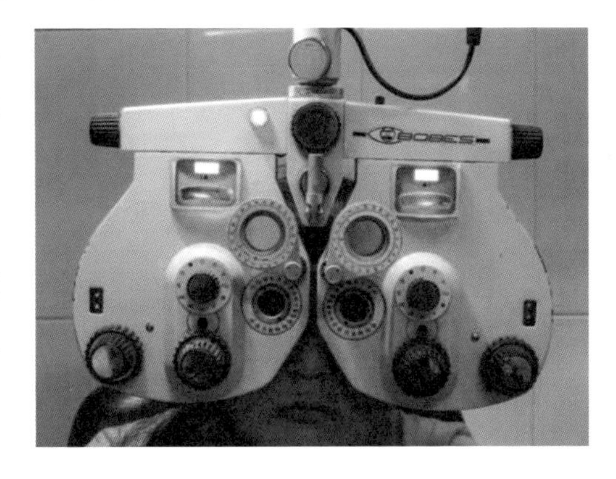

樂在其中：無怨無悔研發幫助眼球的方法及工具

檢測工作越來越複雜，工具越來越龐大，一樣要使用工具，我認為先投資在預防上。但說來容易，做來難。研發之路的前方是美麗的玫瑰花園，但過程是一條充滿著想像又遍佈荊棘的道路。我並沒發明什麼，一切都是以敬畏的心情「發現」大自然的神奇及人體的功能。我的眼球運動儀器第1代非常陽春，只有燈而已，尺寸並不大，因為管子是接在外面的，外形看起來是很可笑又醜陋的。到2023年已發展到第4代，中間經歷無數次的思路及結構的調整，我知道它仍然是不完美的，但我腦子裡的第5代(由百會穴直接處理左腦及運用松果體)已研發到快成熟了。我知道，研發之路是不歸路，但我會無怨無悔地繼續走下去。除了時間、精力、財力之外，牽涉到造型、外殼、燈光、電流……諸多技術的要求，都是折磨、考驗人的腦力、耐力與財力的挑戰。找工廠找工程師，與各種設計師溝通，都是很不容易且花錢的。每一項都牽涉到與專業者的溝通及寫程式的時間及成本。好在那時手邊已有一些房地產及現金，經得起我的投入。每次有了調整，都是我自己親身體驗當實驗品，覺得每次都更讓眼睛舒服而心滿意足。我一心一念就只是想，我能否研發一個工具，讓小朋友不要由弱視變成大近視，能停止視力的老化及惡化。我人到不惑之年，竟發現自己是個狂熱的研發者，我樂在其中，感到無比的幸福。我曾經坐待80億地產讓我富有卻一夕間化為烏有，但我現在仍活得好好的。我空著手來世間，走的時候也會如此，唯有生死之間我為這個世界做了什麼。賺錢與名聲已不再吸引我，我慶幸有生之年找到了一個志業：保健眼球的事業。非常感謝一路上的許多貴人，有提供個案的客戶，有合作的學術界前輩，感到上天在支持著我完成可以幫助到眼球的方法及工具。完美的眼球運動與工具，不是遙不可及的空想，我和我的伙伴們會無怨無悔地繼續這條研發之路。

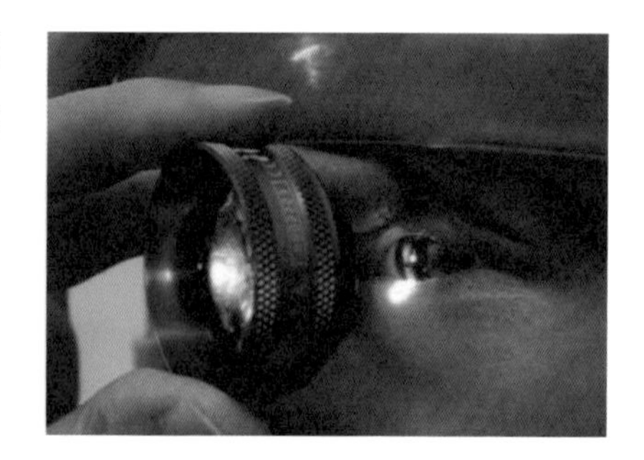

研發：永遠沒有完美機型 檢測數萬人，早就發現許多人的瞳孔已不會縮放了。因此我所思所想都在如何活化瞳孔？因為真正的「靈魂之窗」，指的就是瞳孔。我很早就瞭解到，是在大腦控制視覺這件事，目前的對治是大量的看近距離的東西，再加上單眼訓練。無論是重度遠視或近視，通常其中一眼是無法正確對焦，導致使用視力較佳的一眼作為「慣用眼」，視力較弱的一眼便會成為「懶惰眼」。而我的想法是如何騙過大腦，讓腦波降下來後，訓練兩隻眼睛都是主視力，讓眼球的功能自然恢復……就這樣，這10多年，我篳路藍縷，初生之犢不怕虎，傻傻地想到一個構想就找工程師來實現我的「眼球運動儀器」……中間經歷了多次的功能及造型的調整，當然也投入了不少的資金。成型後，就有人問我為何不設計在桌上的平面的運動方式，因為大家都習慣了低頭看書看手機。我的回答是：這就是我的目的，我要改變大家的低頭看東西的「視覺習慣」 ，我的運動儀器故意設計成只能坐著水平前視才能用，就是要打破低頭的角度。還有，在國外也有在手機或電腦上的眼球運動視頻，讓你的眼睛跟著燈左左右右、上上下下的挪動，這也是我不贊成的，因為，就是因為視屏的藍光造成眼疾，眼球運動怎可加重看視頻的時間？我的運動儀，目的不是要人舒服，而是要矯正不當姿勢，訓練視覺相關的肌肉運動。我知道，這都是過程，研發就是永遠沒有完美機型。

4

認識你的「靈魂之窗」眼睛
+大腦的視覺工程

視力：眼睛+大腦的工程

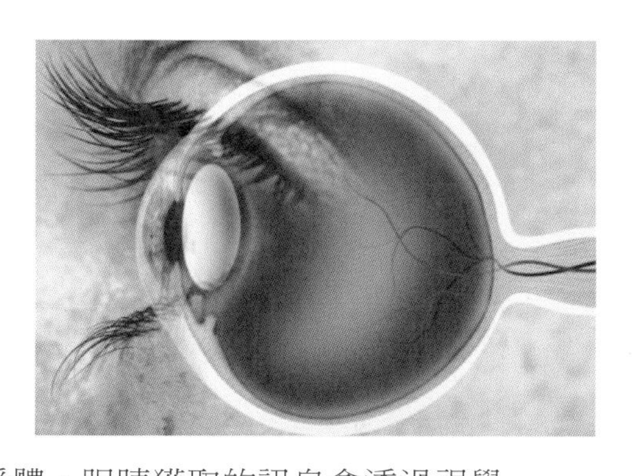

每一個人都知道眼睛的重要性，但是真正能夠清楚掌握或者事關心自己眼睛健康的人卻是鳳毛麟角，少之又少。每個人都要了解我們是如何看見東西的？神奇的視力如何而來？眼睛先接收周遭的大量資訊，是把外部情報傳達到大腦的接受體，眼睛獲取的訊息會透過視覺神經被送到視覺皮層，接下來由腦部把那些訊息轉化成映像，透過大腦，我們才能看見物體的形狀、顏色、紋理與動作。兩眼接收了畫面情報後，右眼和左眼的影像會在腦裡重疊，合而為一。這種將兩眼視網膜影像合而為一的單一視物功能，稱為「融像力」。「融像力」也和記憶力有關。要讓左右眼的功能接近，若總是用單眼視物、或左右眼視差太大，這樣的人不僅無法進行邏輯思考也無法強化記憶力，人就開始快速老化。「看」這件事不只是「眼睛」的工作，也是「大腦」的工作。如果「眼球」功能正常，但「大腦」失能，也會看不見。寶貴的眼睛具備屈光、感光、調節、維護四大系統。結構包含角膜、水晶體、黃斑部、視網膜…等複雜部份。其中水晶體、黃斑部有視神經和中心視網膜血管集中出入，都是極精密又脆弱的身體構造。若靠眼鏡，大腦不須努力就能看見物體，就會放棄想要看到東西的努力。比如不要求病人鍛鍊腳力和腰力，而是送他輪椅或讓他坐車，結果腳力就更弱了。視力由大腦決定，看東西，是眼和腦的雙線道行為，「看」，是「腦內視力」看到的，所有人生問題都來自於你的大腦，視力問題也是。先有雞？還是先有蛋？這個問題至今無解。但是很明確的是：先有腦，才有眼睛。是腦先發育完成，接著扮演視覺功能的眼睛才形成，人類沒有腦就無法視物。因此要改善視力要先活化腦功能，即，刺激大腦就能幫助視力健康。

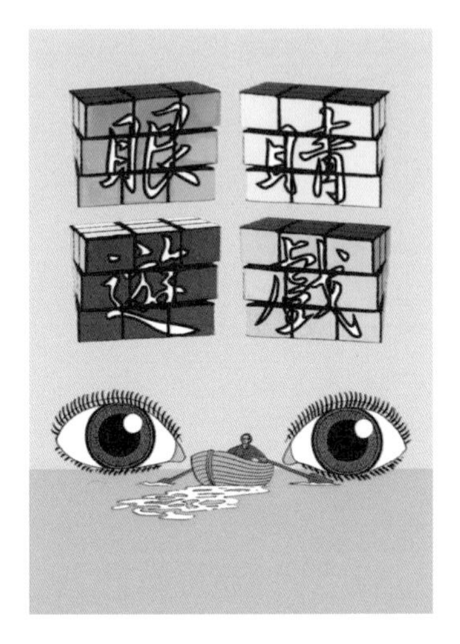

「百聞不如一見」 電視網路廣告比電台廣告的價碼高出好多倍，因為「百聞不如一見」。從耳朵進入大腦的資訊量是每秒8千位元,同樣是1秒鐘,從眼睛進入大腦的資訊量遠超過耳朵的500倍,高達430萬位元。「百聞」的資訊量是8千位元乘以100倍,也就是80萬位元,這還遠遠不及每秒430萬位元的「一見」。所以「一見」的資訊量高出「百聞」太多。因此視頻廣告可輕易對觀眾「洗腦」。畫面有改變大腦的力量,視頻用眼睛看,可以改變大腦、心智與身體,僅只是用耳朵聽,遠比不上用眼睛看更容易刺激購買慾望。把錢掏出來時，通常是眼睛發亮，而非耳朵發亮。大腦前額葉構成影像的作用為「腦內視力」，它就是專注力、記憶力和想像力的源頭，也是大腦的潛力和才能所在。人類的大腦可以在一秒中處理10億位元的資訊量，清醒的時候,每秒大約就有2

億字的資訊量在無意識中不斷灌進大腦，但自覺的資訊量只有每秒鐘100位元左右,也就是大約20個字而已。進入大腦裡的龐大資訊,幾乎都在我們毫無自覺的情況下被擱置,而沒有加以利用。因為再多的資訊，大腦已不勝負荷了。若「腦內視力」功能強，就會處理較多進入眼睛的龐大資訊，就會擁有比人強的資料，因而人生比別人精彩。

人人都該認識視覺器官 眼睛是靈魂之窗，生命生活的基本條件，有病靠醫生，預防靠自己。要維護健康視力，就要先瞭解眼睛和大腦是如何運作的、眼睛有哪些精密及複雜的構造、組成及機制。視力是一輩子的必要功能，為了保護眼睛，就應及早做好眼睛防護與保養，這個工具由認識眼睛結構、視力功能開始。每個人都要了解眼睛的基本結構，及預知有這麼多種疾病的可能，從小就進行眼睛的保健工作。眼睛具備屈光、感光、調節、維護四大系統。結構包含角膜、水晶體、黃斑部、視網膜等。

《眼球構造&功能圖》

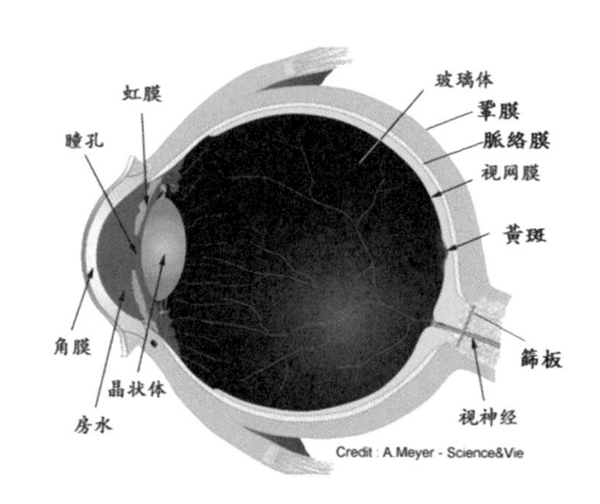

1. 光線透過眼球前部的結構(角膜和晶狀體)將物體折射後進入眼睛。
2. 光線經過角膜，進入瞳孔，抵達水晶體。

3. 角膜和水晶體將光線曲折（折射）至視網膜的焦點上。
4. 視網膜上的感光細胞再將光線轉換成電子脈衝。
5. 電子脈衝隨著視神經傳遞至大腦的特定部位(視覺皮層)。
6. 大腦將之與其它輸入信息(例如來自聽覺或記憶的信息) 相結合，處理訊號後建立影像，使人能夠瞭解周圍環境並做出相應的反應。

《眼球能發揮的基本功能》

1. 視力是：指分辨事物細節的能力，而與物體距離無關。
2. 色覺：具幫助區分大小和形狀相似的物體。
3. 遠視力：讓我們看黑板、路標、公交車號或在室內從遠處認人。
4. 近視力：幫助所有近距離的任務(切菜、讀寫、採茶、分揀穀物、用手機和計算機……)。遠視力和近視力都是我們須要的。全方位的生活，須要遠視力和近視力都正常。
5. 立體(雙目)視覺：即「深度知覺」，它讓我們能判斷距離和臨近物體的速度，若失常，就會要把茶水倒入杯中或穿針引線都成困難。
6. 對比敏感度：區分物體與背景的能力，它幫助我們在光線較暗的情況下區分灰色與陰影。所以夜間駕駛時，這一點尤其重要。
7. 周邊視野的視覺：幫助我們發現側視範圍內的障礙物和活動，這對於安全駕駛以及許多職業和體育運動非常重要。

認識中心視力&周邊視力

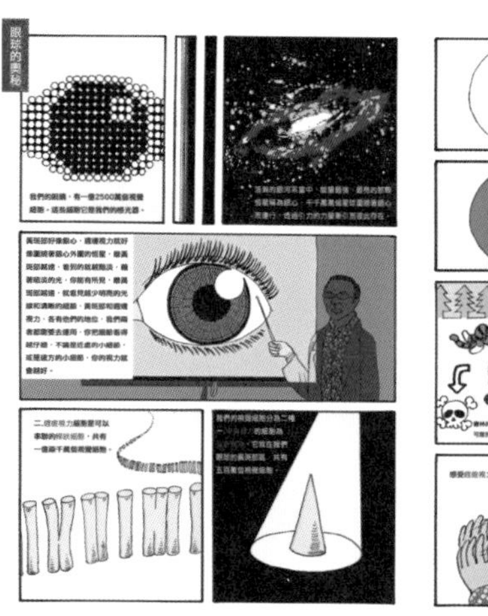

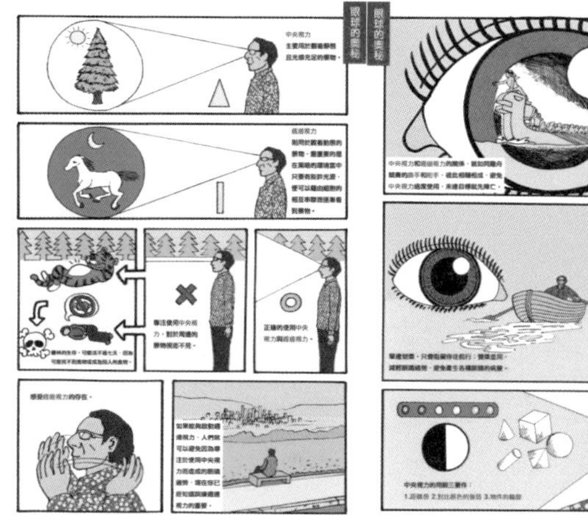

《奧秘複雜的眼睛結構》

視力是非常寶貴、精密的功能，完整的視覺機能，要靠肉眼觀察不到的部位的共同合作，才讓我們看得見。只要有任何一個功能失能，我們就失去了正常的視力。

1. 鞏膜Sclera 準備一面鏡子，拿著鏡子就可觀察我們的眼睛。用肉眼可看到的部份，也就是平時我們稱為眼白的地方，叫做「鞏膜」。「眼白」部份，是眼球壁最外一層，堅韌而不透明。鞏膜可保護眼球內部，並維持眼球的形狀。
2. 虹彩/虹膜 Iris 再來就是虹膜，也稱虹彩，就在眼睛正中間，有顏色的部分，掌管光線進入瞳孔的量，含有色素及肌肉。虹膜能控制瞳孔的大小，讓適量的光線經過瞳孔進入眼球內部。若虹彩色素淡微，則透出「藍色眼珠」，若色素含量多

（如東方民族），則呈現「黑眼珠」，即，因人種不同而顏色不同。這就是不同人種會有不同的虹膜的原因。黃種人或黑種人的虹膜通常是黑色或深褐色，白種人則有藍、綠等不同的顏色。

3. 瞳孔 Pupil 虹膜中心有一圓形黑色圓形開口，它可變大和縮小，以便控制進入眼內的光線。

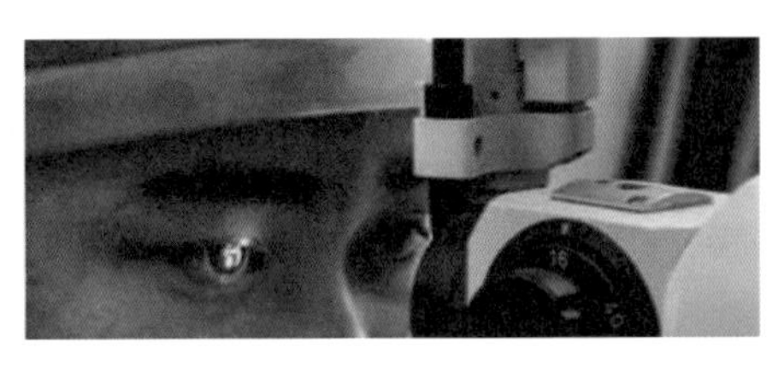

4. 角膜 Cornea 眼睛最前面的透明部分，覆蓋虹膜、瞳孔及前房，是保護虹膜與瞳孔的透明半圓形組織。角膜和水晶體會一併將光線曲折（折射）至眼睛後方的焦點。角膜正常是無色透明的，透過角膜可見虹彩的色澤。

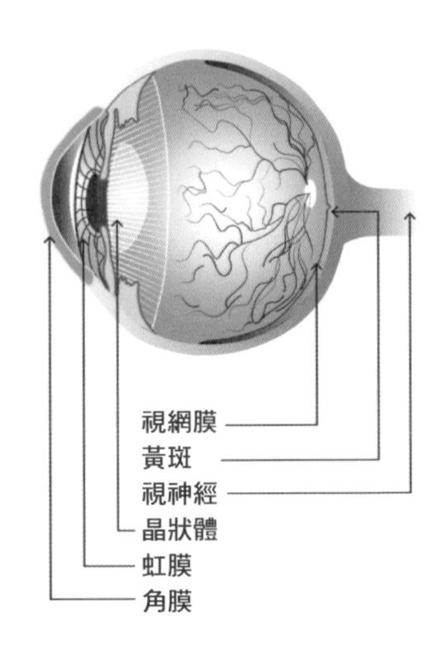

5. 水晶體(晶狀體) Lens 被懸韌帶固定懸掛在虹膜後方玻璃體之前，位於瞳孔後面的扁平橢圓形透明晶狀體。外包細緻的囊，可防房水進入。水晶體的形狀、厚薄可以因懸韌帶的鬆緊而改變，以便調節屈光。靠睫狀體調整水晶體的厚度，使進入眼睛之光線聚焦於視網膜上，其變薄可看清楚遠處，變厚可看清楚近距離的東西。

6. 玻璃體室Vitreous chamber 玻璃體是水晶體後面的透明膠狀物質，無色透明,由膠質、玻尿酸(Hyaluronic acid)和軟骨素

(Chondroitin)等物質所組成,呈現果凍一般的狀態。它填滿眼球中央、填充眼球的後腔（佔眼球腔4/5），玻璃體可讓光線透過而到達視網膜，並維持眼球的形狀。

7. 球結膜 Bulbar conjunctiva 覆蓋眼瞼內層及眼球表面，在近角膜處，漸漸變為角膜上皮，是保護並潤澤眼球的一層薄膜。
8. 眼前房 Anterior chamber 水晶體前面介於角膜和虹膜之間的空間，稱為「前房」，前房內充滿「房水」。
9. 眼後房Posterior chamber 水晶體、睫狀體及虹膜圍成的空間，稱為「後房」。房水由睫狀體分泌出來後，由後房經瞳孔流到前房。
10. 睫狀體 Ciliary body 位於虹膜和脈絡膜之間，通過懸韌帶與水晶體相連，它調節水晶體的形狀及厚度，以取得適當的焦距。睫狀體分泌水樣液「房水」來營養角膜，並維持眼球內的壓力。
11. 房水/水狀液 aqueous humor 充滿在眼球前房和後房、位於虹膜與角膜間的透明液體，由睫狀體的無色素上皮細胞分泌。它負責維持眼壓，並使眼球正面呈現圓形。房水向眼內的一些無血管的組織提供營養，例如晶狀體和角膜內皮。房水的生成和排出的動態平衡是維持眼壓的重要方式，大部分治療青光眼的藥物通過控制房水的生成或者排出來降低眼壓。
12. 懸韌帶 Suspensory ligament of lens 水晶體周圍有彈性的組織，此韌帶連在睫狀體，可將水晶體固定。
13. 脈絡膜 Choroid 眼球壁中層的暗褐色組織，主要由色素及血管組成，供應眼球養份並運送廢物。脈絡膜、虹膜、睫狀體三者合稱為「葡萄膜」。

14. 小梁網 Trabecular meshwork 小梁網負責大部份的房水外流，受傷的小梁網組織結構導致房水引流受阻、眼壓升高，造成青光眼的發生。

15. 許萊姆氏管/鞏膜靜脈竇 Scleral venous sinus 位在鞏膜與角膜交接處，深部有環行小管，是房水回流通道。

16. 視網膜 Retina 位於眼睛後方，眼球壁最內層的一層透明薄膜，包含1億2千5百萬的感光細胞及神經纖維，每1分鐘接收驚大的巨量光線的射入。感光細胞將光線轉換成電子脈衝，將訊號透過視神經傳遞至大腦，再由大腦處理成我們所看到的影像。視網膜的血液由脈絡膜及網膜小動脈供應。視網膜由色素上皮層和視網膜感覺層組成，兩層間在病理情況下可分開，稱為「視網膜脫離」。視網膜周邊區域含有桿狀細胞，桿狀細胞與暗視覺及周邊視力有關，錐狀細胞分佈在中心區，與色彩視覺有關。

17. 視網膜波狀緣 Ora serrata 為視網膜和睫狀體的交界處。區隔了非感光區的視網膜至複雜的感光區域。

18. 視神經 Optic nerve 位於眼球後方的神經，負責將訊號從視網膜傳遞至大腦，是12對腦神經中的第2對，編號II，始於眼球的視網膜，穿過視神經管入腦，傳導視覺衝動。

19. 黃斑部 Macula 視網膜中央，視神經盤的顳側3.5mm處，有一小塊黃色斑點區域，即為黃斑，它掌管中央視力，含有大量的圓錐(錐狀)細胞。圓錐細胞與中心視力、色覺和形狀感覺功能有關，它是視力最重要的地方。黃斑部真的是黃色的，其大小只有2mm。

20.中央窩 Center fovea of macula lutea 黃斑部中央的凹陷處即為中央窩，是視覺最敏銳的地方。

21.視神經盤/盲點 Optic disc，Blind spot 視網膜的後部稱為眼底，在正對視神經起始處呈白色的圓形隆起，即為視神經盤。此處無感光細胞，稱為盲點。

22.玻璃管 Hyaloid canal 視神經盤至晶體的通道。

23.視動脈＆靜脈 optic arteries & veins 突發性失明通常就是動脈栓塞或靜脈栓塞所致。

24.視柄　Optic stalk 視泡形成後繼續往外側生長，其與間腦前端之間則以視柄相連接，因此視泡的腔室與神經管(腦室)相連。

25.硬膜　Dura mater 硬膜是包圍大腦和脊髓最外層的腦膜，另外兩個腦膜層是軟腦膜和蛛網膜。硬腦膜覆蓋了大腦和脊髓，並負責維持腦脊液的輸入。

26.後直肌 Lateral rectus muscle 是六條控制眼睛運動的肌肉之一，是唯一一條受外展肌肉支配的。

27.中直肌 Medial rectus muscle 是最大的眼外肌，其功用是牽引眼球，使其盡可能位在眼眶的中央。

28.毛様體肌 Trichoid muscle 它調節眼睛焦距。

29.眼淚水 眼淚不只是表達情緒，它一整天都在發揮保護眼睛的功能。它飽含營養素和維生素，在眼睛不斷眨眼時濕潤眼球。它過濾紫外線，具有天然抗菌效果。淚水不僅會由眼睛流出，同時也會經由鼻子後方的通道通往鼻腔的鼻淚管排出，這就是為什麼我們會同時出現一把鼻涕一把眼淚的現象。眼睛溢淚，也就是俗稱的「流目油」，是許多人的困擾，常有人說「流目油」是初老症狀，但其實荷爾蒙調節變差、鼻淚管阻塞、乾眼症……這些情況都有可能導致「不正常的流眼淚」。適當眼淚是眼睛需要的，而過度的眼淚，又會傷害眼睛的。

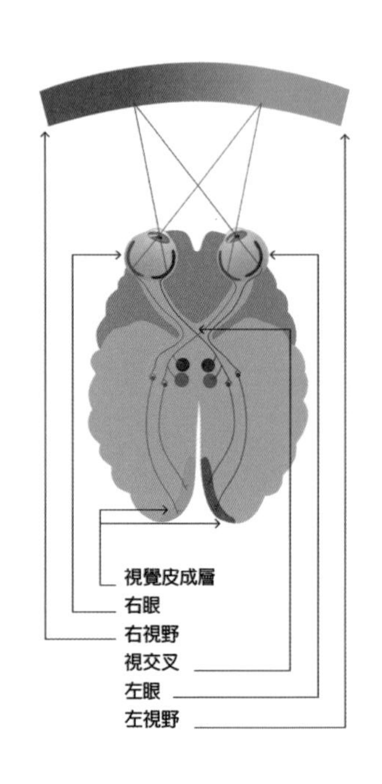

30.大腦　視覺器官包括大腦。眼睛發光，頭腦才會靈光；頭腦才會靈光，眼睛才會發亮。大腦的機制就更神秘與複雜了，至今人類對自己的大腦認識，相信也是有限的。

認識了我們的眼睛結構，就會明白：「看」到這件事，是多麼複雜、偉大的工程。小小的眼睛能完成「視力」是多麼地辛苦。所以我們要認識這些部位，並保護它們能為我們服務一輩子。

《眼睛與相機的對比》

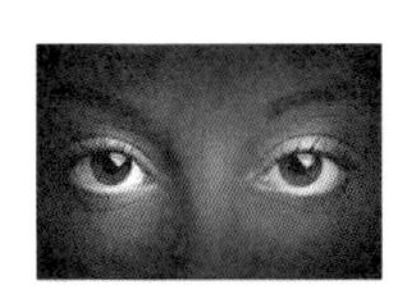

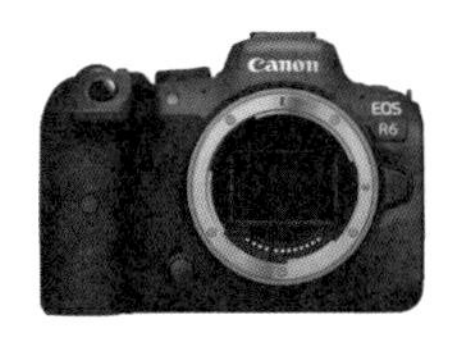

眼睛的構造	相機的構造
眼瞼	鏡頭蓋、快門
角膜	鏡頭
虹膜（虹彩）、瞳孔	光圈
水晶體	對焦裝置
視網膜	底片

5

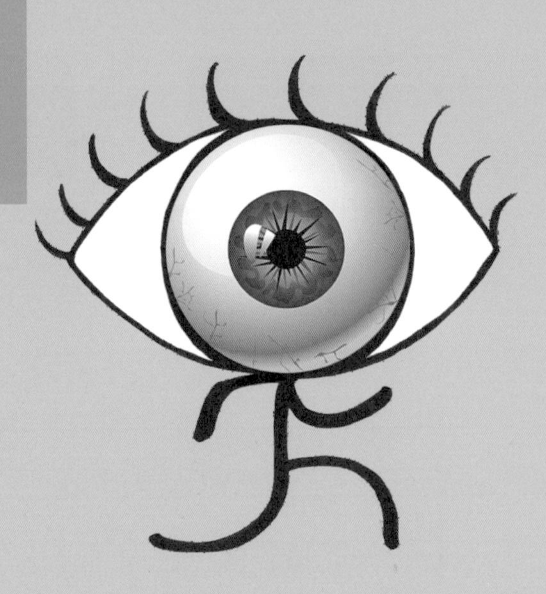

眼疾大觀

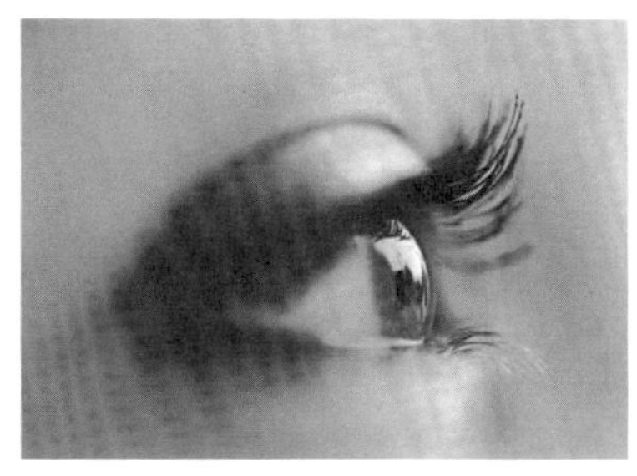

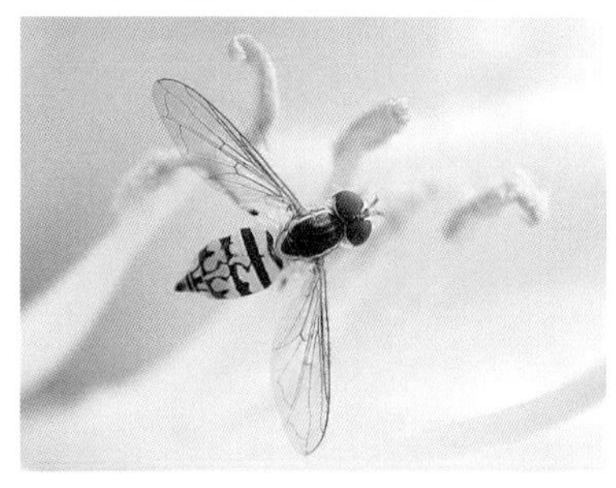

眼睛可以看到的世界是多麼地美麗，但是…… 為什麼突然世界變形、變色了？為什麼我的眼睛疲累、視物模糊、眼睛充血、對焦困難、視覺影像重疊、辨色出現障礙、戴了眼鏡或隱形眼鏡更不舒服？

10萬個為什麼 為什麼，2008年以前，沒聽說過「溼性」黃斑部病變？為什麼以前不需要特地補充葉黃素？為什麼營養品越來越多種，身體問題也越來越多？為什麼滿街的眼科及眼鏡行，但近視眼也越來越多？多到全球第1名？……千金難買早知道！失去健康才知道什麼是健康。每個得到眼疾的人都有這種措手不及的心情：「怎麼會這樣？」「能治好嗎？」「為什麼是我？」眼睛的問題有多麼千奇百怪，是眼睛還健康的人無法想像的。眼睛是很複雜的器官，所以它產生的疾病也複雜，擁有健康視力時，不知道寶貴的眼睛可能發生的眼疾是如此地多。等問題出現時，往往已為時晚矣。每種眼疾起因不一，都各有特定症狀。有些症狀明顯，有些則會隨著時間才慢慢顯現。學生時代要讀「10萬個為什麼」，耗用了我們的眼力，等到眼力壞了時，就會問有關視力的「10萬個為什麼」。眼疾多得不勝枚舉，因為我們的眼睛正處於水深火熱的環境中。看完這一章，發現眼疾竟這麼多，這麼可怕！你一定再也不敢濫用、誤用眼力了。

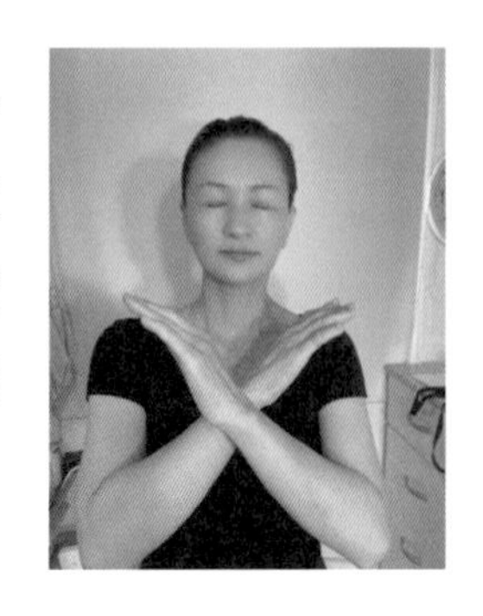

眼力壞了的警示：近視 在打電腦的時候如果突然抬頭看遠處的時鐘，瞬間無法看清楚難以對焦；或者是從明亮的地方轉移到陰暗處，眼睛需要一點時間才可以適應；又或是看報紙或看書時眼睛感到很吃力……這些在年輕時很容易調整的行動現在做不到了，這就是眼睛疲勞了。看不清楚、看得吃力、光線刺眼而不加以改善的話，開始覺得眼睛朦朦朧朧，有可能已患有白內障，事實上近視、遠視、老花、散光和老年性黃斑部病變都與視力模糊有關。還有呢？偏頭痛及中風也會導致視力模糊。所有眼疾的原始起因就是近視，所以近視就是疾病，就是殘障，不要小看。不要讓近視發展成高度近視、不要讓弱視、散光、老花、青光眼、　斑部病變、白內障、乾眼症、飛蚊症……發生。保健眼睛，就是不讓任何眼疾出現。

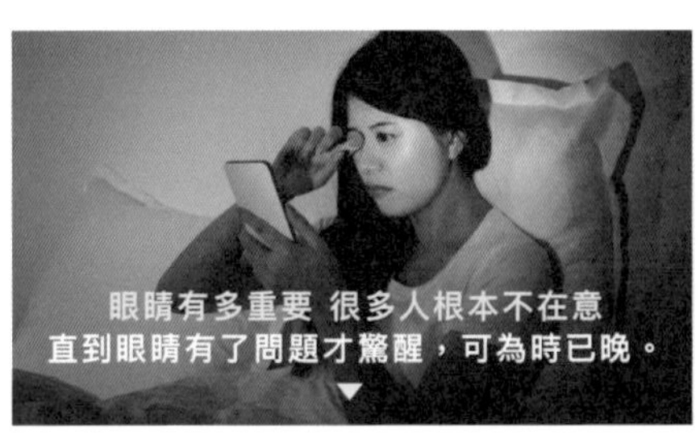

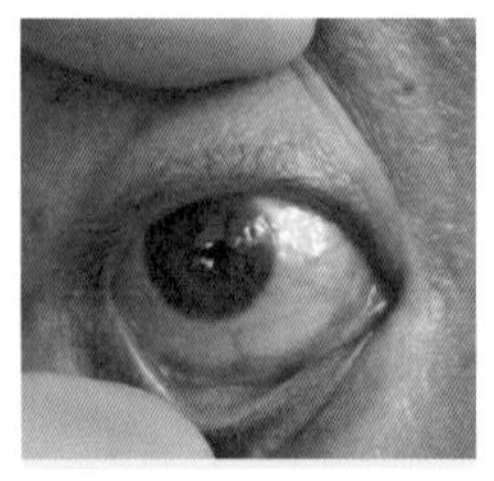

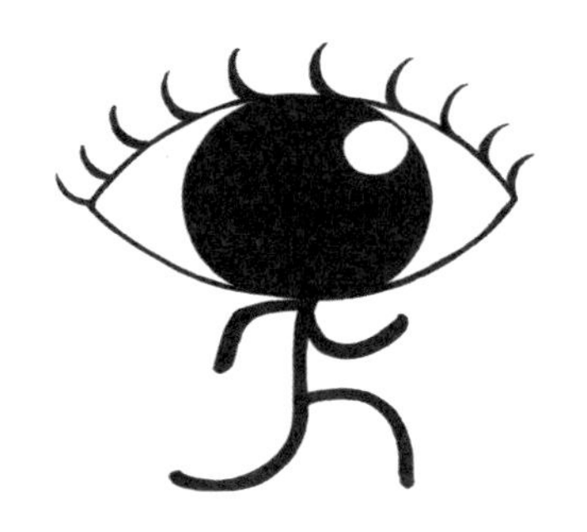

健康的眼睛應該是這樣的。直到有一天，你發現眼睛不舒服了……

❶眼屎

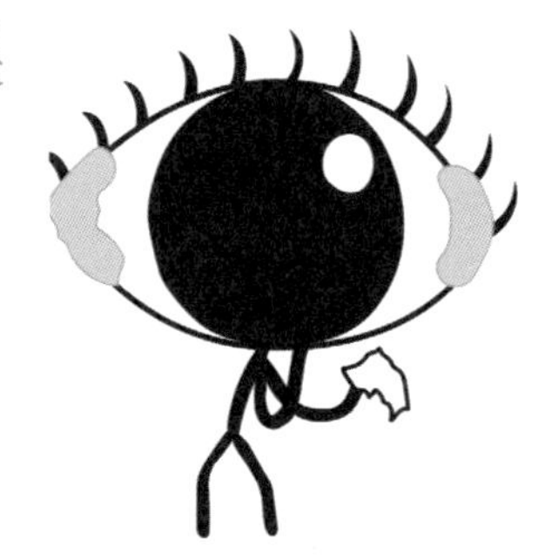

眼角經常粘著黃黃糊糊的東西…

眼屎就是眼睛的分泌物，在上、下眼皮裡有一種像軟骨的東西叫「瞼板」，上眼皮約有50個瞼板腺，下眼皮則有約25個瞼板腺。瞼板腺主要的功能為分泌油脂層，以延緩水液層的蒸發，並維持淚液膜的表面張力，避免淚液流到臉頰，並可潤滑眼瞼及眼球的接觸面，對眼睛產生保護作用，而在人睡眠的時候，雖然眼睛一直閉著，但瞼板腺的油脂層仍舊還在分泌，因而累積起來的油脂、灰塵和淚水中的雜質混合在一起，就形成了眼屎。在正常的情況下，眼屎大多是呈現透明或淡白色，分泌量較少，可以從鼻淚管中排出，所以不易被查覺，但如果出現下面4種疾病時，眼屎就會有顏色並大量增生，還含有大量的細菌，積滿淚囊後向上排到眼角，甚至出現「眼屎把眼睛黏住了」的誇張現象。眼屎增多不可忽視，要立即就醫檢查。以下這些原因都可能造成大量眼屎。

1. 結膜炎：又稱為「紅眼症」，可分為「病毒性」、「細菌性」及「過敏性」等3種，患者常因病菌感染或季節變化時過敏而引起，常有眼部灼熱感、水樣分泌物增加、眼屎會「牽絲」等症狀。

2. 眼瞼炎：因使用化妝品、配戴隱形眼鏡，過度拉抬眼皮，或是因假睫毛黏貼而過敏或受傷，導致眼瞼發炎。另外，體質燥熱的人皮脂腺分泌旺盛，眼睛旁的皮脂腺也會產生大量眼屎，造成局部發炎。

3. 乾眼症：因淚腺分泌不足，眼睛缺乏足夠的淚液滋潤，對外界刺激較為敏感，進而引起乾澀、畏光、眼屎堆積增多的狀況。

4. 淚囊炎：常發生於嬰兒及老年人，患者因為鼻淚管發生阻塞，使得淚液無法排出，累積在淚囊裡，就會引起淚囊炎，症狀是常常流眼淚、眼屎分泌增多。

❷ 砂眼(沙眼)

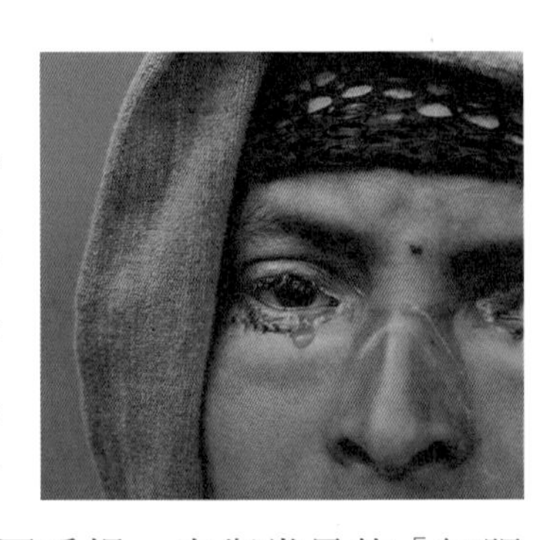

全球有1/5失明人口的病因就是砂眼。砂眼（Trachoma），又稱顆粒性結膜炎、埃及眼炎和致盲性砂眼（blinding trachoma）。它是由砂眼披衣菌感染導致的，會造成眼瞼內側粗糙，可能導致眼睛痛、角膜表層受損。它與常見的「紅眼病」（又稱結膜炎）不同。未治療而反覆感染砂眼可能造成眼瞼內翻而失明。它是直接或間接接觸傳染的，孩童散播砂眼的機率高於成人。 2022年6月的數據：有1.25億人生活在沙眼流行地區，並面臨沙眼盲症的風險。全球共有多達1.9億人居於感染致盲沙眼的高危險地區，沙眼一直與乾燥和沙塵滾滾的環境密不可分，到了現代仍然是貧窮和弱勢社區常見的病症，在生活擠逼、水源缺乏和衛生欠佳的環境頻頻出現。沙眼最初是由細菌感染，令眼皮內側結痂，重複感染導致眼皮不斷收縮和內翻，眼睫毛倒生，不斷摩擦眼角膜，除了引起痛楚，也會令角膜受損，最終令角膜變得渾濁和傷痕累累，眼睛極度不適。在無計可施之下，不少病人為了減輕眼睫毛倒生的痛楚，只好拔除自己的眼睫毛。沙眼通常會同時感染雙眼，而且角膜受損會導致永久失明，患者通常為30至40歲。還有，砂眼與「針眼」是不同的，針眼是單純的細菌感染，很快就能治好。它主要流行在天氣比較炎熱的熱帶國家，我們也曾流行過，所幸我們的供水、衛生、醫療進步，所以不受砂眼的危害。

❸ 針眼(麥粒腫、霰粒腫)

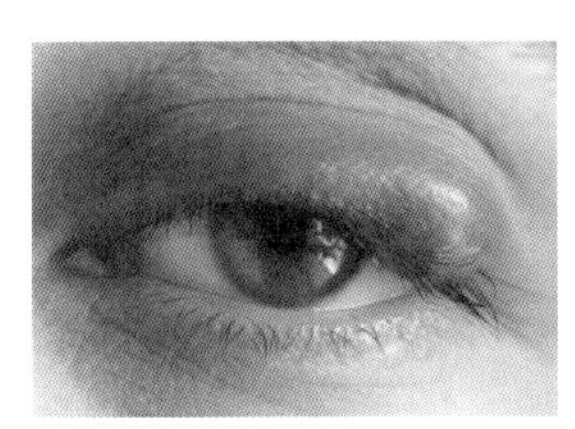
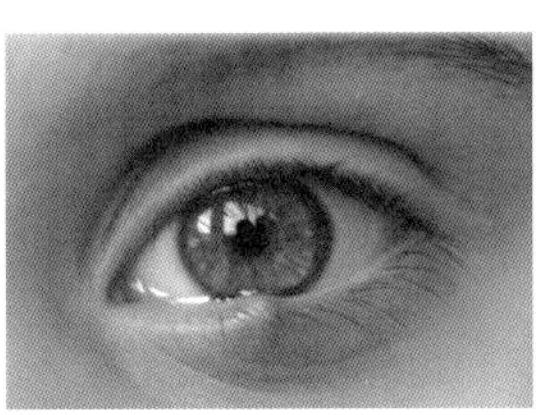
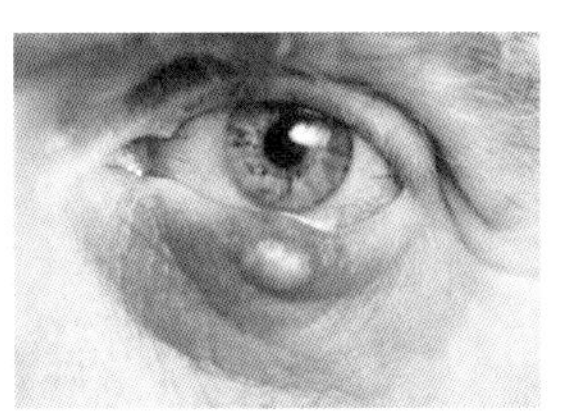

過去坊間謠傳，會長針眼，是因為「看了不該看的東西」，但其實針眼只是腺體阻塞、細菌感染，它的學術名為「急性瞼腺炎」，俗稱「麥粒腫（hordeolum）」。眼瞼睫毛下的皮脂腺體會分泌油脂來潤滑眼球，但分泌過於旺盛時會造成毛囊阻塞發炎及細菌感染、長出小膿包後，就是「急性化膿炎症」的「針眼」，它是睫毛根部附近一個或多個小腺體的細菌感染，與癤子和青春痘相似，這種紅色腫塊，看起來可能像癤子或丘疹，且內部通常

充滿膿液。它讓你感受到眼睛腫痛、刺癢，容易流眼淚，眨眼時有異物感，好像一根針插在裡面，台語又稱「目針」。針眼初期若沒有妥善處理，腫痛、發紅都會加劇，還可能因眼皮腫脹影響視力，甚至引起眼部蜂窩性組織炎。眼瞼內側、外緣、眼角、眼瞼上下側，都有可能長針眼；依照長的位置不同，針眼一般可粗分為外針眼、內針眼。外針眼：比較常見，又稱外麥粒腫，通常長在眼瞼外皮上，呈黃色、腫脹的膿包，觸碰時會疼痛，刺破會流膿。外針眼通常起因於睫毛囊、皮脂腺、頂漿腺（大汗腺）感染。內針眼：內麥粒腫長在眼瞼內部，通常比外針眼更疼痛。它的原因有：1/ 用手揉眼睛，引發細菌感染；2/ 飲食油膩、食用上火的食物；3/ 睡眠不足、用眼過度；4/ 過度疲勞、情緒緊繃，引發內分泌失調；5/油性膚質，皮脂腺體分泌旺盛；6/臉部或眼周過敏，導致眼睛腫脹，阻塞腺體；7/衛生習慣不良，疏於清潔、消毒生活環境。針眼好發於青少年，因為青春期的油脂分泌較旺盛，但任何人都有可能長針眼，特別是油性膚質的人。如果本來就感染瞼緣炎或是酒糟性皮膚炎，也容易因眼周發炎，併發針眼。除了細菌感染，過度疲勞、用眼過度時，眼瞼板旁平滑肌會異常收縮，使皮脂腺阻塞，進而發炎長針眼。

4 結膜炎/角膜發炎

怎麼越揉就越紅腫？眼睛發紅，像兔寶寶的眼睛？

眼睛會癢、有刺痛感，越去揉就越紅腫。大部份人會認為是「結膜炎」，但有可能是「角膜炎」。正面來看我們的眼睛，它是黑白分明的，中間黑色是虹膜，周圍白色的是鞏膜，連接包含血管的結膜。結膜和角膜相連接，兩者會互相影響，患結膜炎時眼睛的血管會嚴重充血，如果發炎嚴重會拓展到角膜，造成角膜炎、角膜破皮，最嚴重會造成角膜潰瘍，不可小看。外傷和病毒入侵，也可能造成結膜炎和角膜炎。結膜炎又稱粉紅眼、紅眼症。角膜炎，是覆蓋在眼球表面這層薄薄的組織發炎了，它可能發生於單眼或雙眼，症狀為眼睛紅腫發炎且眼睛發癢、流淚、水樣分泌、睫毛上方產生濃稠的黃色分泌物(尤其是在睡醒之後)、眼睛灼熱、有異物感或眼皮腫脹。結膜炎可分為以下幾種：

1. 傳染性結膜炎：細菌或病毒感染，例如常見的感冒，便可引發具高度傳染性的結膜炎。受到感染的隱形眼鏡或不潔的眼部化妝用品，也可能引起傳染性結膜炎。可能伴隨感冒症狀，例如發燒或喉嚨痛。

2. 過敏性結膜炎：對花粉、動物毛屑或塵蟎的過敏反應會導致結膜發炎，同步還會打噴嚏、流鼻水、鼻子癢。

3. 刺激性結膜炎：如消毒水、洗髮精或空氣汙染物等物質，均可能導致眼睛刺激發炎；睫毛掉入眼睛也可能造成刺激性結膜炎。視力問題是大問題，發現問題，應立即前往專業醫療機構就醫。

⑤ 鞏膜增生血管(眼睛出血)

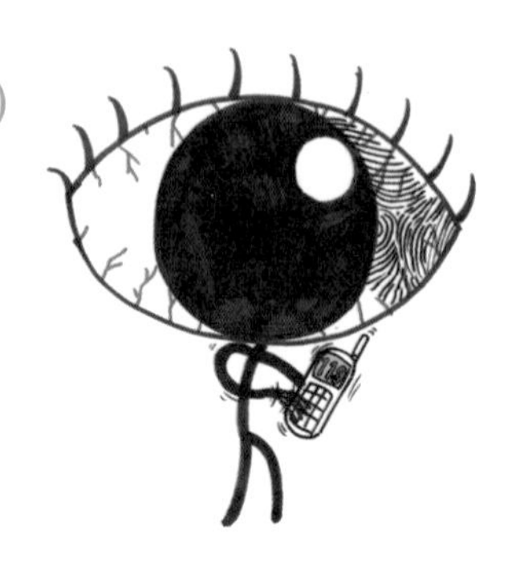

突然(經常)眼白上有了可怕的紅血塊(血絲)?

眼白突然爆出紅血絲，又稱紅眼症，若不是外力造成的，就是壓力造成的，這是鞏膜(眼白)長期受到擠壓，因而產生本能的防禦能力。通常都跟情緒有關，有時幾天後會慢慢消褪。戴隱形眼鏡的每日磨擦也容易造成這種結果。它並不單純，它是眼中風前兆。引發紅眼睛的結膜充血及結膜下出血，有可能是眼球內部血管出血以及眼底出血，這些出血大多都是嚴重問題，千萬要小心，必須經過醫師檢查，給予正確有效的治療。

⑥ 視差

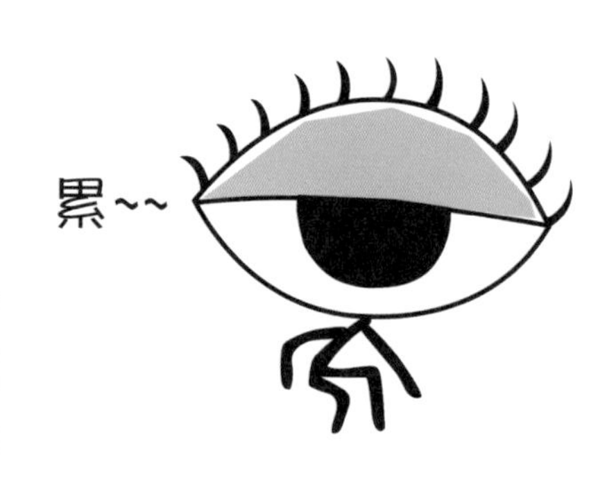

為什麼一樣的工作你不累，可是我很累?

「容易疲勞的人」與「不容易疲勞的人」，差別可能是「視差」，也就是「融像力」不良。正常的眼睛，是將「左眼看見的東西」及「右眼看見的東西」同步傳達至大腦，經由大腦處理，最後再呈現出一個影像。左眼及右眼看見的東西理應為同一個物體，但實際上卻並非如此，每3人就有1人無法用雙眼看得一清二楚，兩眼的視線會出現差異。比如：右眼明明注視著第1行，左眼卻是盯著第5行字看的情形。雙眼視差的程度，有些人會相差1、2行字，有些人卻會相差到5至10行字。還有，有些人的焦點是縱向失焦，有些人則是橫向失焦，造成很順暢閱讀直書文章的人，可能閱讀橫書文章時就會一直重讀，反之者的症狀則正好相反。「容易閱讀直書文章」與「橫書文章閱讀速度較快」就造成學習力的差別。要注意小孩的閱讀姿勢：如果孩子讀書時有托腮側臉看書的習慣，托腮造成的頭部傾斜，使左右眼的高度不一致，導致左右眼與教科書距離有所不同，以致於大腦在吸收資訊時，就得耗費更多的力氣而過度負擔。嚴重視差，就是「融像力」不良。有視差的人開始時往往渾然不知，而大腦的「腦內視力」為了平衡左右眼的視差，就會拼了命地進行調整。不知情的主人繼續這樣用眼，疲於調整工作、持續繃緊神經導致腦內視力也因此比正常人過度使用好幾倍。在大腦裡要矯正「左右眼接收的不同資訊」是相當困難的一件事。於是：大腦就發出「抗議」的各種信號：眼睛疲勞、頭痛、嚴重肩膀痠痛、頭暈、想吐、感覺沒有「平衡感」、站不穩、走路容易跌倒、肩頸僵硬、頸部、腰部、膝蓋等處疼痛、情緒失控、憂鬱、無法正確掌握距離感、記憶力差很健忘。視差嚴重的人有時會被誤診為梅尼爾氏症(天旋地轉式頭暈、想吐)，其實是雙眼失去平衡。視差會有以下這些現象：

1. 左右眼分別看著不同的地方。
2. 由右眼接收的資訊，只有70%傳達至大腦。
3. 由左眼接收的資訊，傳達至大腦的時間延遲了0.05秒。
4. 由左右眼接收的資訊，輪流傳達至大腦而無法同步。

視差嚴重的人，甚至只用單眼看東西。在工作或讀書時，只要閱讀文字，總是比其他人更容易漏看字或重複閱讀同一行字，這種眼睛與大腦的負擔，使身體處於精神無法集中、閱讀速度慢、吸收不進內容的疲倦狀態。這樣的人處理內勤文書或看電腦文字，會比在外頭跑業務還要累上好幾倍。視差是睡再久也無法消除疲勞的，但人們都誤以為是工作太多，加班太累所致。若不知道自己的左右眼已經失焦，還繼續靠著毅力與耐力，對著電腦努力工作，則對身體造成更大傷害。在過去，少有遠視發展為近視的案例，但現在原因不明的視力不良已越來越多，比如「一眼近視，一眼遠視」這種奇怪現象，只要二眼視差大、眼球位置偏移、焦距調節不良等問題存在，再怎麼換眼鏡或是隱形眼鏡，視覺也得不到改善。兩眼視差大、這樣的人通常左右臉的表情肌肉也都不協調，導致左右半邊臉的大小不同,、左右臉的額骨和嘴角高度不一，表情肌肉的張力不一樣，造成左右眼的大小也會差很多。養成一個習慣，在書桌辦公桌電腦旁，放一個鏡子，隨時檢測自己的表情。可用鏡子檢測：

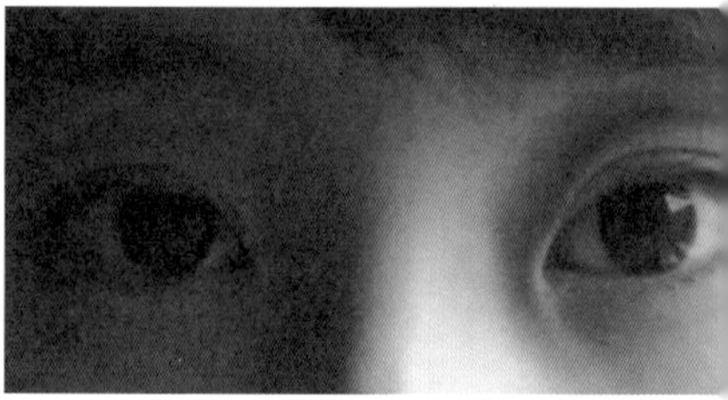

1. 左右眼是否大小不一(度數較深的一眼通常會比較凸而顯得大)?
2. 左右臉頰線條是否凹凸不平整?
3. 左右嘴角是否一上一下?
4. 外觀是否表現出超齡的老態?
5. 張開嘴巴,臉部是否顯得鬆弛?…左右臉完全一致是很少有的，但若差異很大，你就要注意是否有嚴重視差。通常「慣用眼」的眼周會較緊實，臉頰也比較小，緊緻有光澤；少用的那一邊較為鬆垮下垂、暗沉無光。視差會影響人的容貌(視力不好的人常常會皺眉)，此時想用化妝來掩飾這樣的不協調也是沒有用的。人體的任何器官，左右不平衡，就會有問題。

7 眼壓高/眼壓異常

天哪，血壓和眼壓雙高？

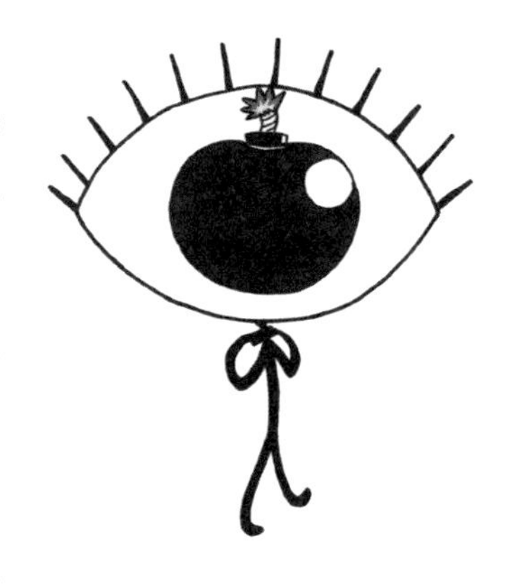

這是由於眼睛中液體（Aqueous humour，房水）的產生與排出不平衡，多為眼睛內部排出液體的排水系統工作不正常而造成水壓。 由於排水系統無法正常運作，導致液眼睛從輕微的乾澀不舒服，到眼球脹痛、看東西模糊不清、偏頭痛到劇烈頭痛及嘔吐等症狀。當人體感到疲勞、倦怠時，眼睛往往是「第一個」表現出來。而現代人被各種 3C 產品綁架，長時間盯著手機或是電腦螢幕卻沒有適當的休息，讓眼睛逐漸產生頭暈疲勞、眼壓高的狀況。房水不斷增加但無法排出，以致於眼睛內積聚過多液體，造成眼壓上升。眼球所承受的壓力，如果太高，會造成青光眼及視神經壓迫，而視神經一旦損傷，幾乎無法完全恢復，所以千萬不能輕忽，須立即就醫。

8 情緒壓力造成的視力問題

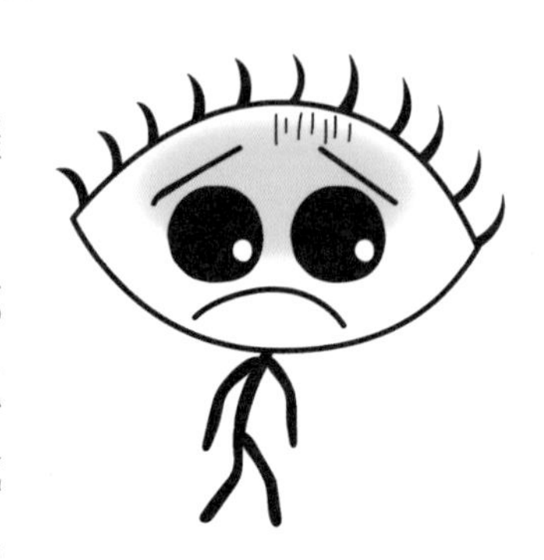

真煩惱，找不到眼睛不舒服的原因？
沒有長時間盯著電腦,也沒有用眼過度或罹患眼疾的人，竟然感到視力突然惡化？
年紀輕輕就罹患白內障或青光眼、黃斑部病變？這種無法找到病源的視力問題，現在已知，有可能是壓力的緣故。因工作或家庭問題而苦惱的人，可能會有「壓力性的近視或散光」。曾有小孩還不到10歲,眼睛就已有了老花眼。

9 肩頸痠痛造成的視力問題

眼睛不舒服總和背痛一起出現……？

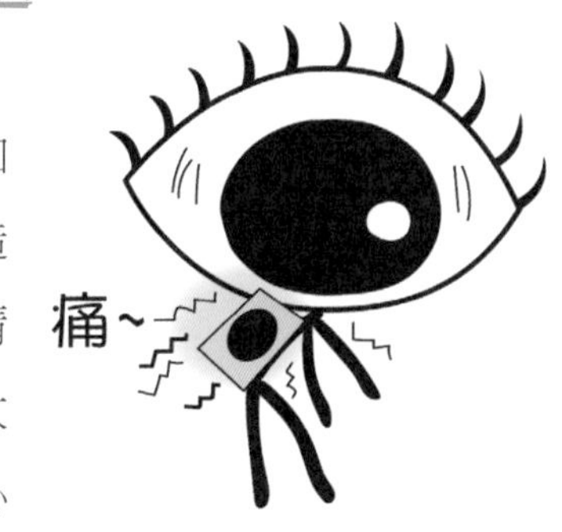

視力問題與背痛有關，因為上背、頸部和肩膀肌肉緊繃會對頸部後方的眼睛神經造成壓力，阻礙眼球的血液循環，導致眼睛痛，造成連鎖惡性循環。可能會出現：太陽穴附近抽痛、視力模糊、偏頭痛」噁心或嘔吐。人體的肩頸部是心臟輸送血液到大腦的必經之路，這些粗大的血管任務極其重要，如果血流不順暢，勢必會影響到眼睛的機能。這時即使是戴上眼鏡或是隱形眼鏡，視力也不正常，最後常常被當成弱視處理。眼睛不舒服時，可先審視是否有嚴重的肩頸僵硬現象。有時優先解決嚴重的肩頸僵硬問題，通暢頭和臉的血液循環，就能有效地緩解視力問題或恢復視力。

⑩ 頭痛造成的視力問題

為何眼睛不舒服總和頭痛一起出現……？

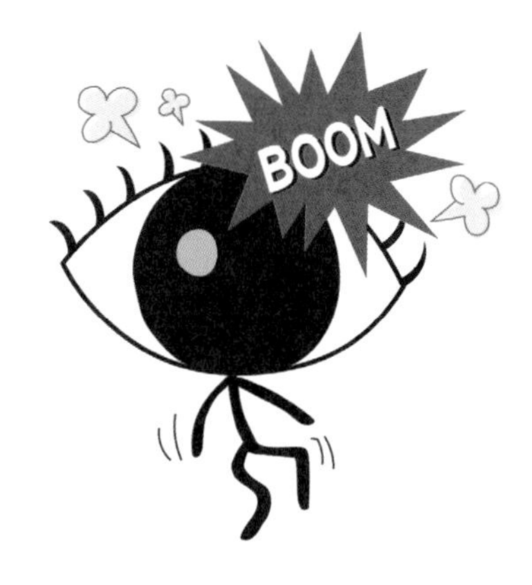

電視廣告裡一直都有「治頭痛」的藥品廣播，說明這個現象的普遍。頭痛與眼睛密切相關，頭痛的頻率或嚴重程度增加，可能造成眼睛的問題，兩者互為因果。過度使用眼部肌肉，會導致頭痛。例如，散光、遠視眼和老花眼皆會導致物體看起來扭曲或模糊，於是就要用力看清，使大腦感到緊繃吃力。眾所周知，偏頭痛會演變成嚴重頭痛，頭痛及中風都會導致視力模糊。「前兆型偏頭痛」會在眼中出現閃爍的亮點、波浪線條或暫時失明。未出現以上視覺徵兆的偏頭痛，稱為「無前兆型偏頭痛」。沒有出現頭痛的視覺徵兆則稱為「沈默型偏頭痛」或「無頭痛的偏頭痛前兆」。許多導致頭痛的眼睛問題，可透過定期眼睛檢查診斷出來。前兆型偏頭痛的患者，應盡量使眼睛獲得充分休息。此類型偏頭痛的視力警訊大多不會造成身體機能損壞，而且會在半小時內消失。但如果因為偏頭痛而引發不尋常的視力症狀，則需要進一步檢查，確認是否患有可能損害視力的問題。視力問題是大問題，發現問題後，應立即前往專業醫療機構就醫。

⑪ 膠原蛋白流失

眼白越來越黃越乾燥…？…

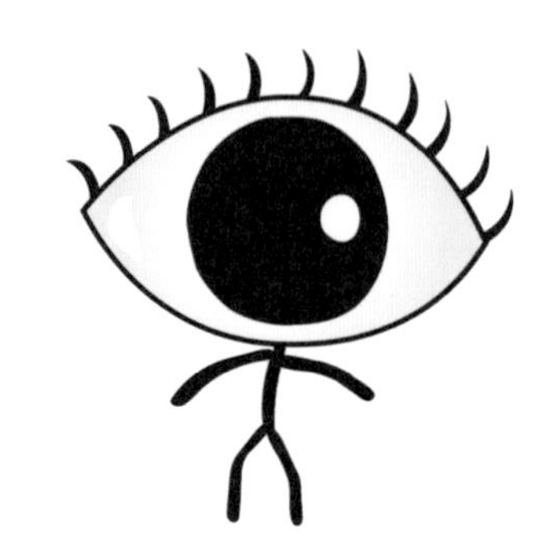

眼白鞏膜的主要成份是膠原蛋白，就跟皮膚流失膠原蛋白而老化一樣，所以日常飲食中要補充膠原蛋白。現有藝人代言的新技術：在眼球上下左右各打微創的9個洞注入膠原蛋白。但若你的飲食沒改變，一樣的沒有攝取足夠的膠原蛋白的話，就要每隔半年繼續再補充。

⑫ 低視能：視覺敏銳度降低

明明還很年輕，但為何眼睛卻很差了？

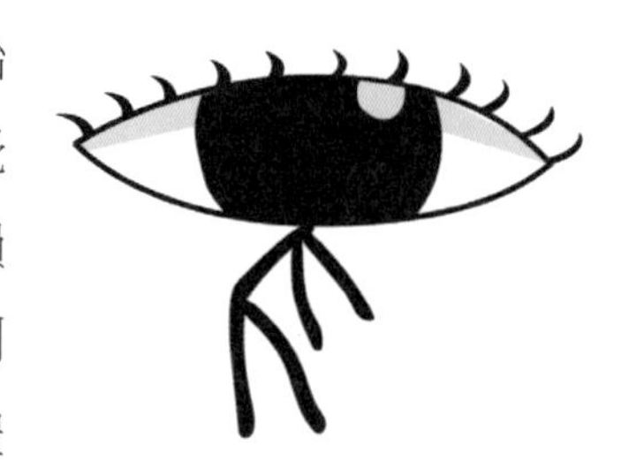

原本的視力具有清晰度與銳利度，開始經常要瞇起眼睛來看東西，這就是視覺敏銳度降低。徵兆包括：中央視力損失，視線中央出現盲點、無法看見兩側事物(周邊視力損失、隧道視力），物體看起來失焦或在一定距離內模糊不清的視力模糊、夜間視力變差及對眩光敏感。這都是近視、遠視、老花眼或散光的前兆。糖尿病、大腦受傷或其它外傷都可能造成低視能。改善視覺敏銳度對開車族而言尤其重要，為了行車安全，視力必須通過考汽機車駕照的最低視力標準門檻，有些職業所要求的駕駛視力標準更高。發現低視能，就是警訊，就是眼睛發出的求救訊號，視力問題是大問題，發現問題後，應立即前往專業醫療機構就醫。

⑬ 乾眼症

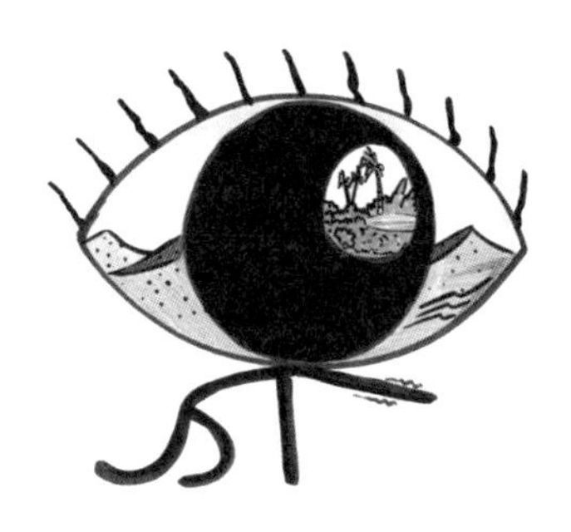

眼睛已乾得像沙漠，它渴望水源……

為什麼會乾眼？為何「流不出眼淚」？古代人不會出現的乾眼症，它的出現並不偶然，原因很多，現代人用眼過度，眨眼次數過少，長期在乾燥的冷氣房裡，導致缺乏淚液。「眼淚」是眼睛最佳的清潔液及消毒藥水、水分補充劑、營養補充劑、氧氣補充劑，是有乾眼症，世界上才出現了一個叫「眼藥水」的東西。正常的眼睛在眼球最表面有一層很薄的結構，叫淚膜，覆蓋在角膜和結膜的前面。淚膜包含「黏蛋白層」、「水層」、「油層」等薄膜所分泌的，功能為潤滑眼球、供給氧氣。當我們眨眼時，眼皮內的淚液層便會將淚液均勻分布在眼球表面，形成潤滑保護膜。如果淚液層無法正常運作，眼睛淚液分泌量不足或是分布不均勻，或是淚液過度蒸發以致淚液無法適當的保持眼球表面濕潤，就會出現乾眼症狀，通常是雙眼都會出現症狀。這3層中任何一層出現問題，就會眼睛乾澀刺痛、容易疲勞、眼睛癢、異物感、灼熱感、覺得眼皮很重、眼睛睜不開、容易有眼淚眼屎、還可能會暫時出現視力模糊或畏光症狀，若有配戴隱形眼鏡則很可能更感到不適，它可算是「乾性角結膜炎」的一種。另外，眼睛太乾且基本淚液不足，有時反而刺激反射性淚液分泌，造成常常流眼淚的反常現象。乾眼症發病率約為21%~30%，估計目前全球至少3億人患病。乾眼症高發人群原本為中老年，現已有年輕化、幼齡群體化的趨勢，甚讓人憂心。

乾眼症的起因超多的：

1. 忙得忘了眨眼：這是最普遍的原因，用眼過度、沒有眨眼。淚液分泌功能變差，或眨眼不完全會使淚水分泌不足，其中又以上、下眼皮未完全閉合最為常見，導致眨眼能力變差。
2. 環境不良：生活型態的改變，許多人長時間待在冷氣房使用3C產品，空調會引發乾眼症，讓人覺得舒服的濕度大約是50~60%，而在沒有加濕器的空調室內，濕度則常降到20~40%左右，尤其在中央空調的乾燥甚至風大環境中，導致眼球表面的水分加速蒸發、眼球濕潤度不足。所以置身在空調室內，務必使用加濕器，或是放置濕毛巾，以便補充水分。
3. 緊張造成壓力：大量使用電腦作業，工作忙碌，緊盯著螢幕看眼睛不得休息，身心承受著莫大壓力，於是長久在無意識中對眼睛施力，使眼睛處在緊張狀態下，這樣非常容易讓身體各種機能失常。
4. 睡眠不足：以前的孩子每到晚上8、9點就上床睡覺,現在的孩子為了補習、寫作業、看電視或打電玩，熬夜是家常便飯。而大人更多就是夜貓子，到了深夜2、3 點才就寢的人比比皆是。而生長激素是在晚上2點鐘至凌晨3點分泌。對孩童而言,生長激素是促進發育的荷爾蒙；對成人而言,它是消除疲勞的荷爾蒙。「生長激素」愈多,疲倦感就會愈少。如果缺乏充足的睡眠，生長激素無法正常分泌，疲倦感會日積月累，乾眼症也容易發生。
5. 抗利尿激素降低：中年以後，人體內的保水能力會逐漸變差，跑廁所的頻率也會隨之增加。這是因為具有濃縮尿液功能的抗利尿激素(antidiuretic hormone,又稱為血管升壓素)的分泌日漸減少。

6. 老年人食量飲水量減少：淚腺分泌的淚液會隨年紀增加而減少，再加上食量減少,從食物中獲取的水分相對降低。常有乏人照顧的老人忘記喝水而出現脫水或者類似脫水的現象,
7. 藥害；
8. 疾病（如關節炎）；
9. 長時間配戴隱形眼鏡；
10. 眼皮組織因外傷受損；
11. 眼睛發炎……以上都會導致淚液分泌不足而帶來乾眼症。

本來，乾眼症好發於老年人，但現在全民都是候選人。在使用乾眼症的藥物之前，要先對自己使用電腦、化妝、空調的方式做通盤檢討。

乾眼症患者幾乎不會眨眼，即使訓練也很困難。1分鐘你眨眼幾次?你可以自己用手機錄影下來查知你每分鐘會眨幾次，許多人已不會眨眼且不自知。一般成人的眨眼次數1分鐘約12次，如果一天16小時醒著來計算，人在一天大約眨眼11520次。現在3C族增每天緊盯電腦、智慧型手機，眨眼的時間就被拉長，眨眼次數銳減為每1分鐘7次，容易造成眨眼不完全，眼油無法從淚腺中排出，長久下來會導致瞼板線阻塞。生長激素無法正常分泌導致的「修格蘭氏症候群(Sjogren's Syndrome, 又稱為乾燥症候群)」，就

是一種自體免疫性疾病,因基礎分泌不足,也會導致淚液或唾液無法分泌。在乾眼症的致病原因中,這是最難醫治的一種,想要避免,最好儘早睡覺,避免熬夜，搶救自己的免疫力。乾眼症沒有自覺症狀,所以不易及早發現，但乾燥感是很具體的，若按壓眼頭也會出現刺痛感，就要及時對治了。

⑭ 畏光

為什麼我的眼睛看到光就怕……？

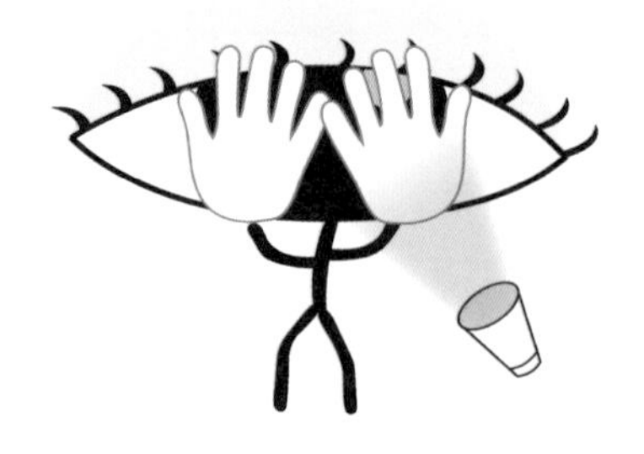

眼睛對光敏感，畏光會導致眼睛對各種光源感到敏感不適，其中包括：日光、道路和其他反射表面、水面眩光、沙灘和雪地反光、雪、人造光源（螢光燈）。導致畏光的原因很多：

1. 眼球顏色較淺－眼球顏色較淺的人由於眼球所含的色素較少，因此比起眼球顏色較深者，更容易對明亮的日光或人造強光感到敏感不適。
2. 結膜炎（紅眼症）－結膜炎是指眼白的薄層透明黏膜發炎，有時跟過敏有關。過敏性結膜炎會導致眼睛對光敏感。
3. 角膜擦傷-－角膜表層受傷會導致眼睛畏光。眼睛受到輕傷、配戴隱形眼鏡引起的問題或灰塵碎屑進入眼睛，都可能造成角膜擦傷。
4. 視網膜剝離　－若視網膜自其支撐組織上剝離，便無法發揮正常功能，因此也無法控制進入眼睛的光線量。

5. 眼睛感染或發炎、病毒感染、頭痛或偏頭痛。

6. 過度使用散瞳劑或眼藥水。

發現問題，應立即去專業醫療機構求治，治療潛在問題通常即可改善畏光。坊間可驗配合適的防眩光、抗UV鏡片、特殊鏡片和偏光太陽眼鏡，以防止陽光和室內燈光直接對眼睛造成影響。

⑮ 飛蚊症

為什麼有許多蚊子(黑點、髮絲…)在我的眼裡飛來飛去？

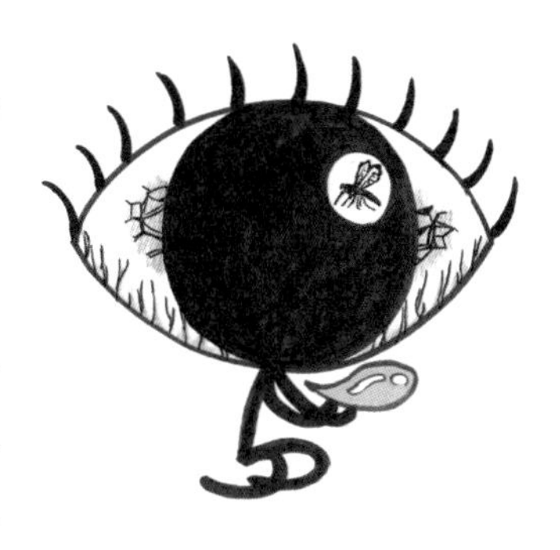

高度近視或老化過程中，會有膠原蛋白纖維與水合物分離的現象，就發生時下非常普遍的飛蚊症。玻璃體會因為近視或者老化而出現組織萎縮、弱化等現象,造成玻璃體內部纖維和水分比例失衡,於是就會出現部分纖維浮現的症狀。飛蚊症有高達80%是因為玻璃體水化所引起的，它也可能是眼底殘留影像所致。在視網膜剝離之前,數目會突然變多,或有黑點飛來飛去;如果眼前出現閃光,就是「光視症」。患者會感到眼前有像棉絮的透明物體蚊子般的黑點不斷飛來飛去、飄動，有如灰塵游絲、線屑、蚊蟲在眼前飛行，它們也可能像沙子、氣泡、髮絲、蜘蛛網、魚鉤之類的陰影，甚至也有可能是立體的，它們對視覺是很大的干擾，卻揮之不去。紅血球及血管內的代謝物質也會滲透出於玻璃體中，發生飛蚊似的症狀。另外，糖尿病或高血壓也會使血管壁滲透性增加及發生新生血管，造成網膜血管病變。原本透明的玻璃體會隨著年齡而產生混濁，導致投射於視網膜上的影像飄浮游離。一旦玻璃體老化且變質僵硬收縮的話，來自網膜的一部分玻璃體將會形成剝離，使得網膜之中產生蓄水剝離，光影飄蕩。

根據統計年齡介於20到29歲的人，約有15會發生玻璃體水化，而70歲以上者，水化情形則超過70%。它分為：第1類是生理性飛蚊症(玻璃體液化)，因年紀增長後玻璃體退化所致；第2類病理性飛蚊症(嚴重疾病造成)。一旦「蚊子」出現，往往就越來越多。不要忽視飛蚊症，雖然它對眼睛沒有立即的傷害，當黑點數量急速增加或是變得嚴重的看不清楚時，有可能是眼底出血或是視網膜剝離了，甚至會併發光視症(譯註：視線內出現閃光)，要立刻去眼科檢查、尋求專業醫療機構的診斷。切記：飛蚊症就是黃斑部病變的前兆，視網膜剝離之前，會出現各種症狀，其中以「飛蚊症」最常見，所以它是一個警訊。

⑯ 近視

怎麼才幾步遠的東西就看不清楚了？

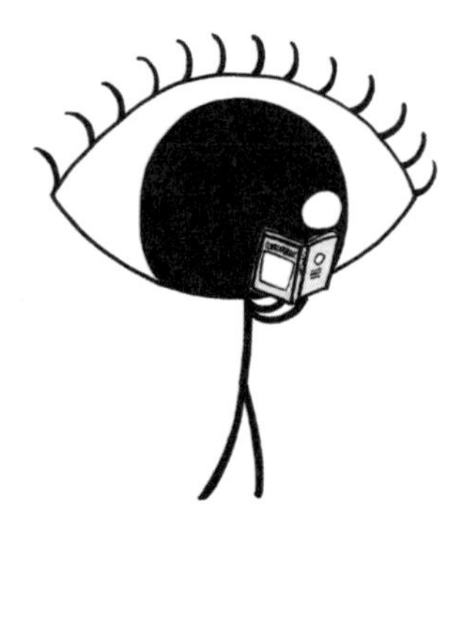

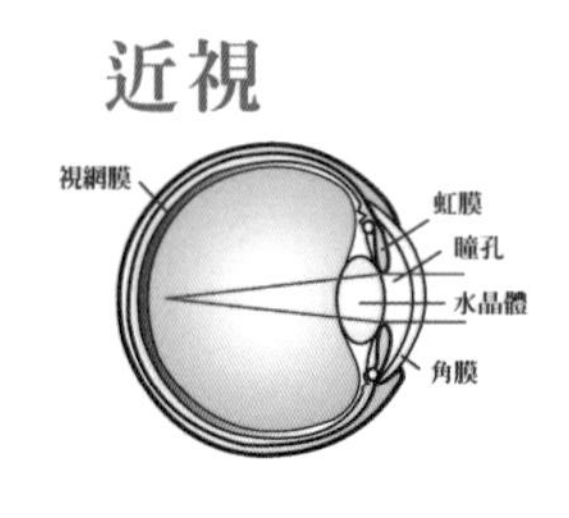

造成近視的原因

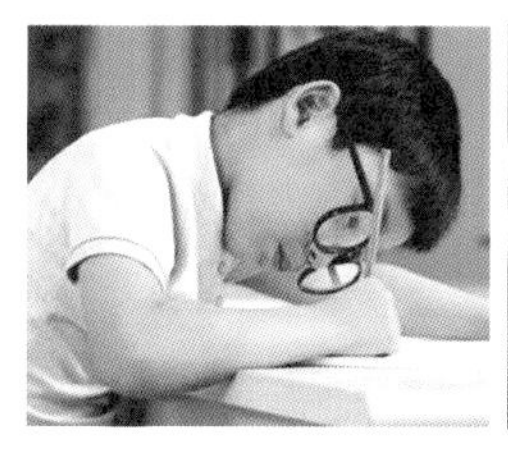

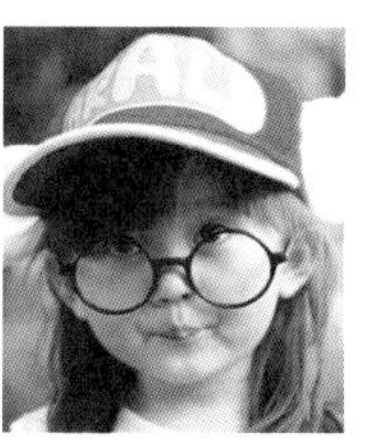

近視，就是因為近的東西看太久了，於是眼睛的眼軸被拉長，形同進化適應，讓你看近處清楚，而看遠處就不清楚。當眼軸固定在被拉長的狀態，這時視力就會變得難以回復。我們正常的眼軸是2.4公分，眼軸被拉長時，除遠近看不清楚外，視野也會變形扭曲。在文憑考試當道的國家裡，近視是大家的共同命運，學生們的悲歌。台灣的近視比率驚人，眼睛文明病中，近視是最大宗的病號。但以前就有近視，可比為一般感冒，而「電腦近視」是新的，可比為新型流感。越來越多工作時視線離不開電腦的人，比如系統工程師、程式設計師、還有運用CAD從事設計工作的人，這些人的近視稱為「電腦近視」，它與以前讀書讀出來的近視不同。現代人每天用在電腦、電視手機前的時間，從1小時到12小時以上。沒辦法，因為現代人的資訊有70%必須透過這些文明科技工具來取得。於是，生活在日光燈、電腦、行動電話等大量藍光下的現代人，就讓眼睛疲勞出近視及乾眼症。

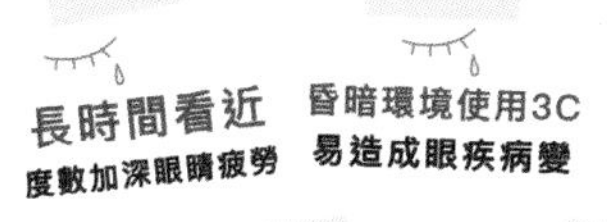

視力正常時光線會均勻曲折（折射）至視網膜的一小塊區域，而

呈現銳利的影像。長期處於看近的狀態，調節眼睛的睫狀肌因痙攣而導致眼球變形成圓錐狀，造成視網膜後移，平行光就無法聚焦在視網膜上，而是投影在前方而讓你看不清楚，同時也會眼壓高。這是後天造成的，少部份人是因先天或是外傷而造成眼睛結構的異常。眼睛無法對遠處物體對焦後，不戴眼鏡就看不清楚遠方的物體(教室白板、電影、螢幕或電視畫面上的影像或文字、車牌號碼和路標)。相關症狀有瞇眼習慣、眼睛疲勞、頭痛及看見光暈。過量閱讀、裁縫工作或使用電腦，都會導致近視。電腦畫面因為使用LED變得更明亮和更容易觀看，但代價是它的短波長藍光比自然光高許多，讓眼睛的負擔更大。除工作外，許多人連坐車時都緊盯手機螢幕，讓手機和電腦的螢幕帶來日以繼夜的最大光害。火上加油的是，除工作外，許多人連坐車時都緊盯手機螢幕，讓手機和電腦的螢幕帶來日以繼夜的最大光害。父母其中有一人患有近視或是早產兒，近視的遺傳機率都高。人人皆知、以為是正常普遍現象的近視，其實就是一種眼疾。有「近視王國」之稱的台灣地區，眼鏡行滿街都是，有人會認為戴眼鏡是時髦、有學問、有氣質、有文化的身份象徵，但現在已確認，戴眼鏡就是一種疾病。除非必要，我們不應以戴近視眼鏡為榮或為常態。

⑰ 假性近視

怎麼感覺看世界吃力？時好時壞？

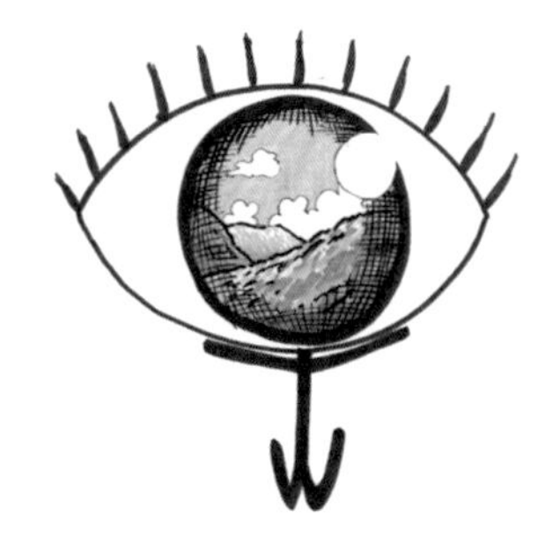

剛開始上學讀書或是3C褓姆養出來的孩子，長期處於看近的狀態，調節眼

睛的睫狀肌痙攣了，造成近視的現象，但還沒有成為真正的近視，是眼軸還沒有被拉長前的近視。假性近視出現時，通常會幫他點散瞳劑(瞳孔放大劑/肌肉鬆弛劑)，

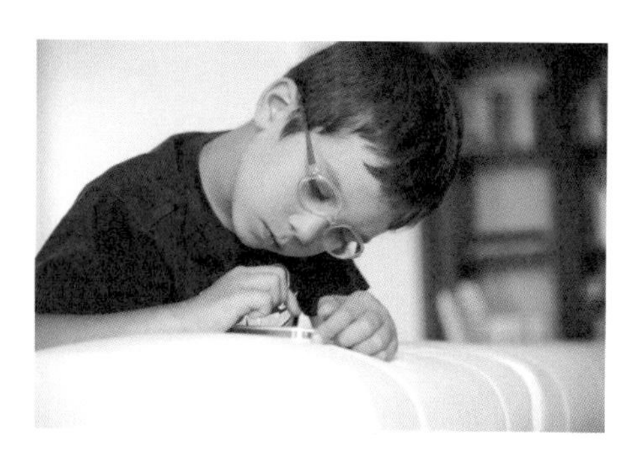

但眼球經常被點散瞳劑後，肌肉就不再會收縮，讓患者看近和看亮的東西時眼球失去調節功能，造成一輩子的畏光。本來遇到強光瞳孔就會自然收縮，近距離看東西時，眼球也會自然調節，這是一個自我保護及調節的機制。但目前已發現許多人的瞳孔已不會正常收縮。尤其是小學生，已有8成有這個現象，推論回去都是用了散瞳劑。散瞳劑會帶來依賴性，用了之後眼球還是無法正確地使用(調節)睫狀肌，且停藥後度數通常會飆升(加倍奉還)。

⑱ 高度近視

天哪，我的鏡片怎麼越來越厚越重了？

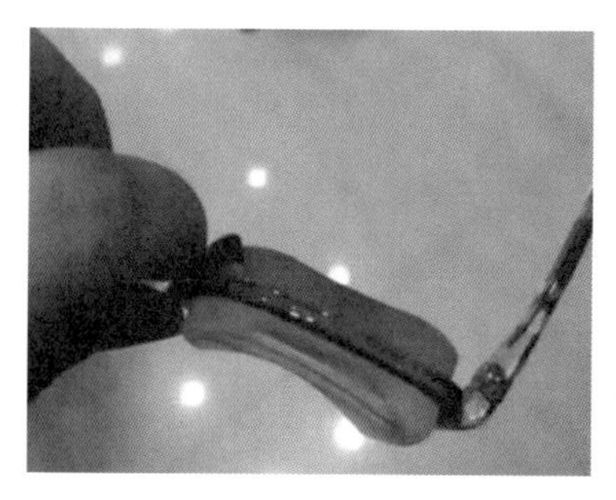

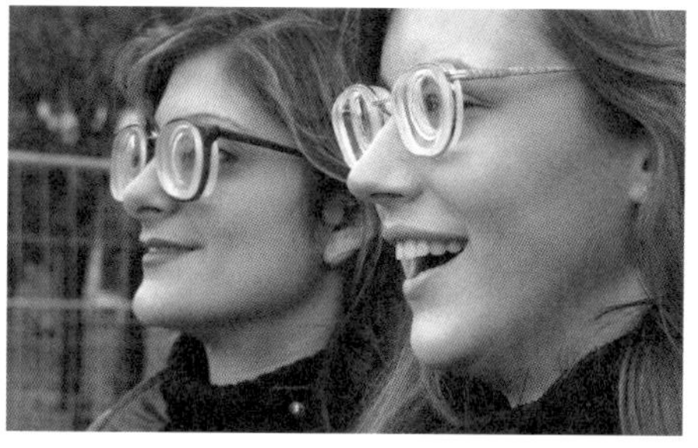

近視大於500度，就是高度近視。電腦斷層(MRI)下看到的眼睛，

正常的是圓形的，近視的已成橢圓形了。 你可以想像眼球是個圓形的氣球，當眼軸變形，眼球變大，就變成高度近視。本來圓形的氣球壁是比較厚的，但它變形、被吹大拉長成橄欖球之後，這壁就變薄了，於是視神經變得比較脆弱，於是影響到腦神經的萎縮。因此，高度近視是很可怕的，是所有眼疾的起因，不是加配度數就沒事的。高度近視會發展出早年性白內障、青光眼、 視網膜剝離及黃斑病變，甚至有10%會導致失明。近視度數超過500的人，視網膜剝離的風險是沒有近視的人 的40倍 ，到目前為止，在 中國重慶有一個創紀錄的人，近視度數高達4800。

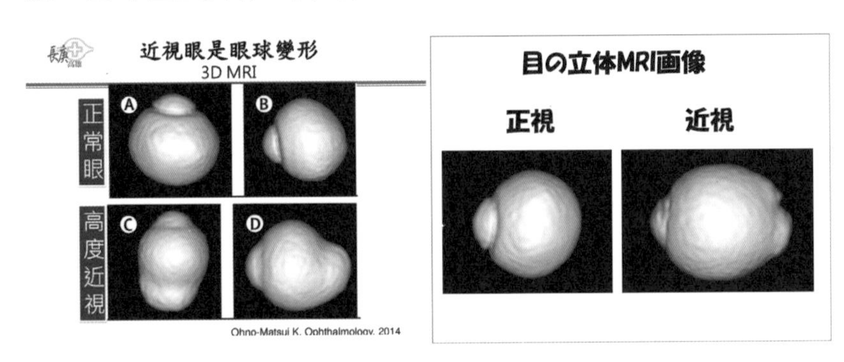

19 斜視眼/鬥雞眼

為什麼我的2個眼球看不同的方向？

斜視

斜視是非常複雜的眼睛問題。簡單說，它是瞳孔位移，已偏離正常位置，兩眼不能同時直視目標，有單隻也有雙隻

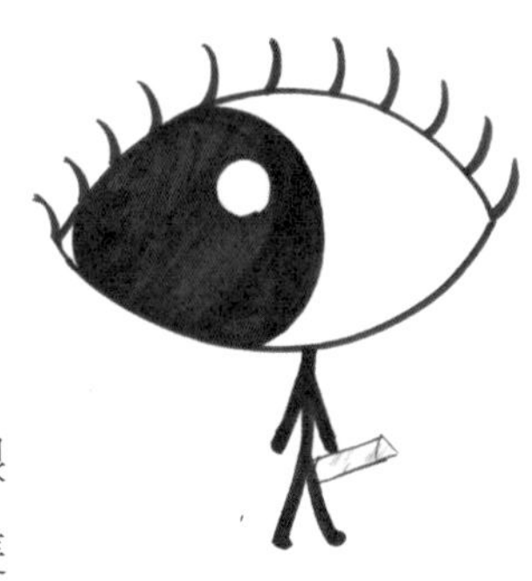

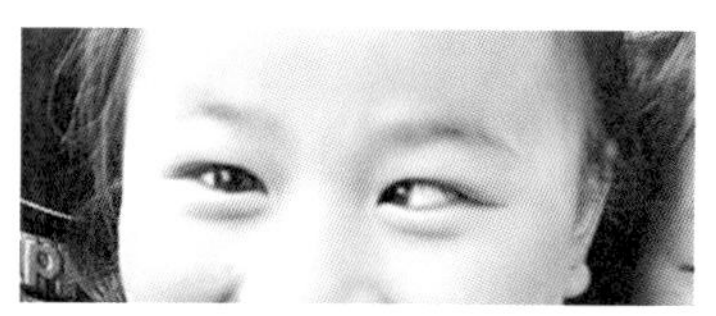
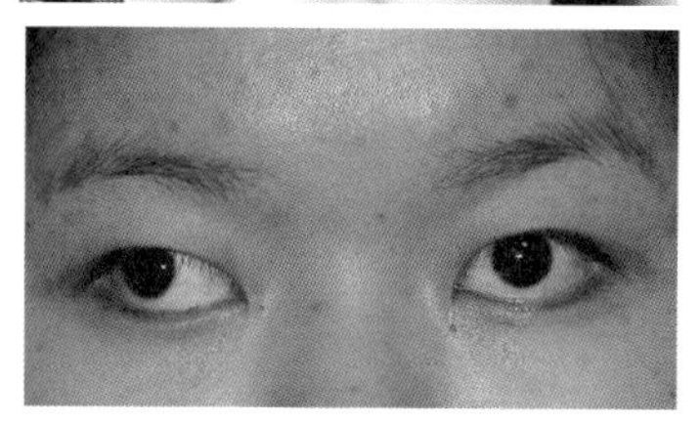

的。控制眼睛周圍的六條肌肉，強度不一致，導致無法順利正常地控制與轉動眼部。肌肉無法正常運作，導致眼球不協調，左右兩眼各自對焦在不同方向，便是斜視眼。弱視和斜視兩者都屬於交叉視，它們的共同之處是它們都是「懶惰眼」。斜視的眼睛看起來有兩個眼珠要交叉的趨勢，弱視的那隻眼睛從外表看不出交叉視，而斜視的眼睛外人看起來有交叉。「懶惰眼」這說法不完全對，基本上是大腦完全沒有用到那隻眼睛，是大腦關閉了那隻眼睛的訊息。

每20名兒童中，就有1個會患有斜視。嬰兒在3個月大之前偶爾會出現斜視眼，這是因為嬰兒的視力尚未發育完全。斜視的症狀通常會在5歲前出現，但也可能晚一點，有些人甚至到了成年才出現。弱視分好幾種，有斜視性、非正視性、 眼度數相差太大的不等視性弱視……其中有肉眼看得到的就是斜視 。依偏斜方向分為內斜、外斜和上下斜。外斜視常跟遺傳有關，內斜視則多半是由遠視眼引起的。兒童期的孩子常見的、嚴重影響學習的有近視、弱視與斜視問題。幼兒剛出生時，眼睛看起來和成人沒有不同，但是視力約只有0.05或以下。孩子的視力在2歲前會快速發育，3歲時已接近成人水平。但發育不良的孩子會有斜弱視現象：2個眼球的視線無法同時落在想要看的目標物上，一眼看著某東西時，另一眼卻看到別的地方。去檢查時，會發現器官上並無明顯變化，但使用眼鏡無法矯正。斜視性弱視，是指眼球肌肉不能協調運作，造成看東西時會產生復視及視覺混淆，故大腦會去抑制斜視眼的視覺發育以減輕干擾。斜視眼的視覺發育被壓抑，即導致弱視。症狀為兩眼視線不平行，嚴重的斜視會造成明顯的鬥雞眼。弱視遮眼治療和斜視的矯正是獨立的兩件事情，弱視無論在斜視手術前或手術後，都必須依靠遮眼療法，並非有手術就會自然治癒。部分的斜弱視均應先戴上適當度數的眼鏡矯治。較嚴重的單眼弱視，則要靠遮蓋療法（遮蓋正常眼睛），視力才會進步。不少斜視仍需借手術矯正，但必需先瞭解開刀之作用。早期診斷、早期治療、定期檢查是克服斜弱視的不二法門。一般矯正斜弱視的時間在短期內不易見成效，如依醫師指示約3個月會有明顯的進步，但必須持續治療才可以恢復正常視力。如果你有交叉視，你有兩個問題。其中之一，你的大腦只喜歡用其中一隻眼睛。這會導致你的一隻眼睛做所有的工作，而另一隻眼睛鬆懈，這就是為什麼有人說交叉視的人是有「懶惰眼」。斜視或弱視的另一個問題是，醫生認為你無論如何都無法改善狀況。目前醫生認為，8歲後，交叉視的人無法再學會如何讓兩隻眼睛一起工作。老觀念與新的理解，對此尚無定論。問題不在於年齡，而在於一個人是否實踐適合他年齡的正確練習。

若對兒童的斜視置之不理，長期下來大腦會逐漸忽略視力較弱的一眼所接收到的影像訊號，最後導致弱視。孩子在5歲後出現斜視眼，應立即就醫治療。患者眼睛會一眼直視前方，另一眼的視線則朝內、外、上或下。如此一來大腦會同時接收兩個視覺影像，因此斜視患者可能會覺得視力模糊或出現複視。斜視可以是永久性或間歇性，通常可透過定期眼睛檢查發現。當眼睛試著對遠方或近處物體對焦時，眼球可能會各自朝內旋轉，形成所謂的鬥雞眼(內斜視)。眼睛疲勞時，眼球往外翻的情況可能會更加明顯(外斜視)。斜視者與人說話時眼光不會落在對方身上，眼球看的方向都是飄的，經常跑開又會拉回來，因此對方會感到困惑，不知是在和誰講話。斜視會導致視力模糊、複視及弱視，不可輕忽，不可聽信「長大就會好」的說法。視力問題是大問題，發現問題後，應立即前往專業醫療機構就醫。

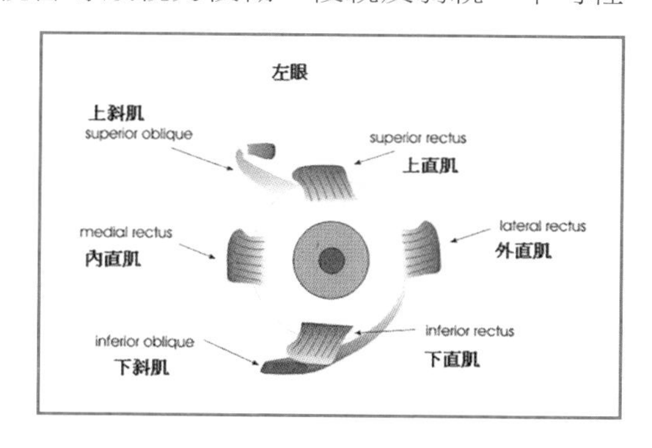

⑳ 弱視

為什麼我看東西看得好累？左眼右眼在打架？無法對焦

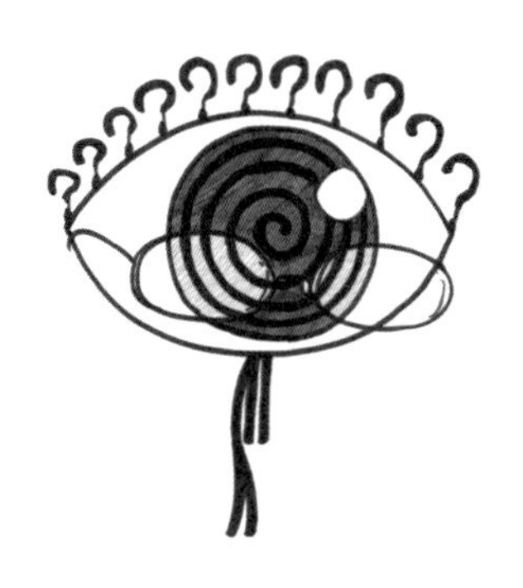

弱視（懶惰眼）好發於兒童，通常在4歲發生。當進入某一眼的光線量減少時，會造成左右兩眼的視力不均，導致一眼視力比較弱。隨著時間增加，大腦便「學會」忽略視力較弱的一眼所接收到的影像，僅使用視力較好的一眼看物。弱視是指如果戴上眼鏡，焦距完全調整之後，還達不到正常視力，而眼球組織本身並無病變，即稱為弱視。若兒童的視力在發育過程中，沒有得到適當的發育，以致於在視覺神經系統生長成熟後，視力發育卻仍未成熟，過了關鍵期，視力不再發育，就成了「弱視」。

弱視的原因包括：

1. 斜視：兩眼的視線不一致，如內斜（鬥雞眼）或上下斜。
2. 屈光異常：眼睛有嚴重的屈光異常，如高度近視、高度遠視、高度散光等。
3. 視線被阻斷：如先天性白內障、眼皮下垂、角膜混濁等。

弱視非常複雜，單眼弱視、雙眼弱視、遠視型、散光型、近視型、混合綜合型(遠視型與散光混合型)、不等視性弱視(兩眼度數相差很大，是視網膜上的影像模糊，導致單眼視力發育不良)。外觀上幾無異常或沒有症狀，透過視力或眼屈光檢查才會被發現。非正視性弱視，通常是兩眼都有高度近視、高度遠視或高度散光，造成視網膜的影像模糊，影響視力發育。高度遠視超過500度，部分病童有鬥雞眼，但也可能外觀正常。若超過600度，經常瞇眼看東西，或看東西需要距離很近。超過200度高度散光：瞇眼看東西，或看東西時頭會傾斜或側偏。

弱視，是早產兒的宿命，早產兒的中獎率很高，這是很無奈的事實。因為早產兒本來就還發育不全，且通常是已保不了胎時醫生通知要早產，當下醫生會讓家屬簽同意書，要確認早產過程中要保母體還是要保小孩。應該是99%都是要保母親的，那麼醫生在接生時就會以搶救母體為優先。而發育還不完全的嬰兒在過程中只要被小小碰撞到頭部的任何部位，都可以預期造成很大的後遺症，所以早產兒常有小腦萎縮、腦性麻痺的現象。正常小朋友他的遠視都在150度左右，而遠視孩子可能高過300甚至400度。早產兒若弱視，即使用眼鏡也是沒辦法矯正的，因為兩隻眼睛還沒有辦法發育到同時對焦的功能。即使是剖腹產，問題也是一樣，因為眼睛這個器官還沒有發育完成。有些案例是，眼睛器官是健全的，但大腦功能不全，也一樣是看不見。有人問為什麼弱視常很晚才發現，這不是父母不注意，而是小孩生下來看到的世界就這樣，他會以為看到的就是正常的世界。斜視的孩子年紀小，兩眼沒有辦法同時對焦，有的是看到2個影像，歪的窗框，以為本來就是如此，小孩子說不清楚，根本不知道他看到的東西是有問題的。直到上學，他畫出來的線條扭曲的，寫的字歪，大人才覺察到問題。童齡的遠視分兩種：學齡前的和退化型。學齡前的遠視是老天爺給的「存款」，讓你天生能看很遠的地方，在古代應該就是「神射手」這類人物，因為這個天賦讓能在日後慢慢消耗。家長要十分細心才會及時發現孩子有弱視，因為除了斜視外，弱視由外表看不出，孩子弱視的一眼看東西會比較不清楚，但他說不清這個問題的存在。如何發現？看到小孩習慣性歪著頭、斜著頸、瞇著眼看東西、在看遠方物體時頭會固定在某一角度，只用其中一隻眼看，或是不斷遮住其中一眼，容易跌倒或受傷、 需要很靠近物體去查看，寫字畫圖時整個臉貼在紙張上。尤

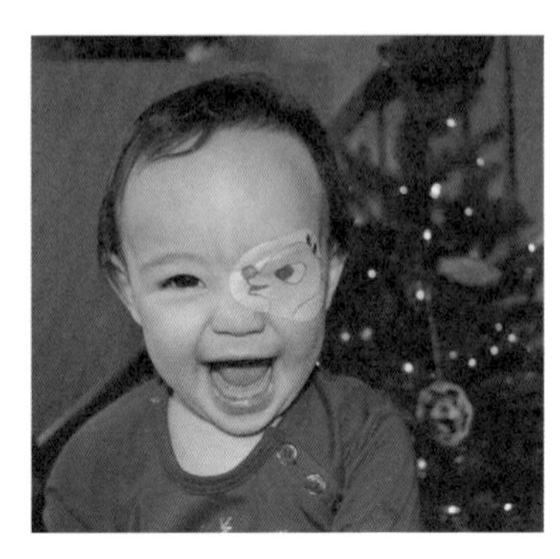

其是兩眼之間的視差大的孩子，在玩耍或看東西時就會歪著頭，使用視力較好的那一眼來看。視力問題是大問題，發現問題後，應立即前往專業醫療機構就醫。

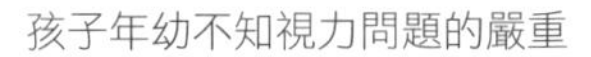

孩子年幼不知視力問題的嚴重

21 散光

為什麼我看到的好像是電影裡的特效？

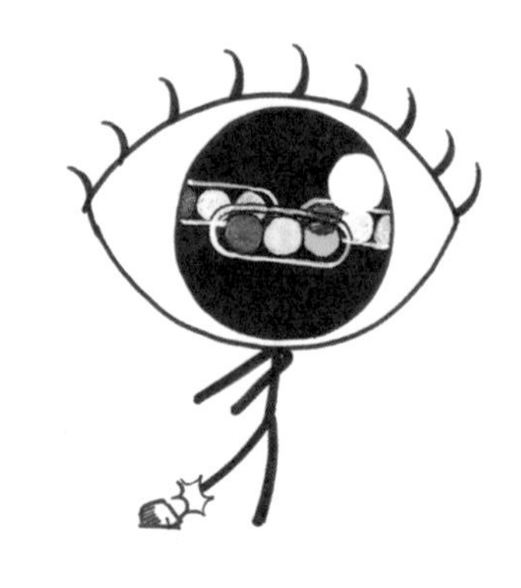

散光，緣自長期進光角度不正確，在日本的說法是「亂視」。瞳孔本來是接受正面光源的，目前約有30%的人，瞳孔都已往下移。散光症狀包括視力模糊或影像扭曲、閱讀困難、眼睛疲勞、頭痛、瞇眼、夜間開車顯得吃力，得用力凝視才能看得清楚。它會造成看近或看遠時都會影像扭曲、影像周邊模糊不清、無法識別特定形狀或細節，以及無法看清水平與垂直線條

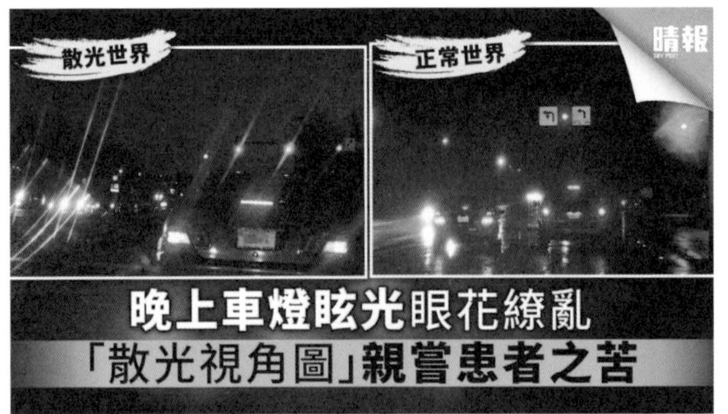

之間的影像。很多家長抱怨小朋友看電視而得到近視，其實看電視的習慣造成散光的問題才嚴重。許多小孩跟著大人看電視，沙發中間坐著的通常都是阿公阿嬤爸爸媽媽，小朋友常坐在側邊，所以就得一直歪著脖子。但脖子會酸，於是就會側著看，結果就讓進光角度不正確，久而久之就側邊散光。為了想看清楚就會跟到電視面前看，然後大人就責備並阻止，但小孩會在大人不在時就乾脆坐到電視前面看，是防不勝防的。

散光是有度數與角度的，目標物越小或是目標物越遠，視力問題就越明顯。閃光者看近距離沒問題，只要距離遠了就出現拖曳尾光的影像，越遠拖曳尾光就大。嚴重的閃光看紅綠燈會看成一大片雲彩，生活交通都產生危險。就像我們的相機或手機的快門跟不上時，會拍出有拖曳尾光的畫面，想想每天看到的東西都有這樣的拖曳尾光的世界是多麼地不舒服。閱讀書籍或看手機時，不可斜躺著,因為這樣只用到一邊的眼睛，就會讓散光更加嚴重。躺著平視看電視也有害視力，因為，躺著時血壓已經較弱，再加上光源長期由下方進入瞳孔，也會造成散光。視力問題是大問題，發現問題後，應立即前往專業醫療機構就醫。

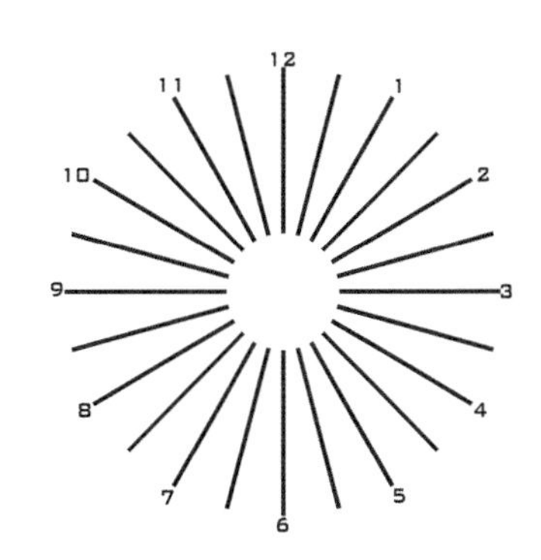

《單眼測試散光》這是一張每條線條都粗細一樣的圖表。先用左眼或右眼看，再來比較，若發現線條粗細不

同，就代表你已有散光。若戴著眼鏡來看，仍有粗細不同就代表你的鏡片散光度數配得不足。

有散光的眼睛，就會看到粗細不同的線條。

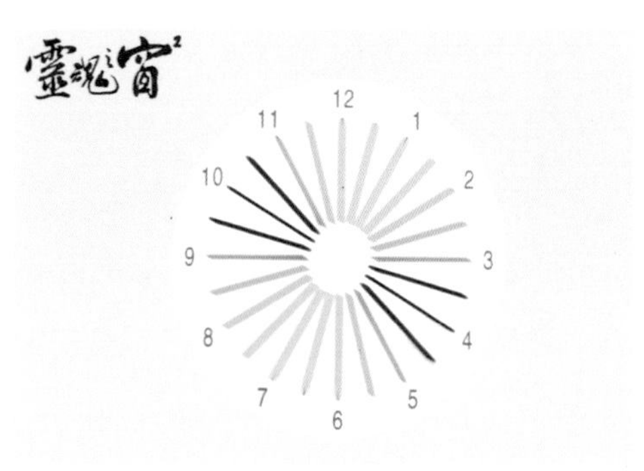

22 遠視/遠視眼

為何看遠很清楚，看近很痛苦？

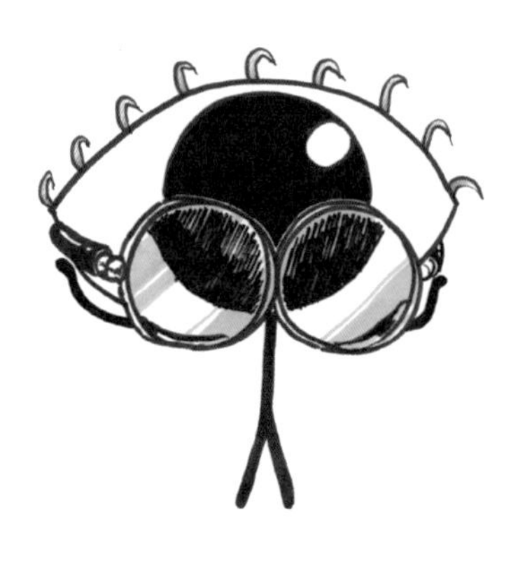

這也是「屈光不正」的一種，當你發現必須把書或手機拿遠遠的才看得清楚時，你可能已遠視了。遠視是指眼睛無法聚焦光線，若為視力正常的眼睛，光線會均勻曲折（折射）至視網膜的一小塊區域，會呈現銳利的影像。遠視則是光線聚焦在視網膜後方。成因有3種：眼軸「太短」、角膜彎度不夠、水晶體厚度不夠，都會導致看遠的物體比較清楚，但看近物卻非常吃力、且物體會呈現模糊影像，導致閱讀、書寫及觀看數位螢幕困難。眼睛有緊繃感、眉心易痠痛及脹痛及眼睛有壓力的感覺，常常得瞇起眼睛，因而眼睛會感到疲勞不適甚至頭痛。使用手機的時候，沒辦法清楚看到有一些相較小的文字、掃貨時，不行清楚看見品項價格、成份、到期日，都造成生活不便 。視力問題是大問題，發現問題後，應立即前往專業醫療機構就醫。

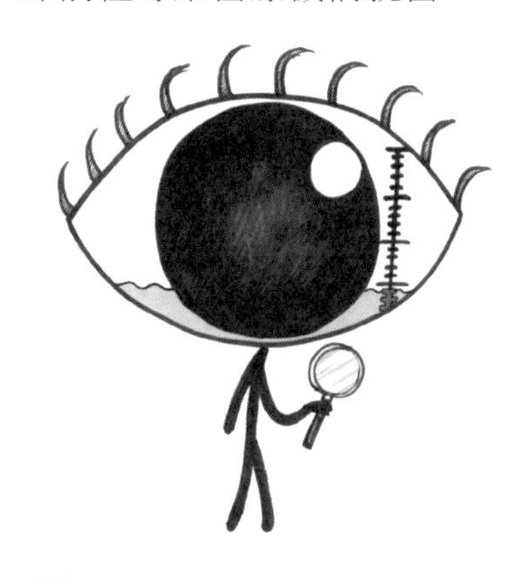

小時候我是神射手，為什麼老了反而模糊了？
視力本錢沒了？

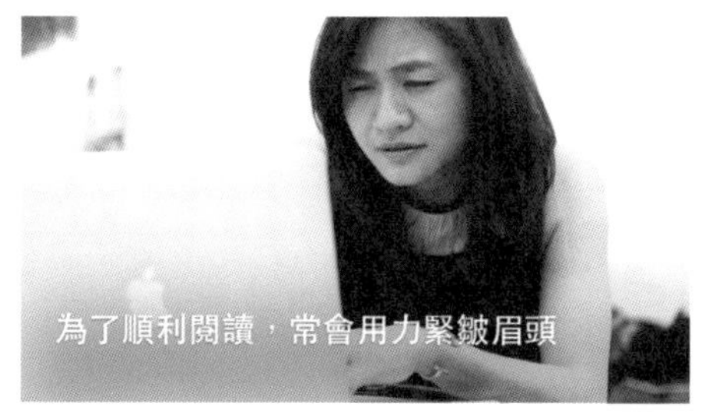
為了順利閱讀，常會用力緊皺眉頭

㉓ 老花

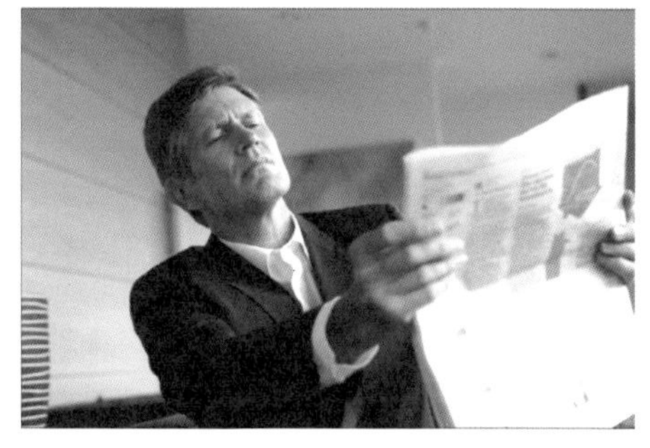

這是真的嗎？每2人就有一個會有老花眼？過去人們至少要年過40歲才會有老花眼，然而如今大家對30多歲就戴上老花眼鏡，年紀輕輕就提早退化到過去70、80歲老人家的視力的狀況已見怪不怪。即便年輕時沒有近視，只要年紀到了40歲左右，就會有這樣的現象，且會在60歲左右逐漸穩定。基本上跟著年增添老花眼度數也將會逐漸變深，假使沒有近視、遠視或是散光的狀況，通常在年紀30－40歲就有100度左右的老花眼，接下來度數將隨年紀逐漸添增。通常50－60歲大致為200度左右；60－70歲略為300度上下。70－

80歲之後度數就較不會再一次變換。就字面上的意義，老花就是「眼睛老化」。老花眼不是視力減退，而是眼睛水晶體隨著時間逐漸硬化，水晶體、毛樣體肌失去彈性,以致看不清近物。當水晶體開始硬化失去彈性，便會無法對近物聚焦，會帶來頭痛和眼睛疲勞。老花眼幾項特徵:第1特徵是「對焦調節力」變差,第2是「眼球集中力」惡化,第3是「動體視力」變差，第4是視野也會變狹窄。而源頭就是鞏膜的膠原蛋白流失……使調節遠近距離能力變差了，於是，看報紙或穿針線時覺得吃力、光線昏暗時比較看不清楚、常常要把物品拿遠才能看清楚，手機也要放大字體、閱讀時常覺得頭痛、想睡覺或視線難以聚焦、視力常會不穩定(時而清晰時而模糊)、眼睛容易疲勞、痠澀、兩眉之間會痠痛及壓迫感。老花不是度數的問題，是眼睛睫狀肌的調節力變差、看遠近的調節能力都下降。最簡單地說：是水晶體與視網膜都呈光老化且變質僵硬收縮，導致透鏡失去彈性而無法對準焦點，於是影像看起來既歪曲又重疊，出現亂視及斜視現象。 看近距離會模糊、不清楚、不舒服、壓迫感，老花度數會越來來越高。水晶體變硬、失去彈性、變混濁、纖維化，會加速白內障的形成 。老花眼嚴重的人的特徵：「目不轉睛」，因為眼睛失去了運動的能力。「目不轉睛」本來是一個專注的讚美詞，但由視力健康的角度來看。「目不轉睛」不是好事。但對老人而言，它是自然的老化過程，任何人都無法避免。雖然遠視和老花眼都是因屈光不正所致，而且會出現類似症狀，但兩者仍有明顯區別。只要有近視,年輕人也會得「老花眼」，一直有個誤傳：「近視的人不得會老眼花」，事實上，深度近視者一樣會得老花。近視的人一開始是光線成像位置落在視網膜前方，就算成像位置逐漸往後移，前後距離剛好相抵，本來應該不會出現老花眼症狀。但近視者的眼睛功能本就不好，其老花眼的惡化速度會比視力正常者快，只是症狀顯現的速度較慢而已。不管是近視者或遠視者,老花眼都會找上你。視力正常的人,進入眼球的光線成像位置正好落在視網膜上，近視是光線成像位置在視網膜前方，而老花眼是光線成像位置會落在視網膜後方，而且會一直往後移，會症狀會一直加重。另一個誤傳：「近視等老花出現後就相抵消」，須知年紀輕輕就罹患深度近視，造成視網膜剝離的機率提高，也可能罹患白內障或青光眼，甚至是黃斑部病變，最後是看不見手邊的東西，也看不到遠方的事物。近視者應從年輕時就設法減輕近視度數，別忽視「表面毫無症狀，其實日益惡化」的老花眼。近視又老花的人，生活就有許多障礙。如果放任不管,隨著老花眼的惡化，你必須準備看近物的眼鏡、看中距離事物的眼鏡、看遠方的眼鏡，搞不好還得另外準備開車用、運動用的第4副、第5副眼鏡。配這麼多副眼鏡不僅傷荷包，就算只準備看近、看遠兩副眼鏡，光是視情況換戴，就是一件很煩人的事，更遑論擁有4、5副眼鏡了。開車或運動時如果不配戴專用眼鏡，根本無法行動。由於覺得不斷換戴眼鏡很麻煩，最後會變得不喜歡從事戶外活動，導致生活愈來愈狹窄。視力問題是大問題，發現問題後，應立即前往專業醫療機構就醫。

24 老花鏡片後遺症

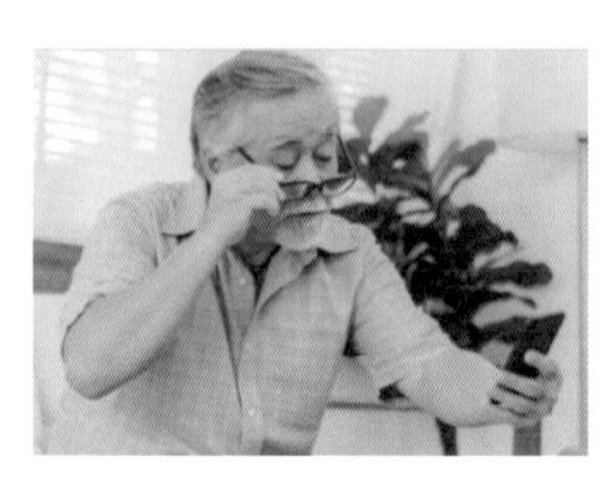

你的「大腦」老了嗎？你會忘性極強，動不動就忘東忘西嗎？走路時經常撞倒或踢到東西嗎？走樓梯一定得抓著扶手嗎？搭公車、捷運、火車時，經常看不到過站時的車站名稱嗎？讀書看報時「過目即忘」，不容易把東西記起來嗎？有這些症狀的人，你的「大腦視力」已減退得很嚴重了。要注意，「老花眼」和「大腦的老化」兩者關係密不可分。人是憑藉視覺、聽覺、味覺、嗅覺、觸覺等五種感覺向外蒐集訊息，進而認識周遭環境的。透過這五種感覺所蒐集來的訊息，全部都會被轉換成電流傳送給大腦，然後我們才會覺察到危險，才會思考，才會採取行動。若「看字」是一件麻煩的事，即會對報紙、 書本、網路新聞敬而遠之，有人連到餐廳看菜單、寫字都覺得累。結果，大腦更無法累積新的記憶。許多人因為老花眼而感覺看字困難，有了「反正看也看不 見......」的意念，於是閱讀時會走馬看花，隨意瀏覽， 逐漸放棄正確接收訊息的意願。接收的畫面訊息如馬耳東風一般，左邊進去右邊出來，演變成一種「視而不見」的狀態。要知道，這種習慣，就是記憶力減退的主因，接著行動力也會隨之消減，做什麼事情都提不起勁，最後，老花眼會帶動大腦、心理、身體的全面萎縮。凡意志力、注意力、記憶力、想像力、創造力、理解力、 判斷力、運動能力，所有的力氣都會因為「視力」的喪失而大幅減退。

老花不等於遠視。遠視是由於眼球較短或者眼角膜過平，近物的焦點落在視網膜後面，眼睛要更加用力調節焦點，因而出現視力模糊；而老花則是由於年紀增加，眼睛調節能力下降，所以看近物時會模糊。 任何年齡都有機會患上遠視，老花則大約40歲開始出現。目前大家都接受「老了就會老花」的現實，會戴老花眼鏡。但別以為戴了老花眼鏡後就沒事，它會帶來這4種明顯的後遺症：

1. 對焦能力變差，東西想看也看不清楚。
2. 不會鬥雞眼了，兩隻眼睛越來越不聽使喚。
3. 眼球越來越難以控制，動態視力退化。
4. 眼睛看得見的視野越來越小。

因為老花眼鏡和近視眼鏡一樣，經常依賴會讓度數逐漸加深，越來越看不清楚。如果是為了貪圖方便而配戴遠近兩用雙焦點鏡片，或是漸進式多焦點鏡片，則不要說是近的看不清，到後來就連遠的也會越來越模糊。所以戴老花眼鏡人會發現: 看近本來就不清楚了，現在就連看遠也漸漸不明了。這就是配戴這類眼鏡的弊害。這個邏輯是：如果只是想要依賴眼鏡，那麼眼睛和大腦就不會自己努力去看東西，老花眼自然會不斷地惡化。有一種單一焦點視物法，就是用一眼看近，另一眼看遠，雖然不失為變通方法，這樣會失去雙眼和雙腦平衡視物的作用。當然我們無法立刻丟掉眼鏡，只是建議要馬上開始做改善視力的復建動作。若患上近視及遠視的時候，就要戴兩個眼鏡了。一個眼鏡看遠方，一個看近物，目前已有雙焦點抑或是多焦點的眼鏡，比過去要便捷。雙焦點眼鏡因為有上、下兩個焦點，讓人看遠處或看附近都可以清楚看到物件。不過雙焦點眼鏡沒有中距離的調整功用，因而在可視角轉換時影像有模糊的危險。同時有近視、老花、閃花的人，就要配鏡技術來解決須求。

25 隱形眼鏡後遺症

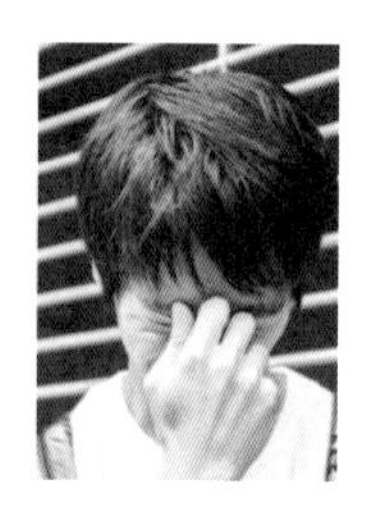

現代生活出現的新時代眼疾：隱形眼鏡後遺症。有人不想要讓別人察覺自己有近視或老花眼，就會配戴多焦點隱形眼鏡，目前已有上跟中與下三焦點的隱形眼鏡。但這世界上，越方便的東西往往越危險，譬如說電腦很方便，卻讓大家都變成光害眼疾者。汽車很方便，可是一旦發生事故很容易要人命。隱形眼鏡也是如此，它會傷害角膜內皮細胞，造成該處的內皮細胞減少。有乾眼症傾向者,建議不要戴隱形眼鏡。因為原本淚液分泌量就比較少,戴上隱形眼鏡,會對眼睛造成更大的負擔。近年來，年紀輕輕就戴隱形眼鏡的人越來越多，讓它成為許多人生活中不可或缺的配備。其中有9成都是配戴軟式隱形眼鏡，而且是以每日拋棄式居多。但透氧度再好的隱形眼鏡，也只是讓眼睛比較舒服而已，並沒有保護效果。隱形眼鏡會干擾眼睛內氧氣的接收、養分的運輸跟廢物的代謝，容易造成乾眼症。它讓眼球的敏感度下降，眼睛要接觸到外面的空氣、水份，甚至是灰塵的刺激，才會有足夠的敏感度。在這種自然的狀況下，淚水也會正常分泌。隱形眼鏡是外來物，會傷害到角膜上皮細胞，導致角膜的疾病。通常使用軟式隱形眼鏡10年後，很容易引發角膜內皮傷害，因為軟式隱形眼鏡必須藉著吸收眼睛的淚液來保持柔軟，所以它會奪取淚液中的氧，造成眼睛缺氧。形成角膜的內皮細胞因為眼睛缺氧而逐漸減少，當數量減少到一定程度，眼珠長期缺氧的話，旁邊的血管會擴張，甚至長到黑眼珠旁邊去，變成紅色的新生血管，會對眼睛造成長期性的傷害。戴隱形眼鏡讓你的每一天都在裝　時去踫觸眼球，長久以來你的手上指紋都會對眼球有影響。將來等到上了年紀，需要動白內障手術時，可能會因為手術風險過高而被醫生拒絕。嚴重者，甚至會因為角膜混濁而失明。為了守護自己的眼睛，最好盡量不要配戴軟式隱形眼鏡。

隱形眼鏡可能造成多種眼睛疾病：

1. 角膜表皮細胞傷害，因為一般隱形眼鏡都會覆蓋在眼球表面，並不是只有黑眼珠的部分，等於阻擋了眼睛正常的代謝功能，戴太久當然會引發角膜缺氧。還有，多餘的水分無法代謝就會形成水腫，造成乾眼、紅眼、視力模糊等問題，嚴重景的可能會導致表皮細胞的壞死，直接損害視力。
2. 過敏性結膜炎：因為隱形眼鏡容易有髒污、感染的問題，長效型的隱形眼鏡如果沒有使用專業的清潔液，而是用清水、生理食鹽水來清潔，並沒有殺菌的效果，反而等於給細菌養分，就容易引發過敏，造成結膜發炎。日拋型的也會因為戴的時間長、材質關係，會吸附外來的髒污。正常的眼睛是含水的，能自己代謝，但隱形眼鏡會阻礙代謝功能，造成發炎，也可能導致角膜受損。
3. 巨乳突性結膜炎：長效型的軟式隱形眼鏡，因為材質貼合眼球，等於持續的反覆刺激，如果沒有確實清潔，或是配戴時間過長，鏡片上會有許多眼睛分泌物的蛋白沈積，會讓眼睛受到刺激，又癢、又痛，而且分泌物更多、開始畏光、視力也下降，必須儘早處理。

4. 感染性角膜潰瘍：角膜缺氧除了會傷害角膜細胞之外，也會導致角膜感染性潰瘍，因為角膜內皮細胞也是負責保護角膜的，受傷就等於失去屏障，自然容易有感染。如果再加上清潔不當，就可能有綠膿桿菌、念珠菌、阿米巴原蟲、皰疹病毒的感染，就算身體自然免疫擊敗病菌，但角膜受損後會有疤痕，視力多少會受影響。
5. 角膜弧度受損：硬式隱形眼鏡比較穩定，因為覆蓋面積比較小，比較不容易造成缺氧，但硬式隱形眼鏡無法調整弧度，如果配戴到不合適的眼鏡，太鬆鏡片會滑來滑去，太緊會刮傷角膜，而且硬式隱形眼鏡通常透氧性比較差，也可能造成角膜弧度受損，也就是「眼球形狀改變」，變成散光，製造新的問題。時下流行戴有顏色的美瞳片，造成的後遺症類似隱形眼鏡。隱形眼鏡會造成這麼多的眼疾，不可小看忽視，一定要重視防範。

26 26 初期白內障

怎麼我的眼前好像有了一層塑膠袋？

全球致盲率第1高的眼部疾病是白內障，第2名是青光眼。白內障讓人看東西有如「霧裡看花」，水晶體內的膠質因光老化而產生氧化現象，並成為白濁狀態。眼球內的水晶體老化，使眼睛無法對焦造成視力模糊後，成為失明最主要的原因。白內障常見於老年人，現象是視力模糊不清，對明暗或深淺顏色的辨色能力下降，甚至會影響夜間或明亮光線條件下的視力。看到的景象可能會開始偏黃色或褐色，並且可能出現複視或光暈，因此對日常生活及安全造成影響。早期症狀，是外出時眼睛彷彿有腫脹刺眼之感，白天覺得刺眼到了晚上卻昏暗視物不清。某種行業，比如長期曝曬在紫外線下、在戶外工作的漁夫、電信工程人員，在沒有作任何防護措施下，體內自由基產生過多，罹患白內障的機率是一般人的3倍，所以並非室內使用電腦的戶外工作人員，即使沒有太多的視力工作，也是白內障的高風險群。先天性白內障是遺傳或母親懷孕期間遭到德國麻疹感染造成，通常在嬰兒出生時顯現於其中一隻眼睛，導致該眼看物時彷彿有一層薄霧遮住而無法看清楚影像，使得視力較正常的一眼成為「慣用眼」。老年性白內障，是為水晶體老化 變性而混濁變硬；外傷性白內障是眼睛受傷造成。白內障惡化的原因：紫外線加速水晶體的混濁（使用太陽眼鏡、遮陽帽、陽傘）；類固醇提早讓水晶體變質（不當用吃藥，免疫系統疾病......）；眼睛視力長時間過勞、疲累、不舒服，加速眼睛老化的速度。綜上所述，均為白內障形成的危險因子。

注意，視力模糊可能不是老花眼而是白內障前兆，以下就是白內障的具體現象。

1/ 視線模糊是全面的,而非局部的。

2/ 感覺光線很刺眼。

3/ 近視突然加深。

4/ 配戴上新的近視眼鏡,還是看不清楚東西。

5/ 配戴上新的老花眼鏡,還是看不清楚東西。

對小孩和老人怎麼說明？可這麼說：長期近距離看手機、電視、電腦、打電動，等於是讓藍光、紫光一直照射水晶體，時間久了，透明的水晶體就像水煮蛋一樣，變成不透明的蛋白了。初期白內障，讓你看東西的感覺就好像多了一層塑膠袋在眼前，世界的真實感、準確的顏色都已沒有了。水晶體失去養分，老舊廢物排泄功能變差，柔軟的毛樣體肌變僵硬，導致水晶體的血液循環變差，代謝功能惡化。原本透明的水晶體產生混濁的現象、有霧狀(藍色)斑點。水晶體一旦白濁化，無法正確折射，視力自然就會變得模糊，或者對光線變得非常敏感，稍強一點的光亮也會感覺刺眼。由於水晶體內並沒有血管和神經，所以白濁化後不會有感覺，這就是為什麼白內障已經非常嚴重了也沒有什麼症狀與疼痛。出現白內障的危險因子還有：家族遺傳、抽菸、酗酒、糖尿病、曾因眼睛問題動手術、曾因眼睛受傷動手術、服用皮質類固醇藥物。過去，人們對白內障的治療有這樣的誤會，認為就「等」到白內障「成熟」時、快看不見時去做手術就好，正確的觀念是要想辦法停止白內障的「成熟」。有了初期白內障，就要想辦法阻止它演變成後期白內障。

27 後期白內障

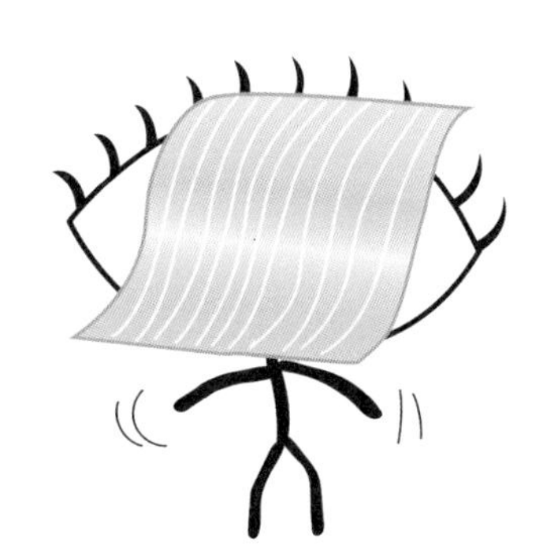

怎麼我眼前的塑膠袋越來越厚、越來越大了？

如果以下這3種原因繼續惡化，初期白內障就會演變成後期白內障。

第1種：代謝功能繼續異常。所謂代謝,就是人體原本具有的補充營養、排除廢物的功能。隨著年齡的增長，代謝功能會逐漸退化,於是就造成了白內障。

第2種：近視眼惡化後發生併發症。由於睫狀肌的過度操勞，造成肌肉疲乏，血液循環不順，導致代謝功能受阻。

第3種：紫外線讓白內障惡化。人體如果受到紫外線大量照射，會自動生成活性氧，活性氧會和眼睛內的不飽和脂肪酸結合，形成飽和脂肪酸，最後就形成了白濁化現象。

白內障本來好發於老年人身上，幾乎人人遲早都會發生，但近年來因深度近視，演變為白內障的年輕人有增加的趨勢。據統計資料，50歲以上有60%，60歲以上有80%，70歲以上則高達90%以上，所以老年性白內障可說是老年人很普遍的疾病。現在已有很成熟的白內障手術(植入人工水晶體)。但是手術完成之後，仍可能再度復發，且並不見得能夠恢復視力。若本來就是個大近視，視網膜對焦不成，形成散光，那麼動了人工水晶體手術的個案即使視線變得清楚，但視力卻沒有改善。壽命的延長，讓老人要面對到了年紀就一定會發生的白內障。統計數字：50歲以上人群的白內障患病率為37.3%，60~89歲發病率是80%，超過90歲後發病率在90%以上。黃斑部病的發病率50歲以上為15.5%，80歲以上為23.5%。上個世紀全球的平均壽命是45歲，人們還來不及得到白內障及黃斑部就可能已過世了，而現代人上看100歲都有可能，就要早點預防遲早會發生的事。過去，人們只要「看得見」；如今，人人都有手機，每天都要「看得多、看得清、看得好」，近視提高就換度數，有白內障就聽醫生指示置換人工晶體，且要置換高昂的三焦點人工晶體植入術。中老年人為了獲得近、中、遠距離的全程視覺的改善，與其捨得買幾萬元的眼鏡及置入十幾萬元的人工水晶體，不如做視力保健：健康使用及勤做眼球運動。視力問題很複雜且成本很高的，發現問題時，應及早前往專業醫療機構就醫。

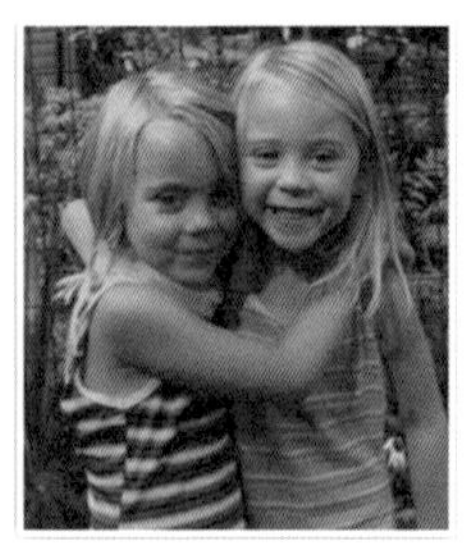

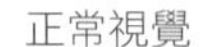

正常視覺

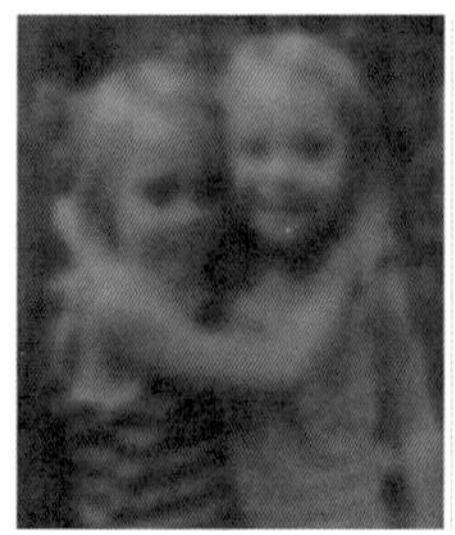

白內障視覺

28 雷射白內障手術後遺症

近視雷射矯正手術，是使用手術刀或雷射，將角膜(黑眼球)削平，改變屈光率的手術。近視者的遠方物體影像焦點落在視網膜前方，所以看不清楚，為了讓光源落在視網膜，對焦成像，近視手術必須削平角膜。但凡手術就都會有失敗案例，問題是：雷射近視多久就會失效？會不會有進出空調房時就眼前霧矇矇的後遺症？會導致青光眼、白內障嗎？是否會有餘生畏光夜間無法開

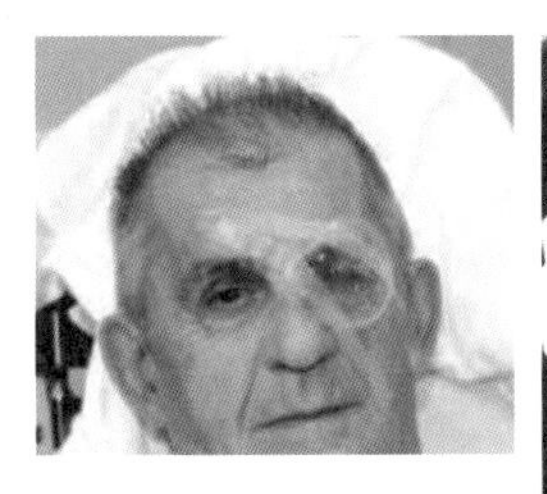
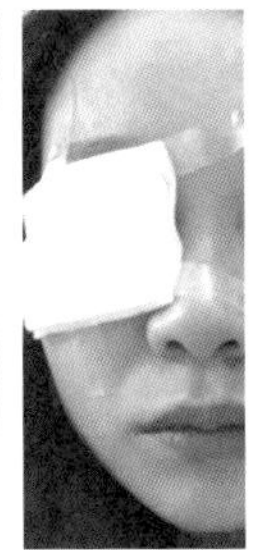

車的後遺症？……這都是當事人要思考的。近視是血液循環障礙的疾病，手術後就算視力暫時變好，眼底變質（眼睛的血液循環障礙）的情況若未改善，大腦功能若還是一樣差，照樣難逃視網膜剝離、青光眼、白內障等「近視症候群」的魔掌。同時，眼睛疲勞、肩膀僵硬、頭痛等健康問題也不會好轉。這種手術並非一勞永逸，做完手術還是要保持正確用眼姿勢及方法，才能讓度數不回升。同理，利用睡覺的時候戴上強行矯正角膜的特殊鏡片「角膜塑型鏡片」，只是增加角膜疲勞負擔，並未真正解決問題。

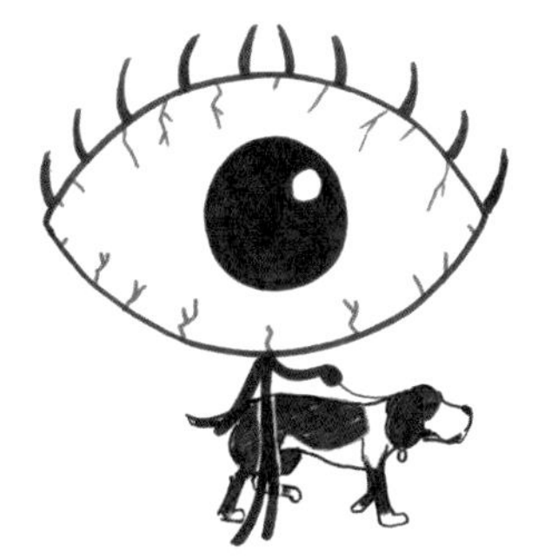

29 青光眼

怎麼我的世界變窄變小了？

全球第2大致盲原因：青光眼，其可怕僅次於白內障。青光眼患者逐日增多，如果將糖尿病視網膜症排除在外，青光眼是導致亞洲人失明的第一名原因。青光眼的致病結構，「眼壓」是重要因素之一。它是一種長期眼壓過高帶來的視神經疾病，眼睛血液循環不良，壓迫到視神經及血管，導致視神經受損、視神經凋零萎縮，房水循環障礙，讓視野逐漸變小及缺損。連結視網膜和大腦的神經就是「視神經」，而視神經和視網膜相連的就是「視神經乳突」，青光眼即視神經乳突受到眼球內側壓迫，導致視神經無法正常運作的疾病。從罹患的初期開始，眼睛的視野周邊會逐漸變小，到末期只看得到視野中央，周邊則是一片黑暗，也就是臨床上所謂的「筒狀視力」，情況嚴重時視野範圍縮小到完全消失，就導致失明。

青光眼之所以可怕，是因為它毫無自覺症狀，它的早期症狀很隱性，75%的患者就醫時已發展至中晚期，往往已錯過最佳治療時段。因此，當發現視野變小，或眼球明顯脹痛症狀時，一定要及時就醫。為何會這樣？還有，我們的左右眼視力是相互配合的，當一隻眼睛出現視野缺損的時候，另 一隻眼睛會自動補足視線，因此初期的青光眼幾乎沒有任何自覺的症狀，病情往往就在這種不自覺中逐漸惡化。青光眼的致病原因，包括房水循環障礙。房水是血液的變形產物，其功能與血液相同，負責運送養分。當房水循環變差，眼壓會升高,導致視神經乳突凹陷。正常眼壓為4至6 毫米水銀柱；如果超過6毫米水銀柱，等於亮黃燈；超過8毫米水銀柱，就是亮紅燈，情況危急。目前全球預估已有7600萬人有青光眼，可謂是一個患者數龐大的眼疾。發病時的表現是：突然發作的劇烈眼脹、眼球後方的緊繃與疼痛、畏光、流淚、頭痛、視力銳減、眼球堅硬如石、結膜充血，伴有噁心嘔吐等全身症狀，基本原因有：眼壓過高、營養不良、中毒而形成的。急性發作後可能進入視神經持續損害的慢性期，直至視神經遭到嚴重破壞，視力降至無光感且無法挽回的絕對期。

什麼狀況會有青光眼、已經遠視還經常長時間面對電腦螢幕或閱讀書報、長期處在壓力當中，而眼球後方會痛、眼壓過高就是罹病線索。「眼壓」與「血壓」原理相通，強行降壓會有副作用。就某個層面來看，眼壓跟血壓是相同的。血壓是血液流經血管壁，通往全身時所產生的壓力。當年紀漸長，動脈硬化情況加劇，於是血管變硬；為了將血液輸送至末梢血管，血壓自然會上升。換言之，血壓升高是必然的現象，這時如果使用降壓劑，強迫血壓下降，血液無法流至末梢血管，萬一無法送達腦部各血管，將衍生各種機能障礙，眼壓的原理和血壓一樣。青光眼粗分為「急性」和「慢性」兩種，細分有：

1. 先天性青光眼：通常在出生時或出生不久後出現。您會發現孩子可能不想在燈光下張開眼睛，而且眼睛看起來好像有一層薄霧或泛淚。發育性青光眼雖然不常見，由於為眼睛發育不正常所引起，因此可能對孩子的眼睛健康造成重大影響。
2. 慢性隅角開放性青光眼：此為最常見的青光眼。原本可使房水從眼球自然流動的排出通道〈史蘭管〉稍微受到阻塞時，眼壓便會上升。青光眼通常沒有早期症狀，許多人是透過定期眼睛檢查診斷出來。可能的徵兆包括隧道視力（即看物彷彿由隧道看出去一樣）及周邊（兩側）視力逐漸減弱。
3. 急性隅角閉鎖性青光眼：此類型青光眼通常會突然發生，因為眼球房水的流動突然急遽阻塞。發作時通常伴隨劇烈疼痛、視力改變（尤其在昏暗燈光下）及視力模糊或看見光暈，其他徵兆包括眼睛發紅、頭痛、噁心、嘔吐。

4. 繼發性青光眼 ：眼壓升高也可能是因為其他眼睛問題或眼睛受傷、手術或藥物所引起。

「慢性青光眼」症狀不明顯，等到視力模糊，或看東西只能看到中央部份，喪失周邊視野，表示視神經已問題嚴重且不可逆。所以不能等到出現症狀，視神經嚴重受損時才發現問題，需靠定期眼睛檢查，才能及早發現及及早治。「慢性青光眼」和家族遺傳、近視及糖尿病有關，一般在40歲以後發生，因年紀老化，眼睛虹膜前緣的排液隅角阻塞或狹窄，使得眼球內液體（房水）流動不順暢，無法順利排出，造成眼內壓升高，傷害視神經，影響視野和視力，甚至失明。正常眼壓約在12～18mmHg。「急性青光眼」的症狀：突然視力模糊、眼睛疼痛、頭痛、噁心嘔吐等。通常發病突然，若不及時治療，幾天內就可能失明，非常可怕。治療方式，以降眼壓為主要目的，包括點眼藥、口服藥物、雷射或手術治療，但都只是預防進一步傷害、維持現有視力不再惡化，無法回到原來視力。雖可透過藥物降眼壓,卻無法改善房水循環不良的根本問題,甚至會讓情況更惡化，藥物不過是暫解燃眉之急,未來仍會復發。最近已發現,即使眼壓不高,也可能出現和青光眼相同的症狀,我們稱之為「正常眼壓的青光眼」。

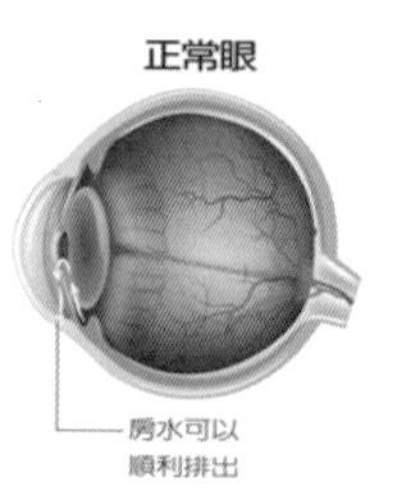

眼壓正常也不可大意！很多人誤以為，只要眼

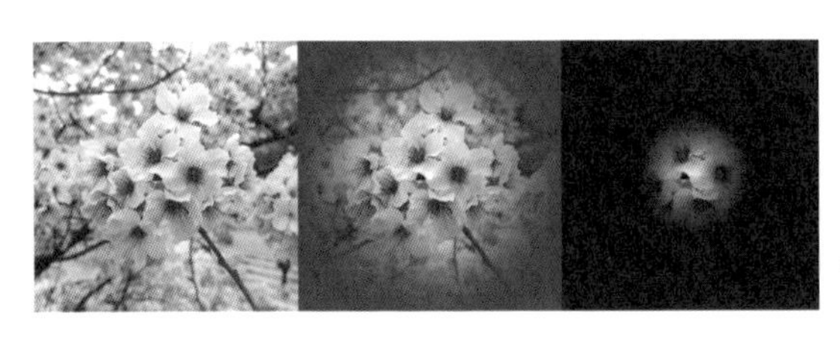
青光眼視野變化

壓正常，就不會得青光眼。但近年發現，有的人眼壓在正常值，也可能有青光眼，這就是「正常眼壓性青光眼」，容易發生在患有心血管疾病、高血脂、偏頭痛及周邊血管收縮疾病、或血壓過低的人身上，通常會合併高度近視眼，這種案例的中高年齡的患者人數比例非常高。極少數的青光眼患者左右眼的症狀程度相近,大多數患者都有雙眼使用不平衡的問題,而且常用的那隻眼睛青光眼症狀通常相對嚴重。另外,肩頸緊張、僵 硬的病患,青光眼的症狀通常也較為嚴重。青光眼的高危險群如下：

1. 高度近視（超過600度）；
2. 高眼壓（如虹彩炎）者、虹彩炎；
3. 年齡大於40歲；
4. 心血管疾病；
5. 血壓過低；
6. 老年人（70歲以後，發生率約5～10％）；
7. 長期使用類固醇藥物(特別是眼藥水)的人；
8. M 糖尿病；
9. 曾有眼部外傷；
10. 青光眼家族病史……

以上族群因本身疾病、遺傳等緣故，可能增加青光眼的發生率，許多青光眼是屬於原發性的，目前醫學界還無法確定原因。高危險群應定期追蹤眼壓及接受眼底檢查，發生急性青光眼時，90分鐘內要趕緊去眼科。若未及時治療，視神經繼續惡化就可能會導致完全失明。

30 玻璃體病變

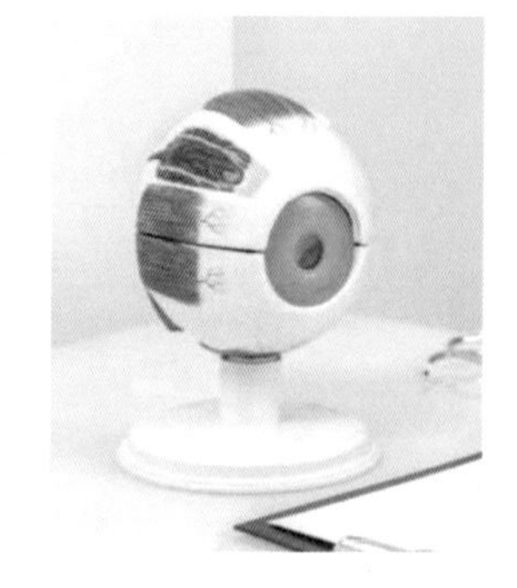

玻璃體是水晶體後面的透明膠狀物質，無色透明,由膠質、玻尿酸(Hyaluronic acid)和軟骨素 (Chondroitin)等物質所組成,呈現果凍一般的狀態。它填滿眼球中央、填充眼球的後腔（佔眼球腔4/5），並維持眼球的形狀。玻璃體可讓光線透過而到達視網膜，是無可取代的眼睛構造。若因外傷或手術導致玻璃體流失就無法再生，沒有任何人工產品可替代。正常玻璃體是透明凝膠體，但當玻璃體變性出現液化，有可能導致飛蚊症、眼前閃爍感或視力減退等。年輕人的玻璃體較為「固態」，老年人或某些眼疾患者，其玻璃體較為「液化」，其支撐作用減弱時，容易導致視網膜脫落；若玻璃體混濁，會影響視力。為了預防視力減退,促進新陳代謝、防止細胞老化,保持眼部肌肉血液循環 暢通,是最不可或缺的護眼方法。

31 視網膜病變：剝離(玻裂)

突然我眼球裡好像玻璃破裂(玻裂)了？整個世界變黑了？

外力或500~700度 近視易發生此症，視網膜整片剝落下來，成

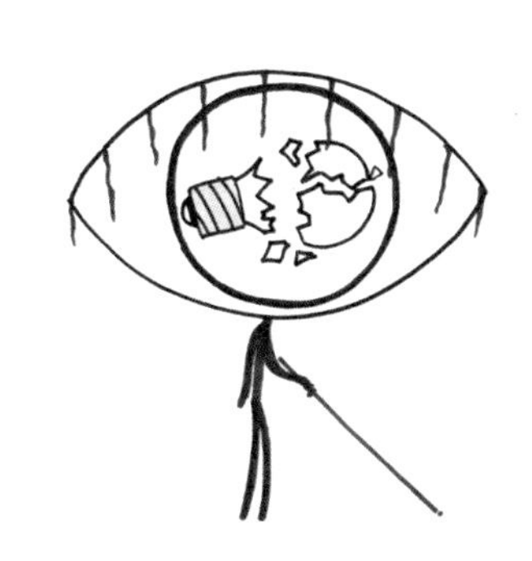

因：視網膜被液化玻璃體拉開產生裂縫， 玻璃體滲進裂縫所致。主要症狀，眼睛蓋一層膜，視野變窄。當前，我們高度近視者比率，比其他國家高出甚多。過度使用眼睛，造成眼睛傷害，在近視眼王國裡，近視度數快速加深的人，正面對著可怕的威脅：視網膜剝離，及視網膜色素病變。視網膜自其支撐組織上剝離，剝離後的視網膜無法運作，無法接受光波訊號。無法發揮正常功能，無法控制進入眼睛的光線量，就造成感光細胞逐漸退化而失去感光功能。患者在初期會有飛蚊症的現象，或是感覺到視野周邊發生像是閃電般的閃光，然而，若未及時治療，隨著視網膜剝落的範圍擴大，晚期會發生視野缺損、甚至完全失明等嚴重後果。視網膜受傷後，是無法再生或置換的，它的病變是不可逆的。

視網膜剝離這樣形成

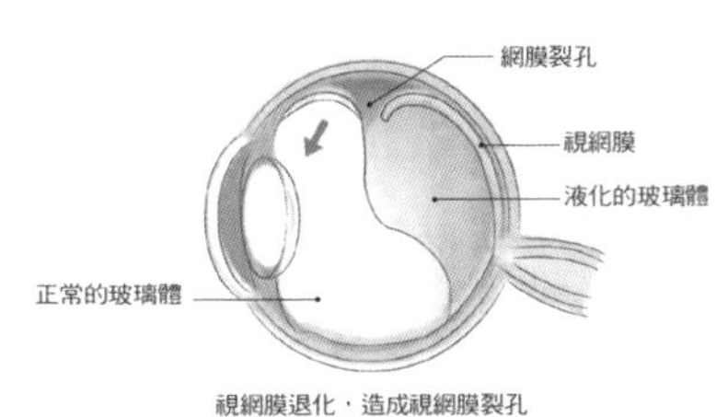

視網膜退化，造成視網膜裂孔

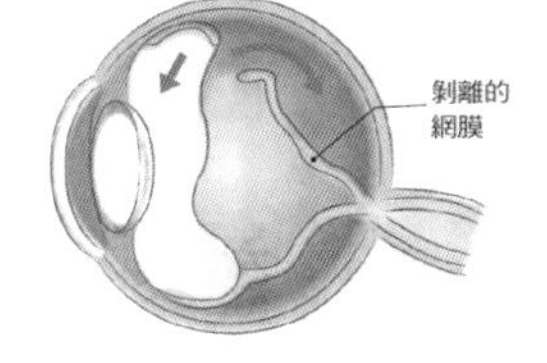

玻璃體液灌入裂孔到視網膜，就形成視網膜剝離

因為它們的病因及種類都很複雜，可能有這些類別：

1. 基底性視網膜病變；
2. 前增殖性視網膜病變；
3. 增殖性視網膜病變。

有2~3%的人會是視網膜剝離患者，光是聽聞到這個數字就令人不寒而慄。近視加深,眼軸(從角膜頂點到黃斑中心點之間的距離)變得越來越長，好像一顆水球的眼球，也會漸漸變成橄欖球形，視網膜會變薄，這種拉扯最終就會導致視網膜脫落、剝離。經常低頭閱讀或者趴著睡覺,眼軸會因為重力原理更加拉長，所以坐姿和睡姿也決定你是否會得到此病。視網膜病變形和玻璃體病變，都可能是視網膜剝離的前兆。唯有避免近視繼續加深，加強眼球血液的循環才能避免視網膜剝離的風險。高度近視患者要當心視網膜剝離風險，所以別以為近視加深就另配眼鏡就行。視力問題是大問題，視網膜剝離有立即危險，發現問題後，應立即前往專業醫療機構就醫。

㉜ 視網膜病變：破洞

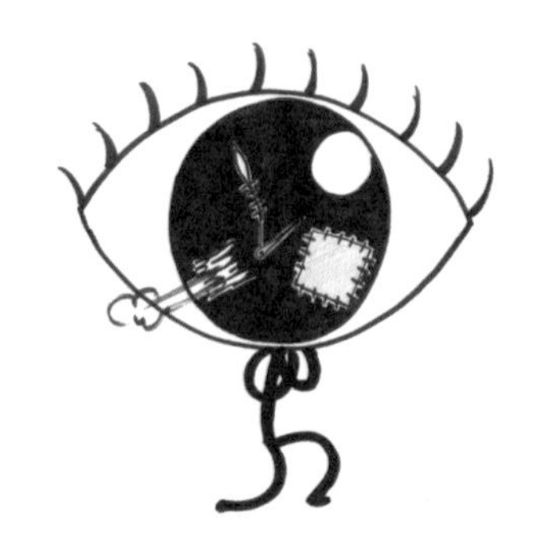

我的世界竟然有破洞了？

眼球內部的拉扯產生撕裂傷，有別於「視網膜剝離」，「視網膜破洞」是出現破洞，讓視線中有一個地方模糊起來，彷彿有個氣泡存在，一直跟著你的視線動來動去。高度近視的人都有此危機。

㉝ 視網膜色素病變

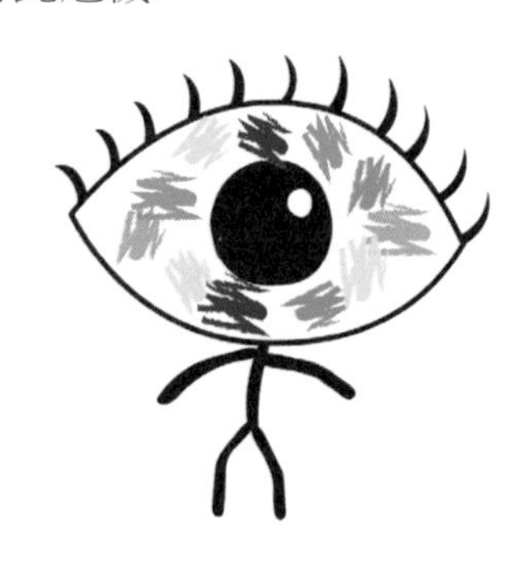

世界越來越淡變黑白？

你是「視網膜病變」的候選人嗎？

可自我檢測：

1. 重度近視；

2. 飛蚊症；

3. 明明沒有光線，視野中央或周邊卻出現亮光；

4. 眼睛過度操勞；

5. 經常感覺壓力；

6. 近視兼老花。

近幾年來，擁有重度近視，得了老花又罹患視網膜剝離及破洞的患者與日俱增。有些人是因為進入中年以後，視網膜的血液循環變差所導致，不過大多數患者都屬於近視眼的併發症。視網膜病變很複雜，分為：

1. 基底性視網膜病變；

2. 前增殖性視網膜病變；

3. 增殖性視網膜病變。

均為生活習慣、衛生問題、體質特性而產生的眼疾，同樣帶來生活上的不便及工作上的阻礙，更造成外觀上的負面形象。通常這是一種遺傳疾病，幾乎是一定會失明。所以發現問題，應立即前往專業醫療機構就醫。

34 乾性黃斑部病變(眼癌)

為什麼眼前的東西都是扭曲的？

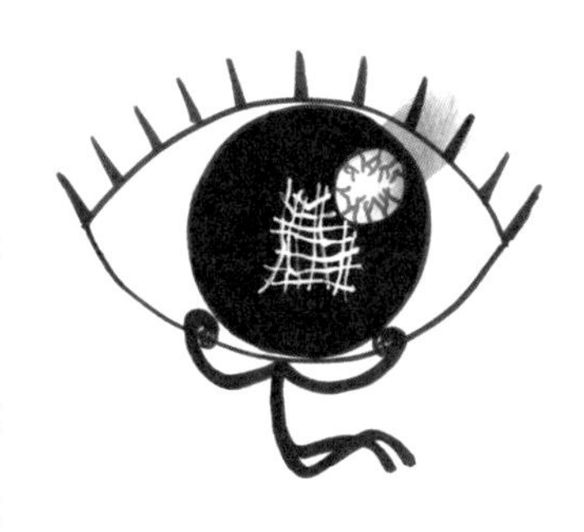

俗稱「中心性視網膜炎」，正式名稱是「中心性漿液性脈絡膜視網膜症」，最簡單的說法就是「眼底變質」，這就是被稱為「眼癌」的黃斑部病變，它是

視網膜黃斑部的視網膜發生剝離的眼疾。視網膜相當於照相機底片，位在眼球後方內側，是光線照射入眼睛內，訊息形成影像的位置。黃斑部是視網膜上影像對焦最清楚的部位、視網膜的正中央部位。這塊區域聚集了數百萬計的感光細胞,可以說是我們的視覺最關鍵的部位，這塊瞳孔正後方的眼底黃斑部，為對抗眩光及藍光，產生防禦反應而增生血管。老年黃斑部病變是在美國排名第一的失明眼疾。在東方，過去原本屬於罕見疾病，但是隨著西式飲食的普及，目前患者人數正急遽上升。黃斑部(黃斑區)，是眼球內接受光線刺激、形成影像最重要卻最容易氧化的部位。黃斑區內沒有血管組織，和指甲、頭髮一樣，黃斑區的細胞本身必須倚靠周圍的血管供給養分。隨著年齡增長，負責運送養分到視覺細胞的視網膜色素上皮逐漸老化，視神經萎縮後視網膜下方的脈絡膜血管呈現透明狀的「豹紋狀眼底」。如果繼續惡化，視神經周邊會出現影子，這就是所謂的「近視弧形斑」。最後，會慢慢侵蝕黃斑部，使其喪失視物功能，引發黃斑部病變。一旦因受到過氧化脂質導致黃斑部的退損時，不但所見之對象物的大小、輪廓、顏色等均會產生改變，甚至連靜止的對象物體也會看起來產生動態或扭曲，這就是「乾性」老年黃斑部病變(乾性AMD 或稱早期AMD)。「老年黃斑部病變」自我檢測：

1. 視野中心部位出現缺損與模糊。
2. 東西看成扭曲狀，看到的線條變得扭曲、模糊或呈波浪狀。
3. 視線中央出現白點或黑點。
4. 中央視力變得模糊，導致難以辨識人臉，

5. 開車和閱讀時，眼睛感到吃力。

6. 物體的顏色看起來也比較不鮮明，直線看起來會扭曲。

7. 視線模糊。

8. 左右眼看東西大小不同。

9. 走路常踢到、撞到東西。

10. 讀書時常會漏看某一行或某一段落。

黃斑部病變相關原因包括：病毒感染、過敏反應、強光直接損傷、生活壓力過大、工作太累等等，美國的研究，老年黃斑部病變可能和螢光劑有關 。此症大多發生於青壯年人，男性居多。大部分病例只發生在單側，少數患者會兩眼同時發生症狀有：視力輕度減退、中心暗點、視物變形或變小、色覺異常，對暗適應延長等。最嚴重的還會有裂孔性視網膜剝離。「眼底變質」就像「食物變質」,對健康會造成傷害。近視度數加深,會演變成「病理性近視」或「軸性近視」。軸性近視是因為眼軸過長，圓形的眼球向兩側拉長，形似橄欖球。這時候不僅視網膜剝離的機率變高，眼底「黃斑部」組織變質情況也會惡化。黃斑部位在視網膜中心點，當我們看東西時必須靠黃斑部「抓住」視線，才能清楚視物，黃斑部含有高密度感光細胞，是視覺最敏銳的地方，因此黃斑部的健康會決定視力的好壞。高度近視或老化過程中，因廢物累積，代謝不良，而造成黃斑部退損。當黃斑部退損時，會使得視力衰退，嚴重者甚至會造成失明。老化性視網膜黃斑病變，也就是「老年黃斑部退損症」，全球有症狀者已有數千萬，以年齡層分佈來看，65歲以上的佔了25%，換言之，每4名介於這個年齡層之上的老年人就有一人罹患此病。老化會導致黃斑部病變，但更多的原因是遺傳、吸菸及二手菸、飲食、高血壓、高血脂症及過度的日光照射，其中，吸菸更是臨床已證實的高危險因子，而除了遺傳外，皆是可以預防的後天因素，如高血壓、高血脂症皆可以內科療法控制；日光照射方面，則在強光下應戴棕褐色太陽眼鏡，以避免有害的藍色光。黃斑部，就是由葉黃素及玉米黃質所構成的，所以預防病變，首要就是要補充足　的營養。近年來因使用電腦的人口變多，罹患「眼底變質症狀」的人數也大幅增加，越來越多年輕族群因過度使用3C而導致黃斑部病變。有些AMD患者會對明亮的光線敏感；此外，雖然AMD不會導致全盲，不過一旦發作，通常兩眼視力均會受影響。　平常多留意視線、視野是否異常。和青光眼一樣，老年黃斑部病變的症狀可能出現在一隻眼睛，而另一隻眼睛會自動協助保持視力的平衡。所以自我檢測的時候，務必記得要分別檢查左眼和右眼。

《阿姆斯特方格紙檢測》

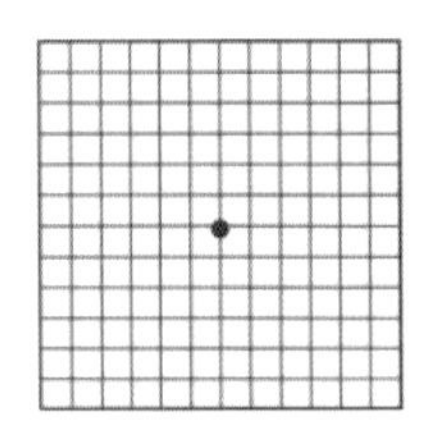

一般人看見的「阿姆斯特」方格表是垂直的。

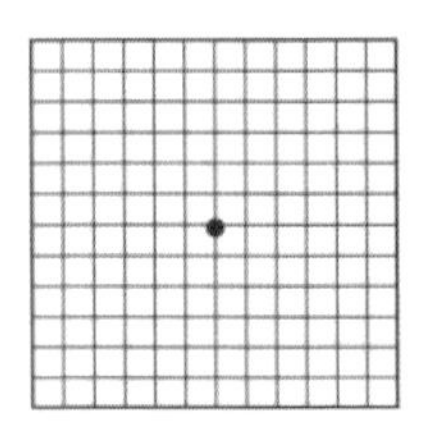

黃斑部病變視覺：病變患者看到的是線條變形、有盲點、波浪型、出現斷裂、影像模糊、部分地方有空缺現象。

光線進入眼睛從而使我們看到物體。

[illegible]

使我們能清晰地看到影像。

小心，當　斑部視野的中央是模糊及歪曲、或眼前出現黑色斑點，都可能導致失明。唯有讓眼睛血流順暢，黃斑部病變才有望緩解。最佳預防對策就是勤做眼球操、消除肩頸酸痛的體操，讓眼睛的血液循環保持暢通。當眼睛的血液循環變好，視神經就會慢慢復活，充足的血液被送抵黃斑部之後，黃斑部病變症狀會逐漸獲得緩解，眼底變質情況也能好轉。所以務必減少使用3C產品的時間、不在燈源不足的環境使用3C產品、攝取葉黃素並均衡飲食。

35 溼性黃斑部病變

我的世界中央出現固定的圓黑影？

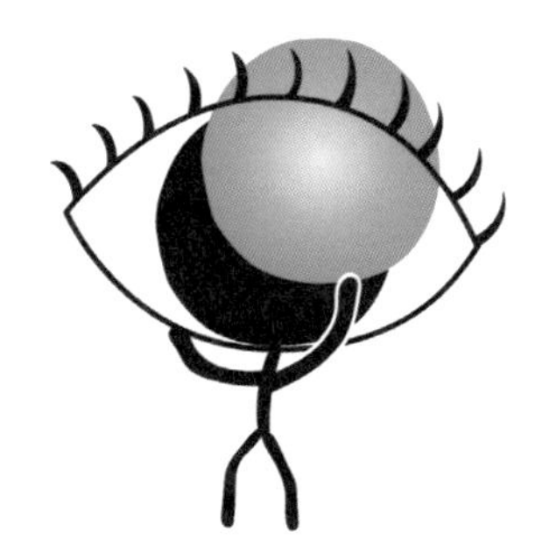

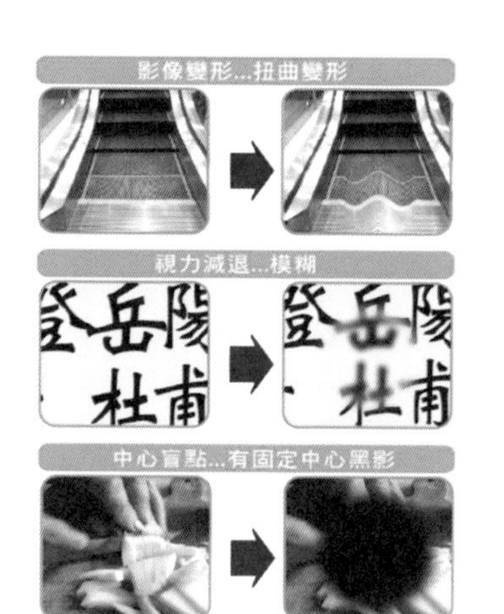

視野出現空缺、黑影

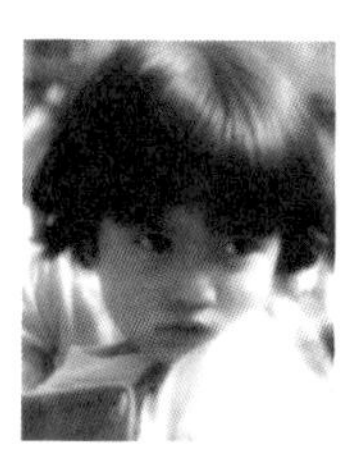

正常視覺

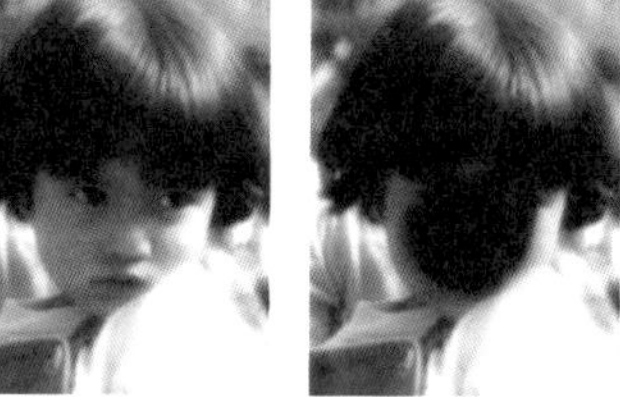

溼性黃斑部病變：中央視力模糊影像變形　，中央或附近出現盲點

黃斑部後方新生的不正常血管出血或滲出液體，這可能會突然發生，通常是由乾性黃斑部病變演變而來，這是因為眼部血液循環不良造成的「濕性」老年性黃斑部病變(濕性AMD)，它的病因是視網膜老化，微血管阻塞，黃斑部供血不足, 於是人體就在血液循環不好的地方製造出來新的血管。這些視網膜後方的脈絡膜異常生出的血管會侵入黃斑區,影響視覺功能。又因這種血管很脆弱、容易破損破裂而滲水或出血甚至結疤，血液或血管中的物質就會滲出，從脈絡膜進到視網膜,遮蔽了黃斑區,造成視野中心部位呈現缺損的症狀。在2018年前沒有「溼性」黃斑部病變這種病，它的出現全是因為患者無知而長期虐待自己的結果。本來只有老年人才會有的黃斑部病變，現在是年輕時就會得了，原因是眼底正中央的「中央凹」長期的受傷，就由最底層開始出問題。「中央凹」底下有10層組織，最底層的是血流經過之處，當你長期低頭近距離看東西，造成得不到需要的足量血液，心臟和大腦都非常吃力。為了不吃力，就更靠近電腦或手機，然後就接收更多的電磁波。血流不足，讓中央凸空轉，空轉久了會產生熱能，開始就積水。積水問題發生後，醫生處理的方法是幫你抽水，直接用針打進眼睛去抽水，非常恐怖，且一針1萬多塊錢，還有它不是打一針就好，因為問題還在。問題若再發展到第9第8第7層……就會讓你的視線開始歪7扭8，由中間開始看不到東西，到後來是靠周邊視力來看東西。和歐美人比較起來,罹患黃斑部病變的亞洲人原本並不多，但 最近罹患此病症的人快速增加，很有可能是 因為亞洲人的飲食文化和歐美愈來愈相近，加上電視、電腦的普及，人們用眼過度所致。此外,和女性相比，男性更容易罹患此疾病。視力問題是大問題，發現問題後，應立即前往專業醫療機構就醫，勿讓乾性黃斑部病變演變成溼性黃斑部病變。

36 網膜中央靜脈分枝阻塞症(眼中風)

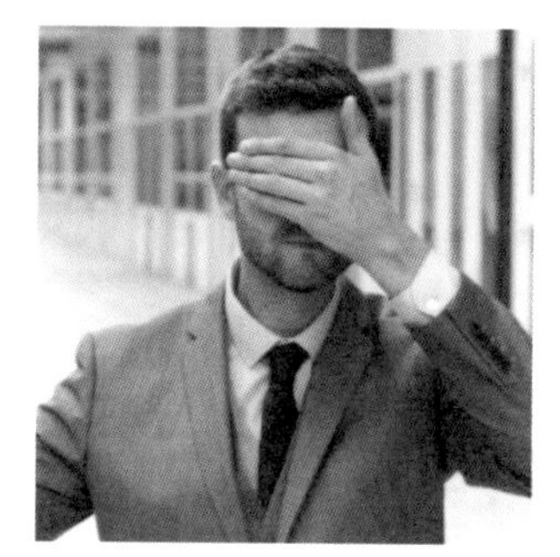

此眼病發生的部位主要在視網膜動脈與靜脈相交處，可能是因為高血壓或者年齡因素造成動脈管壁硬化，動脈壓迫到靜脈而造成靜脈阻塞：中央視網膜靜脈阻塞則主要是血栓阻塞造成。血栓在腦就是腦中風，在眼睛就是「眼中風」，它分為中央視網膜靜脈阻塞及視網膜靜脈分枝阻塞。視網膜中央靜脈阻塞90%發生在50歲以上的病人，容易發生的原因包括高血壓、高血脂、糖尿病、以及隅角開放型青光眼病史。發病時不會疼痛，眼睛外觀不紅不腫看不出有甚麼異常，但視力卻突然下降或是看見黑影甚至有視野缺損。仔細檢查會發現眼睛瞳孔對光的反應減弱或甚至消失。散瞳後眼底檢查可以見到視網膜血管充血扭曲，整個視網膜有火焰狀或點狀的出血，還有滲漏物與棉花團狀的斑點等。大約經過一、兩個月後上述的出血等症狀會逐漸消退，有的病人視力會改善，但是有的人則無法恢復或者更加惡化。眼睛或是腦部的血管幾乎都是微血管,血液循環變差時，立即造成血管堵塞。人人說到腦部中風就聞之色變，對眼睛中風也要同等警戒。眼睛中風是眼科的急症，最好盡快就醫 。

37 糖尿病造成的失明

沒想到糖尿病竟會讓我失明？

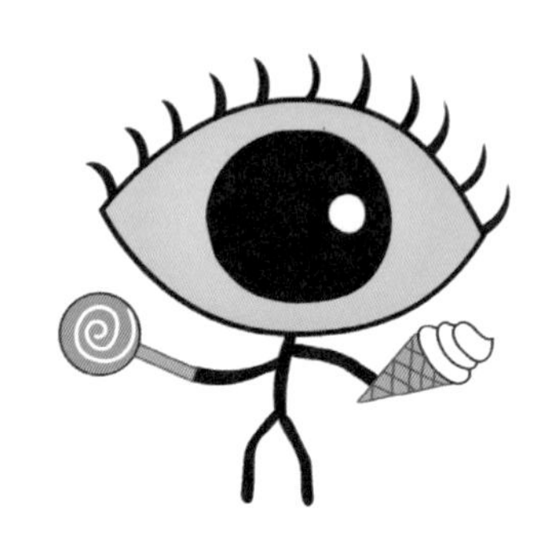

生活方式的改變帶來糖尿病、高血壓、高血脂、動脈硬化等文明病，它們都會導致眼部病變，比如：糖尿病會引起視網膜血管失調後的「糖尿病視網膜病變」，其風險隨著患糖尿病的時間而升高。糖尿病從前被稱為「成人病」，顧名思義只有成人才會罹患此病，但現在糖尿病不但已被稱作「文明病」，意指不再是成人的專利，年輕的人一樣成為高風險族群。患者的年齡層有逐漸年輕化的傾向，是因年輕人外食多，飲食內容常以魚肉取代了蔬菜雜糧，這樣的飲食習慣皆與癌症及心肌梗塞、腦中風等文明病有著密不可分的關係。糖尿病是身體在利用率及儲存血糖的能力上發生障礙所導致的全身性疾病，它除了會引發高血糖、口渴、多尿、全身性血管和神經等病變外，在眼睛方面也可以造成廣泛性的傷害。糖尿病引發的常見眼疾包含視網膜病變、白內障、青光眼、視神經和眼外肌神經病變等等；少數的病患甚至會有角膜和睫狀體等異常，進而引發視力減退甚至視力喪失。在糖尿病相關的眼科疾病中，「糖尿病視網膜病變」是最常見的併發症。此病乃導因於視網膜血管傷害而引起之視網膜組織傷害；一般而言，糖尿病病史愈久，造成視網膜病變的危險性也愈高。根據統計資料顯示，一般「非胰島素依賴型糖尿病」的病患，糖尿病史若超過15年以上，約有80%可能產生視網膜病變。糖尿病會使「糖性白內障」的患病年齡提早5~10年。至於「青年型糖尿病」，亦即所謂的「胰島素依賴型糖尿病」患者，則更容易產生嚴重的視網膜病變。糖尿病網膜病變也會發生在新生血管上。不只是新生血管,有時連玻璃體也會出血,如果置之不理,會引起視網膜剝離,最嚴重的情況會導致失明,而且這樣的案例不少。糖尿病視網膜病變是成年人致盲的3大原因之1（另2種為青光眼及黃斑部病變）。一般而言，糖尿病視網膜病變可分為3種，從最輕微的「基底性視網膜病變」到「前增殖性視網膜病變」，最嚴重的則為「增殖性視網膜病變」。其症狀可由黃斑部所引起的視力漸進模糊，到無痛性的玻璃體或視網膜出血，更嚴重者甚至導致牽扯性視網膜剝離等等，以致視力衰減。糖尿病讓人處於持續高血糖的狀態,動脈硬化會愈來愈嚴重,密布於網膜的毛細血管,因為動脈硬化變得脆弱也會出血，除了會導致眼睛疾病，對腎臟、神經細胞等都會有併發症，糖尿病的併發症還包括白內障。外食族欠缺眼睛需要的維生素A、C、D、E、鋅及胰臟需要的類胡蘿蔔素等營養素，導致胰臟不健康而無法分泌胰島素，缺乏胰島素血糖就會一直升高造成糖尿病。台灣根據統計有數10萬人有糖尿病，嚴重的要截肢、洗腎，甚至會失明。當代人面對潛在糖尿病危機，因都由童年開始大量吃速食，持續高血糖狀態,又不做任何改善的話,等於放任動脈持續硬化。為了不讓自己哪天突然「看」不見了,一定要從日常生活中控制血糖數值。有人雖然還沒有被診斷為糖尿病,但其實「血糖值很高」，不能輕忽。視力問題是大問題，發現問題後，應立即前往專業醫療機構就醫。

38 色盲

為什麼我看不到某種顏色？

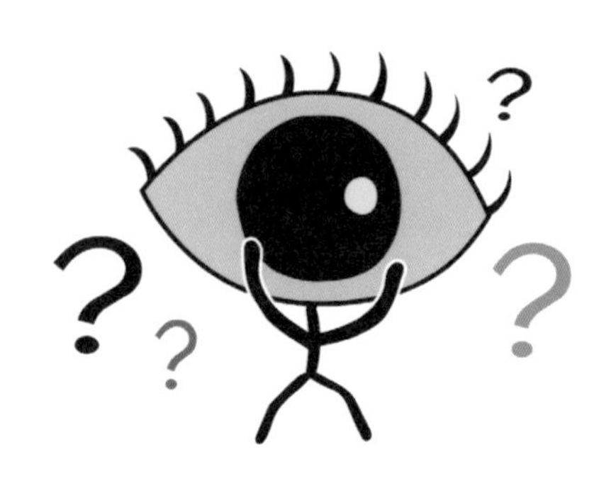

眼睛疾病，多到不及備載，原來眼睛的病變是如此複雜及可怕。它們多得出乎一般人的想像，以下的眼疾雖然出現率不高，但也是我們要預防的。色盲，是一種色覺辨認障礙，會難以或甚至無法看見某些顏色。通常是遺傳，出生時便會顯現。色盲也可能是其他眼睛問題的症狀，例如：青光眼、白內障或黃斑部病變。多發性硬化症和糖尿病，也可能會導致色彩知覺缺失；隨著年齡增加所引起的視力變化，也會影響對顏色的認知。患者可能會發現自己難以分辨某些顏色，例如：紅色、橘色、黃色、綠色與褐色，最常見的是會把紅色和綠色看成同一個顏色。色盲患者也可能比較難以分辨顏色的深淺。色盲會影響日常工作，例如：看地圖、插上插頭或辨識交通燈號。因此，及早發現色盲很重要，不僅可預防意外發生，也可學習如何控制症狀。色盲通常使用石原氏圖檢測(在圓形內以許多彩色的點構成數字)，沒有色盲的人能夠清楚辨識，而有色盲的人則無法辨識。。有些患者甚至完全無法看見色彩，不過這樣的例子相當罕見。色盲是無法根治的疾病，但可在眼鏡上加裝濾鏡或配戴有色隱形眼鏡，以提高眼睛對某些顏色的辨識能力。視力問題是大問題，發現問題後，應立即前往專業醫療機構就醫。

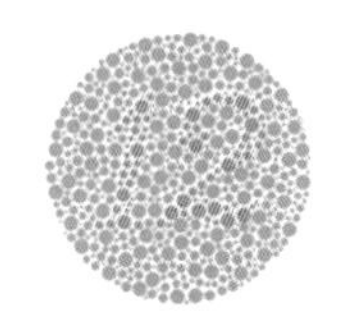
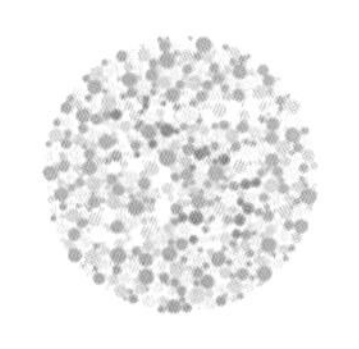
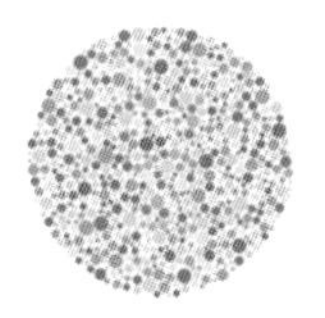

你看得到不同顏色的數字嗎？

39 夜盲症

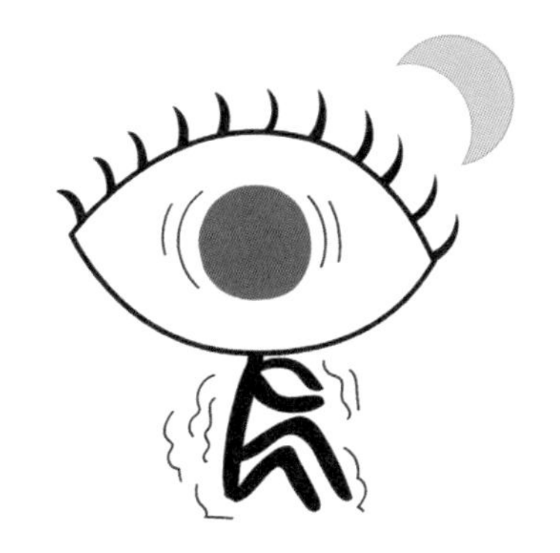

晚上我就不敢出門……聽說是我失去了「周邊視力」？

夜盲症俗稱「雀盲眼」，是一種影響夜間視力的缺陷，在昏暗燈光、低光源情況下就無法看清物體。症狀為視力減退、夜間開車識物困難及對明暗燈光變化的反應緩慢。由於頭燈和路面街燈的燈光交替變換，在夜間行車時尤其會造成困擾。夜間視力退化，通常是最早期的症狀。隨著時間拉長，周邊（兩側）視力會漸漸減弱。它與飲食不均衡、其它眼疾及慢性疾病息息相關

1. 散光：若患有散光，則當燈光變暗時，瞳孔會放大讓更多光線進入，進而導致看東西時比白天更加模糊。
2. 糖尿病：夜間視力變差，可能是糖尿病的早期徵兆。血糖過高，會對眼睛的血管和神經造成傷害。糖尿病的症狀之一包括視網膜病變，此病變會導致眼球後端機能逐漸損壞。如此一來，在如從明亮的室外走入室內的情況下，眼睛調節光線的速度會變慢。

3. 白內障：如患有白內障，對光線更加敏感，因此會發現對向的車燈更加刺眼。
4. 視網膜色素病變　：此為遺傳性視力失調，會導致視網膜逐漸退化。
5. 周邊視力衰退。視力問題是大問題，發現問題，應立即前往專業醫療機構就醫。……其它的眼睛疾病，還有很多，它們雖罕見但確實也會發生。以下是較少見的眼疾：

40 甲狀腺眼疾

甲狀腺眼疾不是單純眼睛、眼凸問題，但因症狀和不少眼疾相似，例如畏光、過度流淚、眼紅、斜視等，因此正確診斷、跨科治療格外重要。患者眼睛無法聚焦，視覺出現兩個重影，常被誤以為是散光加重，會有眼睛一高一低現象，患者往往會從眼科看到腦科、做影像檢查、再看到新陳代謝科，最後才發現是甲狀腺功能問題引起的眼疾。

41 金魚眼

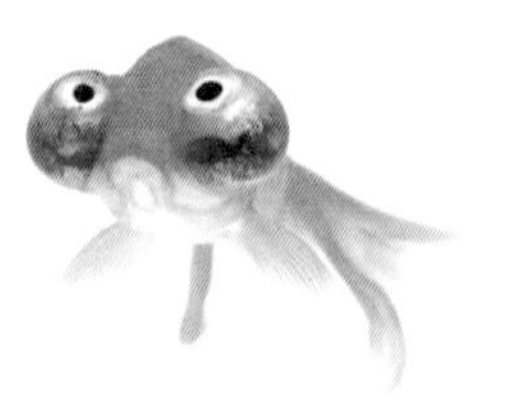

甲狀腺亢進症狀包括「金魚眼」，亦稱為「葛列夫氏眼病變」，讓你的眼睛呈凸起狀；即使已治療甲亢，但並非每個人都能恢復到跟沒發病前完全一樣的外觀。甲狀腺亢進是因為自體免疫失調，讓免疫細胞攻擊甲狀腺，當攻擊到眼部周圍組織(周圍的肌肉、脂肪細胞、眼皮)而讓這些地方發炎、增生，就造成眼睛往外凸的情況。

㊷ 突眼

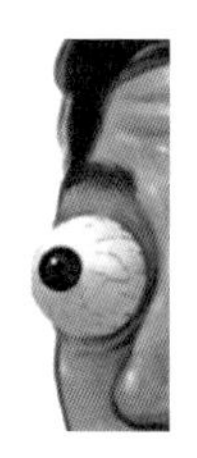

破壞你顏值的還有一般人沒想到的問題：突眼。由於眼內肌肥大及眼窩內脂肪增生，使得眼窩內組織增加，而眼眶是固定的，多餘的組織便將眼球向外推出造成突眼。

㊸ 視神經炎

視力模糊數天至數週； 眼周圍疼痛，尤其是眼球轉動時特別疼痛。成人多為單側，兒童則多為雙側，年輕女性較多(平均年齡32歲)。症狀有視力下降；中心視野缺損；色覺辨識異常，尤其是紅色； 相對性瞳孔傳入障礙。視神經炎可能單獨發生，或與多發性硬化症、病毒、血管炎(如紅斑性狼瘡等)、或肉芽腫疾病 (如梅毒)有關。

㊹ 虹彩炎

這是一種虹膜組織（瞳孔）及睫狀體發炎的疾病，它位於眼球的前部，發病之確切原因至今仍不甚清楚，主要是自體免疫系統的問題。視障，免疫系統，無解，

㊺ 葡萄膜炎

葡萄膜炎可因感染疾病、 自體免疫疾病、或不明原因所導致，較常 見的感染原因包括單純皰疹病毒、水痘帶狀皰疹病毒、巨細胞病毒、眼內炎、梅毒、弓漿蟲、結核菌等;自體免疫疾病包括僵直性 脊椎炎、原田氏症、貝西氏症、風濕性關節炎、類肉瘤、交感

性眼炎、波斯納-史羅斯曼氏症候群、白點症候群等;部分病人則為不明原因。 葡萄膜炎可導致白內障、青光眼、黃斑部水腫、視神經炎等各種後遺症，若未能 及早正確診斷與治療，可能導致視力不可恢復的喪失。

46 眼瞼下垂

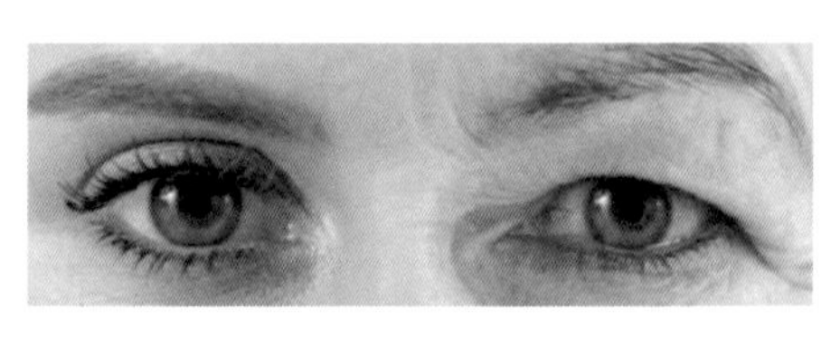

眼瞼提肌發育不良，致使上眼皮下垂蓋住瞳孔、遮住視線。嬰幼兒看起來明顯大小眼，會經常出現頭部提高後仰、下巴呈上舉的姿勢，或常皺眉看東西，部分病人會合併斜視。

47 上下眼瞼攣縮

像張飛般地「怒目圓睜」瞪人，原因是甲狀腺眼疾造成眼瞼苗勒氏肌、提瞼肌或下眼瞼攣縮發炎及纖維化。有些病患會隨時間而改善，若沒有改善就須要專業醫療手術。

48 復視重影

因為眼外肌水腫、肥大並纖維化，使眼外肌協調不良而造成。若沒自然好轉，就應向專業醫療單位求治。

49 圓錐角膜：屈光異常

眼球已由圓形變成圓錐形的了？

角膜是眼球前方的透明纖維膜，由細微的膠原纖維固定。日常生活中只顧看近的現代人，不斷驅使眼周肌肉維持視覺焦點在近處重合，轉動眼球的肌肉極度缺乏運動，因為肌肉的使用不平衡，

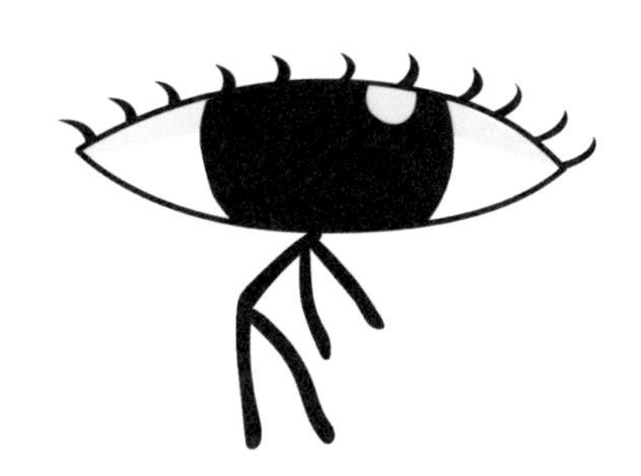

纖維變脆弱，角膜弧度會逐漸變彎，角膜便會向外突出，形成圓錐狀，導致眼軸無法保持在正常位置而拉長。當眼球形狀變成像圓錐狀一樣時，就稱為圓錐角膜。若近視太深，眼球最終會變得像橄欖球狀一樣，眼球軸距加長。眼軸哪怕只是增長1或2毫米，都可能導致視網膜剝離，非常可怕。一般而言，24毫米長的眼球正常軸距惡化到屈光度(diopter)負3D的時候，軸距會增長1毫米;惡化到負6D的深度近視時，軸距會增長2毫米。眼睛的運動不足，造成軸距拉長，會導致各種視力問題。角膜本來是銜接眼球各結構的，當它變形後就會出現：頭痛、眼睛刺痛、 眼睛疲勞、視力模糊、對光敏感、漸進式近視、看見光圈或光暈 。圓錐角膜有數種可能的起因，包括遺傳、環境及內分泌系統。圓錐角膜通常不會令人感到疼痛，但可能突然發生或在幾年間慢慢形成。屈光異常種類很多，可說是五花八門，有近視、假性近視、遠視、老花、散光……讓你一生都難招架。發現問題，應立即去專業醫療機構求治，不可大意。圓錐角膜造成的角膜斜亂視，發生率大約是千分之一，即嚴重偏斜的散光，它的形成可能是某種外力重壓。

50 眼部外傷

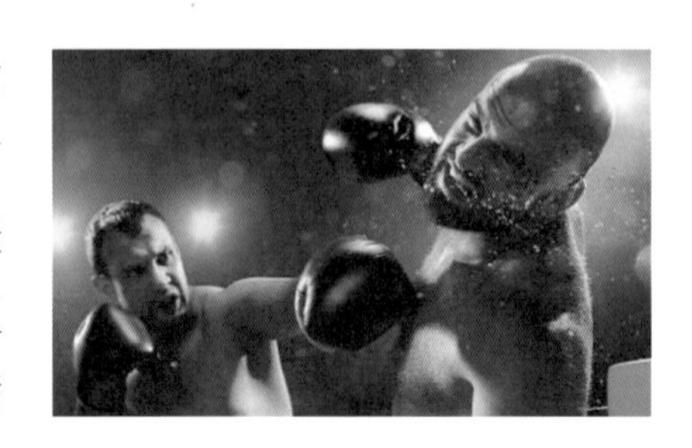

頭部遭到撞擊等意外傷害、受到過度驚嚇時，血管和肌肉會突然強烈收縮，導致輸向肢體末端的血流中斷，會讓眼睛組織缺乏應有的血液和氧氣循環。還有長期配戴眼鏡，不但會造成鼻樑的壓力，有時眼鏡的鼻墊也會刮傷眼角膜。要保護眼睛，不要讓眼鏡的架子、鏡片或鼻墊刮傷眼角膜。打架、車禍都可以傷到眼睛，千萬要避免外傷，眼部的外傷可能造成視覺功能的衰退甚至失明。必須教育孩子避免丟擲玩弄尖銳物品，從事化學實驗, 除草, 玩漆彈都要小心等。眼外傷的機轉概略可分為機械性與非機械性。機械性小至指甲刮傷角膜到穿 刺傷造成眼球破裂組織脫出，甚至強大的鈍挫傷造成眼窩骨折或創傷性視神經病變等, 症狀多樣且嚴重程度差異很大。角膜的表皮刮傷會造成疼痛流淚及異物感，若無感染角膜上皮很快就再生復原，但有些人會留下復發性角膜糜爛的後遺症。而全層的角膜撕裂傷就需要手術的修補，前房出血，虹膜或睫狀體斷裂，外傷性水晶體脫位或白內障，玻璃體出血，視網膜挫傷或裂孔 甚至剝離，還有黃斑部裂孔等傷害都可能造成視力的下降!有些視力模糊是一受傷馬上會發生，如前房或玻璃體出血等，而視網膜剝離則可能是一兩周後才日漸 模糊，外傷性白內障或青光眼甚至可能在好幾年後才造成視力的損害。鼻淚管斷裂則會造成日後溢淚的症狀，眼窩骨折則可能有複視的情形。機械性眼外傷著重於事前的防護。非機械性眼外傷最常見的是化學性灼傷，這類的傷害初步的處理至端重要將影響癒後，第一時間以生理食鹽水、自來水或任何可用之水，大量沖洗眼睛，沖洗時必須以手指將眼睛撐開並儘量轉動眼球，最好能沖 15 分鐘以上並接著送醫。外傷後想要回復視力，就必須設法讓緊縮而僵化的肌肉與神經組織重新恢復活力。

51 眼部化妝導致的眼疾

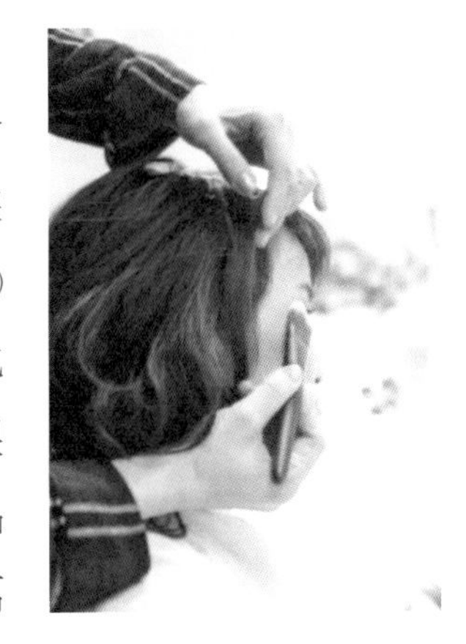

顏值就是生產力，為此付出的代價是：化妝導致的眼疾。這是因為瞼板腺（分泌油脂層，以延緩水液層蒸發及增加淚液膜表面張力，潤滑眼瞼及眼球的觸面）被化妝品的成分阻塞所造成的，所以化妝品也有可能造成乾眼症。市面上，眼線、眼影等可以增添眼部光彩的化粧品琳瑯滿目，就連粉底產品也是包羅萬象，他們都同樣含有很多的油脂。因此，畫眼線或接上睫毛膏時不要太靠近睫毛。我們的眼瞼有兩種腺體：在睫毛根部的叫眼瞼皮脂腺，開口於毛囊；另一種垂直並列地排在眼皮裡面的叫瞼板腺，開口於瞼緣。瀰漫性瞼板腺異常，主要是由於瞼板腺開口堵塞而引起的瞼板腺分泌油脂的質或量的異常。淚膜主要是有油脂層、水液層和粘液層組成，無論哪層出現問題，都有可能引起乾眼。眼睛需要的油脂層就是由瞼板腺分泌，所以當瞼板腺功能出現障礙，油脂分泌的就少了，油少了就會導致水的蒸發加速，因此使得眼表的淚液變少引起乾眼。睫毛的根部和眼線的位置，離瞼板腺開口很近，不僅可能引起眼瞼緣的炎症，還有可能堵塞瞼板腺的開口，引起瞼板腺功能障礙而導致乾眼。還有，不良的化妝品裡，可能含有有毒的化合物，以美麗的顏色經皮吸收，直接侵襲人的健康。可能含有致癌化學物品，除化妝品外，還有這些日常用品(香皂、洗髮精、牙膏、潤膚露、爽身粉、漱口水、面霜、洗面乳、口紅、腮紅、眼影、香水、髮油、除臭劑、口香劑……)。即使是質量沒問題的化妝品，開封後與空氣接觸，難免已被污染，要盡速用完或一段時間後就捨棄不用。女人化妝有一半的時間都花在眼睛上：戴美瞳、畫眼線、塗睫毛膏……或是粘假睫毛。畫龍點「睛」，為了有一雙電眼，戴假眼睫毛的人已越來越多，因為，用黏合劑將人造睫毛粘貼到睫毛根部後，瞬間就能實現閃亮大眼睛的效果。但這些美眼動作，都易起發炎。粘睫毛的黏合劑若有化學刺激性，就會引起睫毛發炎、瞼緣炎、毛囊炎、角膜損傷、睫毛脫落。經常畫眼妝的人，會出現血絲，癢，發炎，不舒服等後遺症。不良化妝品會造成乾眼症、睫毛刷及眼線筆中細菌引起的睫毛根部或者眼瞼緣感染。化妝品的碎屑掉入眼內，能引起異物感或結膜炎等疾病。所以，卸妝務必徹底，要不厭其煩的將彩妝都卸除乾淨，讓眼睛重新恢復正常的分泌功能。卸除若不確實，會讓彩妝殘留在眼睛，而卸妝的動作粗魯，也會把彩妝的化學成分推進眼睛裡。

52 整型、醫美(美容手術)的後遺症

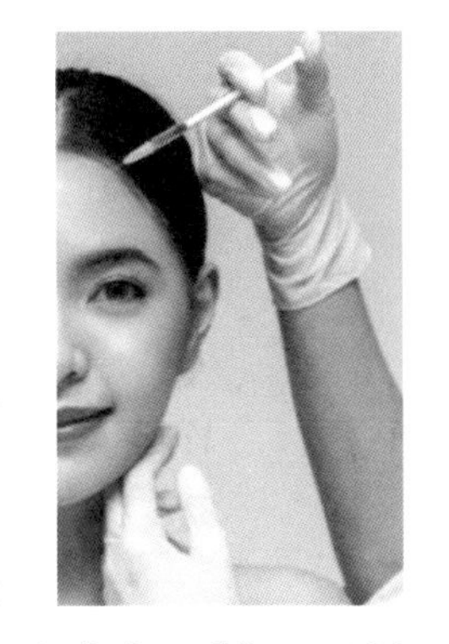

顏值就是生產力的代價之2：為了愛美，醫療美容大行其道，其中以乳房整形、乳房重建、上下眼瞼整形、鼻部整形、拉皮、腹部整形、植髮、抽脂、皮膚科一般手術、一般整形、狐臭治療、顱顏部整形重建、削骨手術等與外科有關的美容醫學手術最多。其中與眼睛有關的，最常見的手術，就是割雙眼皮，學術名稱為：上下眼瞼整形，它可能的後遺症有：雙眼不對稱、眼瞼外翻，但通常半年內會改善。較小的眼部手術，就是很多人都會去做的紋眼線。過去我們都說「紋眼線」，新的說法「美瞳線」。美瞳線屬於紋眼線的一種，不同之處在於美瞳線能夠增強眼神，視覺上可以放大瞳孔，就好像戴了美瞳一樣。為了讓眼睛更加炯炯有神，也為了節省化妝時間很多人就選擇做半永久的美瞳線。紋眼線一般比美瞳線的位置要靠外一點，主要看紋時的深淺、面積、位置，是否避開了腺體。有的是技術問題，過程中引起外傷、刺激，出現球結膜下出血、球結膜水腫、角膜損傷。紋眼線可以導致淚膜破裂時間縮短，角膜螢光著染加重以及引起瞼板腺損傷。紋眼線會損傷瞼板腺，破壞其功能，最後導致淚膜不穩定，進而引起乾眼不適的症狀。做美瞳線時，手術的位置在睫毛根部，這裡有瞼板腺的開口，瞼板腺分泌物是淚膜的成分。淚膜分為瞼脂層、蛋白層和水樣層，其中瞼脂層是一種油膜，是淚膜的最外層，可以擋住紫外線、熱氣和風，起到鎖水作

用，防止水分蒸發。如果沒有油膜鎖水，水分蒸發快，眼睛很容易乾澀。做美瞳線時，如果損傷了瞼板腺開口，腺體分泌物就會減少，容易引起乾眼症。另外，腺體開口堵塞，包括瞼板腺和睫毛附屬腺體（例如蔡氏腺），眼瞼容易長小包包，分泌物排不出來可能引起進一步感染，誘發麥粒腫、霰粒腫、瞼板腺囊腫。還有染料的質量，染料不好的時候流的淚都是黑的。不管是美瞳線還是文眼線，乾眼機率都會增大。手術雖小，也千萬別以為這種手術沒風險，有人做了植假睫毛、美瞳線，因執行不當，產生畏光、流淚、異物感真是活受罪，小手術也隱著許多危險的，不可不慎。

53 光角膜炎/眼翳

陽光折射太刺眼的雪地環境或沙灘及水面反射的陽光均可能引發光角膜炎，這會導致眼睛疼痛、發紅、頭痛、看見光暈及對光敏感。基本上，光角膜炎就是眼睛「曬傷」。長時間在戶外會導致眼睛長出翼狀贅肉。滑雪選手、農夫、漁夫、衝浪選手及長時間暴露於強烈陽光下的人均為高危險群。症狀包括眼睛發紅、發炎、有異物感、乾澀、發癢。

54 表情紋：魚尾紋、抬頭紋

女人的天敵：皺紋也與眼疾有關？這是因為，當你的眼睛不舒服時，你的眼部四周就會緊繃、疲倦、由於經常瞇著眼睛努力看東西，當然就導致皺紋增生，這就是魚尾紋抬頭紋很早就發生的原因，它們都是表情紋。

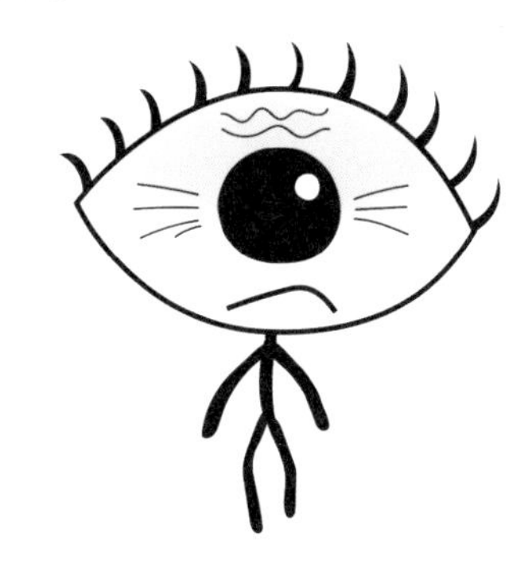

……看完以上各種眼疾，可說，全民全都面臨眼睛危機，大家都要有所警覺。雙眼是人們的靈魂之窗，儘管眼部只佔體表極小的面積，但它決定了人體行動的自由與否。眼睛是全身唯一外露、最脆弱的器官，四肢再健全，五官長得再美麗，若眼睛不行了，人生就是黑白的了。我們一定要預防，不要讓這些眼疾發生。

眼睛透視全身病狀

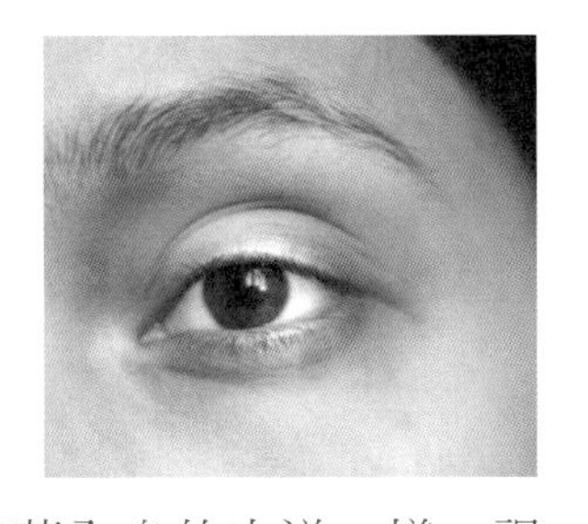

眼睛不只是靈魂之窗，還是全身疾病之窗。眼底血管就像全身血管的一個窗口，如果在眼底發現視網膜動脈硬化，就代表著腦血管或身體其他血管已經出現了硬化問題。就像耳朵及腳底，都代表著全身的穴道一樣，視網膜就是一個健康的通路指標，全身的疾病會在眼睛出現徵兆。眼睛有了問題，一定會帶來外觀的改變與視覺的變化，所以要多加留意眼睛外觀，才可及早尋求專業醫生的診斷與治療。

《眼睛外觀》

1. 紅眼：眼瞼、結膜或鞏膜變紅或出血是最常見的一種症狀，可能的眼疾包括急、慢性結膜炎、角膜炎、結膜下出血、針眼、急性青光眼、乾眼症，若有經常性的結膜下出血則需注意是否有糖尿病、高血壓及凝血方面的問題。
2. 凸眼：最常見的是因為高度近視所造成，但也要考慮是否有甲狀腺功能亢進或一些罕見的疾病，如眼窩、腫瘤等；若是眼瞼腫脹疼痛則可能為針眼或眼瞼發炎或過敏。
3. 眼球顏色異常：虹膜顏色會因為人種的不同而深淺不一，而在東方人一般均為深棕色，若有顏色異常必須懷疑是一些全身性的疾病；像惡性貧血、銅代謝等。
4. 眼瞼下垂：兩眼瞼緣不同高度，此為重症肌無力症之症狀。

《視覺改變》

1. 複視：可分為單眼複視及雙眼複視，主要為眼球本身的問題，像白內障，若是雙眼複視，通常是因為控制眼球運動的神經或肌肉異常所造成，罹患腦瘤的可能性也不可忽略。
2. 視力突然不清：可能患有視網膜出血、剝離、視神經炎、青光眼、肝震瘍引發急性失明，甚是中風前兆都有可能。
3. 視力漸漸模糊：可能患有視神經萎縮、虹彩炎、白內障、慢性青光眼。
4. 看見黑點或黑影：可能患有視網膜剝離或飛蚊症。
5. 當你直視著燈光：看見燈泡周圍有光圈時，可能是患青光眼或眼角膜水腫。

《眼睛不適》

1. 怕光：可能患有角膜炎、角膜破皮。另外，點散瞳藥也會怕光。
2. 眼睛癢：最可能有是過敏性結膜炎。
3. 眼睛有異物感：可能有倒睫毛或眼瞼結石。

以上這些眼部的症狀，若能稍加注意都能自我發現，但由於牽涉的範圍可由單純眼睛的疾病到全身性的疾病，林林總總，所以若有發現任何眼部的問題，千萬別掉以輕心，應盡速尋找專業的眼科醫師諮詢，以得到妥善的診治。預防重於治療，這是不變的定律。

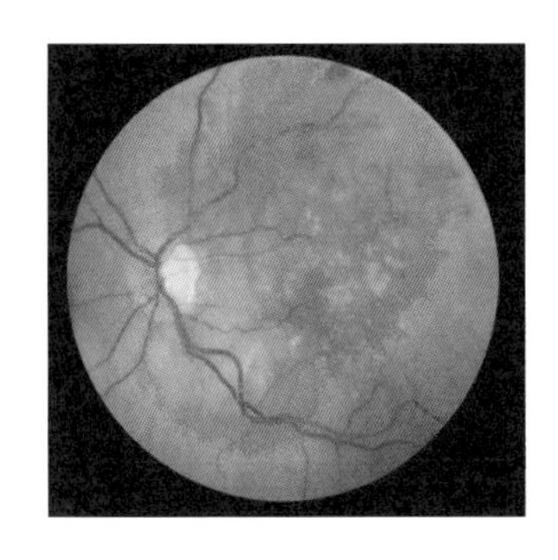

★眼底攝影看全身：現已有人研發成功透過眼睛檢測全身的儀器，瞳孔成為健康檢查的大門。這種儀器同步可觀察到眼睛的血管、細視神經、黃斑部、視網膜，可及早發現問題解決問題。

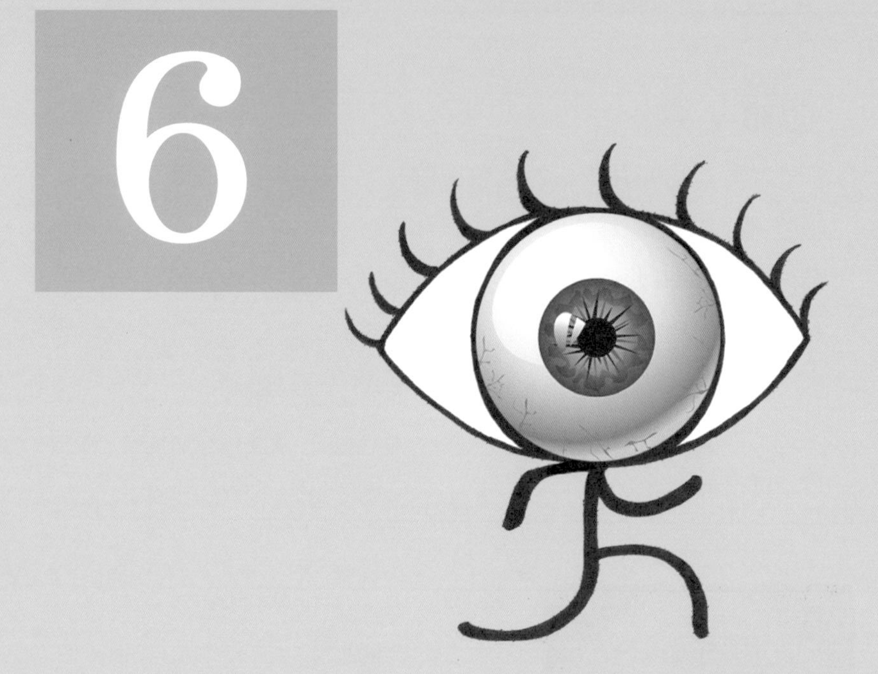

眼睛崩壞的「慘案」實錄&
惡搞視力(必成功)的秘訣

「健康不是一切，沒有健康就沒有了一切」「預防重於治療」，如果眼睛壞了，工作、事業、生活全部都成空……以下的真實案例供大家提高警覺。

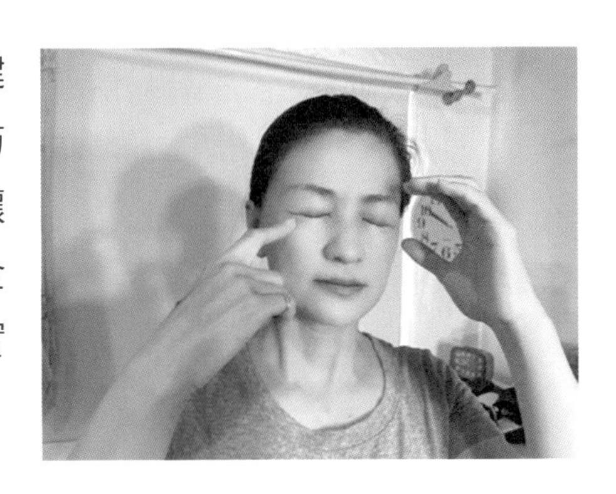

八大新聞：現身說法的李小姐 26歲的她大學剛畢業，視線中間突然出現了一個大黑洞而且視力模糊，身為黃斑部病變患者，她後悔莫及地投入公益，在電視裡分享她的經驗。她說：我看到直線棋盤格卻是扭曲的，已被醫師無情宣判黃斑部病變讓我往後的歲月都將帶著一個黑點生活下去。出國打工度假的計畫全中斷，大好人生正要啟程，一切全毀了。出門要戴帽子遮光，視力剩不到0.1，未來可能失明。她曾一個禮拜至少有5天都是在關燈的狀態下玩遊戲，玩到眼睛流淚才睡覺。她自責：為什麼要長時間用電腦？為什麼要在暗處用手機玩遊戲？但她後悔但已來不及了。她活在失明的恐懼中，更愧對親人。治療打針是一根針直接插在眼球上，就算有麻醉還是非常痛，大部分都要打2到5針才會好，但有些人是打了也沒好。差點失明讓她痛定思痛，所以開設粉絲團，把經驗分享給跟她一樣錯誤的使用手機的人。

不敢再吵架了▌ 患有高血壓病史的她，一天又和先生大吵，沒想到之後左眼突然一片黑暗。原以為是天公伯的懲罰，趕緊坐下念佛，休息了半小時仍沒有改善，趕緊就醫。經過醫師散瞳檢查，被診斷為眼睛中風，視網膜中央靜脈阻塞。從此，她再也不敢吵架了。

冷氣致眼疾▌ 8歲和9歲的兩兄弟得了青光眼求診，他們的共通點就是低體溫，他們的體溫只有35℃。體溫一旦降低，眼睛的血液循環就會變得遲緩，而血流障礙正是眼睛健康的大敵，他們再也不敢晚上開著極冷的空調睡覺，以免視力明顯降低。其實全球的人都體溫日漸降低，數十年前全球平均體溫是37度，現在都已36度多了。

不敢走路的老先生▌ 85歲的老先生，身體一直都很好，突然不願意走路，不肯出門，邁腳步時都是顫抖的，常要踮著腳走路。家人以為是有了肌少症、自閉症或老人癡呆症，並擔心這樣會身體越來越衰退，一直鼓勵他要走動。後來才得知不是腿腳及心理的問題，是他得了青光眼，看不清前方而讓他害怕跨出腳步。

建設公司老闆獨生子弱視▌ 中年才結婚，近50歲才得子，但孩子因早產而嚴重弱視戴著厚重的鏡片，他願傾家盪產、四處求醫也無法解決這問題。

生產完就多了500度近視 ▌ 懷孕前已800多度近視的媽媽，到生產完時，竟然到了1300度，迎接到新生命的喜悅時也發現這大問題，不知是壓迫到什麼地方，找不到原因也無法解決這個問題。

猛爆性肝炎後失明 ▌ 上市公司老闆開會中突然倒下，急送醫後為猛爆性肝炎立即開刀，時間緊迫，明知可能會影響視力，開刀前顧不及去叫眼科來會診。開刀成功，救回一命，但眼睛也因為充血問題而逐漸失明了。

看不清訂單的中介 ▌ 他國小就深度近視，是公司裡每月業績最好的房屋中介員，但長期不理眼睛的問題，33歲時，在沒有預兆之下，併發了馬蹄形狀視網膜破洞，周圍出現閃電和飛蚊，接近失明，連訂單都看不清，遑論去談訂單，人生劃下了休止符。

腦中風後的後遺症 ▌ 後腦一圈血塊開刀取出後，慶幸沒有留下手足行動不便的後果，但找不到原因的後遺症是：視力萎縮，周邊越來越模糊，且還在惡化中。

2歲就600度近視 ▌ 爸媽不在，孫女由祖母給手機及平板當保母，結果才2歲，就近視600度，爸媽後悔莫及。

9歲時就診斷出近視▍ 13歲時，近數度數已經破六百度；高中時，度數逼近九百度，不僅近視度數不斷加深，視差（兩眼度數的差距）也愈來愈大；大學畢業時，右眼的近視度數已經來到一千兩百度，左眼則是七百度。剛檢測出有兩百度左右的近視時，因為看不清楚黑板上的字，她立刻去配了一副眼鏡；覺得拿上拿下很麻煩，所以整天都戴著眼鏡。

度數每年都在惡化，每隔一段時間她就覺得看不清楚、需要重配眼鏡。為了美觀，她也另外配戴了隱形眼鏡。

戴隱形眼鏡出門時，同時要隨身帶著備用眼鏡，每天必須花時間清洗隱形眼鏡，出國時要帶著笨重的隱形眼鏡藥水。

銀行區主管被迫提早退休▍ 薪資非常好，每天從天亮工作到天黑，一整天待在公司使用超過8小時的電腦，面對的是螢幕上大量的數字報表和工作資訊，完全沒有曬到太陽。打拚20年，眼看就要升職的他正要面對事業巔峰，但眼睛疲勞乾澀，平時嚴重偏頭痛，每日要吃2顆的止痛藥。醫生診斷後下通碟：必須立即停止再這樣用眼，要長時間休息，不然會失明。他很難抉擇也不捨，但最後還是只能黯然退休。

因高度近視被裁員▍ 他視力越來越糟，常前面有人走過來和他打招呼，他也看不清楚對方的五官而分不清對方是誰，因而沒有打招呼，讓同事以為他很驕傲。在公司走道上他多次沒發現老闆而沒打招呼，得罪了主管後，在一次裁員潮中，他被列為請退名單的首選。

吵著要換地板磁磚的媽媽 ▌ 原本就有眼睛畏光與耳鳴問題的老媽，近日吵著說家裡地板磁磚該換了，因為都扭曲變形，家人帶去檢查才知是「黃斑部皺摺」造成的。

假期後成大近視眼 ▌ 孩子的生日禮物是一台平板，他開心地用它打電動遊戲，父母也放任他在暑假中盡興玩。結果，暑假過後孩子就開始抱怨視力模糊，家長一聽到小孩看不清楚，未經看診確認，就帶孩子到附近眼鏡行配上眼鏡，結果，假性近視弄假成真，孩子一步到位，成了一個終生眼鏡族。

20歲大學生竟白內障 ▌ 原因就是深度近視。

17歲高中生竟黃斑部病變 ▌ 也是因為深度近視。

13歲的國中生一隻眼睛視網膜剝離而失明 ▌ 一樣是因為深度近視，另一隻眼睛也快看不見了。

因為手術失敗而丟掉工作 ▌ 因為手術後的後遺症，走路就會撞到路邊摩托車甚至玻璃，在辦公室裡會撞到同事的桌子及隔間，造成辦公室的困擾，讓他被迫自動離職。

被宣判還剩10月而自殺▐ 有一個知名社團的大總監，有錢有勢，且做很多的公益，突然發生眼中風，醫生預言大概10個月後就會失明。沒想到有一天晚上，想不開的他突然從他的豪宅高樓上跳下去身亡。

運動傷害▐ 他去上摔角課，一次上課就被摔倒而視網膜剝離。他不知道視網膜是非常脆弱的，拳擊、空手道、柔道、摔角等會對頭部造成重大撞擊的運動，都會過度刺激視網膜而帶來眼疾。

作家因眼睛手術而失去一隻眼▐ 他著作等身，但右眼的開刀手術不成功，連續開刀，每隔6個月就繼續開刀，這樣開了6次都不成功，最後右眼失明。雖然每次保險公司都有給他保險金，但他寧願有視力而不要有保險金。

看連續劇得了黃斑部病變▐ 大學女生，視力中央突然出現一個巨大黑點，棋盤格會扭曲，視力剩不到0.1，原因，是她長時間用電腦、在暗處用手機。下班後就整個時間泡在永遠看不完的連續劇裡，且在關燈的狀態下和男朋友相擁看連續劇，她覺得很有情調。她無知地讓炙熱的藍光一直傷害眼睛，濫用眼力的結果年紀輕輕就得了黃斑部病變。她恨那些拍得讓她日以繼夜看下去的連續劇，讓她餘生看到的世界就永遠有一個大黑點。人生計劃頓時歸零，但懊悔已來不及，餘生只能活在恐懼中。

健身後遺症 ▌ 在健身房跑跳太激烈，只不過是跌倒了，爬起來後大腿骨折外，左眼的視力突然惡化，原因不明。大腿骨折休養

博士當氣功班的助理 ▌ 博士生為了拼博士論文，沒日沒夜的讀資料做數據，在拿到學位的當下眼睛就已接近失明。寒窗苦讀成功的他，讓美好未來化為泡影。他找不到理想的工作，只能用餘光為幫他推拿已將近廢掉的右手(打字過量所致)的氣功師當教學助理。

6歲近視-1100度-275散光 ▌ 因為這個孩子的父母讓他2歲就開始用手機看卡通影片 。

10歲近視2775度 ▌ 醫院為他配載眼鏡矯正後視力為0.1，原因是他的父母讓他2歲就開始用手機玩遊戲。

突然眼睛中風的上班族 ▌ 任由黃班部病變發展，29歲時，前一天還在使用電腦，隔一天醒來，他就失明了，他才知道世上有「眼睛中風」這件事。

配戴遠、近二用的多焦點鏡片的後遺症 ▌ 原本1.5的視力只剩下0.1到0.2，因為他不戴眼鏡就會一片白茫茫，就聽從建議配戴多焦鏡片，結果讓看遠的裸眼視力降低。

寵物店裡的美工設計師▌ 一位資深美工設計師，薪水很高，但工作須要經常加班，整天都在看電腦。直到有一天眼科醫生宣判：「你再看電腦，你要預防失明。」復建科的則說：「你再用電腦，你的手就會廢掉。」有一天，他突然眼前一黑，眼睛「中風」了。事後，他被迫離開他無法勝任的、最擅長的設計工作，到親戚家的寵物店工作。

企業家成為氣功老師▌ 上市公司老板因腎病而失去一個腎後，同時眼力也退化，所以去大陸學氣功，日後成為一個講身心靈的氣功師。

和主管大吵一架後成深度近視▌ 眼睛屈光度數從原來的-300度，一下子惡化到-600度。他不知道壓力會加深近視和散光。壓力作用可以導致眼睛的水晶體和睫狀肌、眼睛周圍的眼肌，與大腦功能急速停止。得罪了主管外，他付出的代價還有視力惡化。好在他的深度近視，在一星期後平撫情緒時，再次測量視力就恢復原來的度數。

始料未及的退休▌ 名牌醫師，去做了一種很普通的手術，竟未成功，帶來許多後遺症，其中一個後遺症是不知為何的視力急劇退化接近半盲，讓他只能離開工作崗位，英年退休令人訝異。

因眼睛開刀失敗而失去一隻眼▌ 上班族眼睛開刀失

敗，連續開了6次都不成功，反而更惡化，雖然6次都得到保險公司的理賠，但最終還是失去一隻眼睛的視力。從此不能再開車，走路常撞到東西，只能在家從事自由業。

因為糖尿病失明而終止事業 ▌ 企業界老板沒有控制好血糖，開始洗腎，又失去視力，因為無法妥善經營事業，而只好提早結束，才50歲就把公司賤賣給了別人，從此就只能在家裡和公園裡發呆。

因為視網膜剝離而只能提早退休 ▌ 眼睛出問題後，開始不能提重物，偏偏他的工作須要經常搬東西，所以只要提早退休，損失退休金。但在家時也都不能做家事，形同廢人，同時因此和太太關係惡化。

自稱睜不開眼的老先生 ▌ 他一直抱怨自己的眼睛睜不開，所以讓他看不清楚，他不明白，其實他的眼睛是睜得很大的，原來他已白內障了而沒人告訴他。

直銷大老鷹不敢見人 ▌ 一位某知名直銷保健品的上線，天天自己吃、推銷下線吃她宣稱治百病的高價保健品，但她得了嚴重的黃斑部病變。無法解釋為何她吃這麼多這保健品卻無法解決眼疾，竟隱瞞不說，繼續opp 辦活動搞組織，繼續宣稱這保健品對百病包括對眼睛都有幫助。她有苦故意不說，因為怕影響業績。

因糖尿病而失明▌ 長達20多年聽從醫生的指令，每天認真吃藥打針控制血糖 ，以為「控制」住就沒事，並以一直不用洗腎為傲，但劑量越打越大……有一天，同時引發白內障及黃斑部病變，讓他瀕於失明，即使天天認真吃藥打針，最後還是發生併發症，但後悔已來不及了。

擔心失明而得憂鬱症▌ 擔心視野缺損惡化而失明, 終日惶惶不安、夜不成眠，導致嚴重失眠，必須靠藥物才能入睡。吃安眠藥物後，劑量不斷增加，吃到最後，即使吃了也睡不著，結果得了嚴重的憂鬱症。

手術中突發性失明▌ 一名知名權威外科醫生,曾替很多人開刀,挽救許多生命，但沒注意非常耗眼力的手術工作讓他的視覺系統一天一天衰敗。有一天在手術中視力突然模糊起來，原來是黃斑部病變，結果緊急讓別的醫生來接棒繼續完成手術，差點造成醫療災難。他因為這事件不敢再開刀，只敢做門診的工作。

【眼屎成為起床惡夢】他每天起床時眼屎多到睜不開眼睛，無論用什麼水(開水或眼藥水)來化解，都非常的痛。這解決不了的眼屎，讓他每天早上都很怕起床睜開眼。

惡搞視力(必成功)12招

惡搞視力行為	對眼睛造成的傷害及影響
1. 近距離用眼睛 看3C工具(電腦+電視+平板+手機+VR)工作或娛樂	→ 電腦視網膜症候群 (Computer Vision Syndrome) +近視 (Myopia)
2. 低頭(桌椅高度不當、姿勢不良)用眼睛 看3C工具(電腦+電視+平板+手機)工作或娛樂	→ 腰痠背痛+近視+大腦缺氧
3. 長時間看3C工具(電腦+電視+平板+手機) 工作或娛樂(日夜看劇、玩遊戲)	→ 眼睛疲勞 (Eyestrain)+ 眼睛痙攣 (Eye twitching)+近視+黃斑部病變
4. 長時間在不良光線(藍光紫外線都強的Led燈泡)的環境(居家、辦公室、商場)下工作及生活	→ 網膜色素變性 (Retinal dystrophy) → 近視、黃斑部病變
5. 黑暗中用眼睛	→ 近視、黃斑部病變、周邊視力不良
6. 在搖晃(車上、走路上下樓梯中)+空氣不良、不流通的環境(低溫冷氣)中生活用眼睛	→ 眼睛乾澀 (Dry eye syndrome) → 近視+交通安全事故
7. 長期開車	→ 近視+眼睛疲勞
8. 長時間佩戴不合適、質量差的眼鏡或隱形眼鏡	→ 角膜損傷 (Corneal abrasion) → 近視加深 →缺氧→引發白內障
9. 常年使用不良或過期眼藥水	→ 眼睛感染 (Eye infection) → 角膜發炎
10. 抽煙喝酒吃甜食	→ 糖尿病視覺問題 (Diabetic eye disease) → 因眼底充血而失明
11. 暴飲暴食暴怒	→ 眼壓增高造成青光眼
12. 材質或手術不良的美容醫美整型(眼部化妝品、假睫毛膠水、染眉液)	→ 眼睛過敏 (Eye allergy)+近視+感染

……讓眼睛壞掉，有無數的方法，而讓眼睛健康只有1個方法：健康使用它。

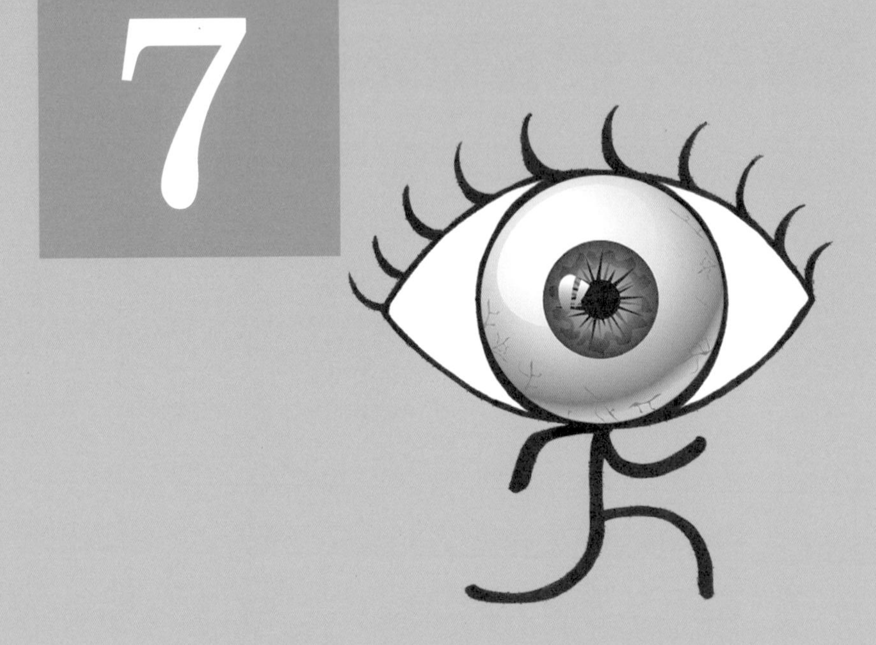

遠離眼疾的3部曲之1：

遠離光害-

光源是營養，也是傷害

生命的起源就是光 神說：「要有光。」就有了光。光對生命而言，是一個非常關鍵性的元素。13億年前的宇宙大爆炸，到各種信仰的造物者的現身，都一定伴隨著光的出現。過去我們都認為光是時間、是速度，所以說「光年」，其實真正的光是一種距離。2022年諾貝爾物理獎《量子糾纏》證實了：「意念」的威力！這是多麼地震撼，它證實了第6感，心靈感應，心念，靈魂，吸引力法則等是真的存在的。這個學術研究，抓到了這樣的畫面：原本的光波，在觀察者看它的時候，當即變成能量與粒子。就比如孩子在房間裡不知是在看書還是在打電玩，你一打開門孩子就會在第一秒鐘裝出你想看的樣子，都是一瞬間的事，所以意念可以改變能量是真的。有的人得了不治之症，非常害怕，不久就被嚇死了；而有的人得了同樣的病，卻根本沒往心裡去，結果卻活了很多年，甚至還完全痊癒了，這就是信念的力量。這就是為什麼一個人腦子裡想的是什麼，會出現想要的現實，這就是心想事成。個性不好的女人，老是吸引同樣的渣男；陽光的人總是貴人知己多。宅在家裡且都面對3C產品、看宮鬥劇及玩殺人遊戲的人越來越負面，而接觸陽光且多運動的人較健康且運氣會好。所以，思想負面的人不喜歡戶外生活，就會越來越墮落，正能量的人總是擁抱世界愛活動愛旅遊，生活就會越來越光明。老外會去專門晒黑的店，要晒出好像有錢人那樣渡假才可能出現的膚色。那種燈也是仿太陽燈的概念。在永夜的地方，太陽日照時間短，已知憂鬱症患者就多，因為陽光決定一個人的情緒健康。光裡就是各種顏色，冥想者聲稱，他們觀想不同的顏色就有不同的改變力量。所以一定要注意你周遭的光是否健康。

不希望弱視幼童成大近視▌ 我對「光」開始關注，始於心疼客戶弱視小孩，快速成為大近視眼四眼田雞的這件事。我自己也是為人父母，感同身受看著孩子視力出問題時，那種束手無策的痛苦。我訝異弱視孩子為了調整視力而點了長效型的散瞳劑，因而增加近視度數且會畏光。我已為數萬人驗過光，早就發現許多孩子的瞳孔已經習慣了停止不動。我感到非常憂慮，開始尋思是否能有幫助這種孩子的方法？最早我的想法非常單純，我只是在想：能否想辦法讓孩子的瞳孔再回復伸縮自如的功能，或是在畏光時不要遇到傷害他的光源。這種關注讓我一腳跨進光學的世界，這讓我立即明白，果真，生命的起源，就是光。

光害無處不在▌ 「光」全面地決定我們的生命品質，可確認的是，健康的光線有助健康，也是生命必須，那麼為什麼光又造成了我們的問題？原因就在我們接受光的種類、時間及方法有問題，以及人類發明許多有害視力的照明設備。再加上新冠疫情增加了商界人士視訊會議、學生的在家視訊學習，在在都加速眼睛問題的惡化。台灣近視人口超過1300萬,比率居全球之冠，眼疾年輕化……過去都怪升學主義與電視，現在說「3C」產品如洪水猛獸，往往忘了另一個凶手：人工照明光源。 光的形式千變萬化，從遠古的火、蠟燭、油燈，到現代的白熾燈、日光燈、LED，雖然取得方式越來越方便，但看不見的危害卻越來越嚴重。蠟燭燃燒會產生PM2.5，煤油燈會產生刺鼻臭味及帶來空氣污染，日光燈的紫外光強，而且含有毒的汞。近代發展快速的LED（發光二極體），耗電量低、亮度高，看似是照明界一大突破，卻富含藍光與紫光，不管白天還是夜間長時間使用，都會危害眼睛。

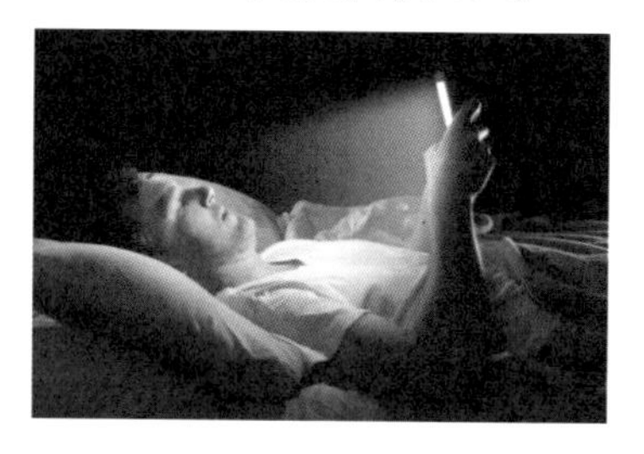

職業傷害 我們感謝艾迪生發明了電燈，1879年10月21日，他在實驗室裡，用碳化的捲繞棉線作為燈絲，成功製作出世界上第一個電燈泡，這個電燈泡發出了大約十盞煤氣燈的光芒，持續了約13個小時，從此讓人類有了「生活之光」。一路演變下來，人工照明給了我們便利，但也帶給了我們有害的電磁波與過多的藍光。有眼疾的人，一定要注意：燈光是罪魁禍首之一。這是人人都該知道的常識：人工照明造成緊張，太陽光則讓人放鬆。為五斗米折腰的代價之一：光害造成的職業傷害。室內工作如攝影師、錄影師，面對的都是人工照明，透過鏡頭看到的都是藍光，而且在工作中心裡是有壓力的。視網膜的光化學損傷，取決於累積的「光曝照劑量」，這種損傷，可來自短時間但高強度的光曝照，也可能來自低強度但長時間反覆的曝照。所以暴露在有害強光下，即使短時間也會受傷，這讓人想到許多行業，比如錄影棚裡燈光下的職業。在攝影棚裡的工作人員，眼睛最受傷的是主持人及演出者，因為整個場子的燈光都聚集在他們眼前身上。所以有些女主播懂得，儘管是在室內也要防晒，但照進眼睛的光害，卻是擦防晒乳也沒有用的。有人檢測錄音間的攝影燈光，它不像錄影棚那麼強，沒有紫外光或紫光，但是，藍光卻很多。所以專業攝影師、錄影師、還有字幕後製製作者這些人，因光害讓他們的職業生命很早就會結束，因為視力會快速退化。而你沒辦法改變光源，也無法決定辦公室的燈，因為老闆沒有意識到辦公室照明影響員工的健康，影響到工作效率。老闆不懂、也不願意換成光害較小的燈，很無奈(但你可以自己準備一盞健康檯燈放在你的辦公桌上)。即使是自然光線，過量也是傷害，以前的農夫，不懂得護眼，也沒有戴太陽眼鏡，海邊或海上工作的漁夫、經常下田工作的農夫，50 、60歲就因為長期暴晒在太陽下了有了白內障的人比比皆是。現在臭氧層破洞，戶外光害更嚴重傷害農民。極度用眼的還有戶外的賞鳥族，但透過望眼鏡看到的是賞心悅目的、大自然的自然光影，眼球是放鬆的，光害的程度就較小。做裝潢的設計師是否懂得光源光害問題？許多豪宅花千萬的裝潢費，但建築設計師有沒有裝置有益健康的燈具？所謂AI智能屋，是否裝置了昂貴豪華美觀很科技但有害視力的燈光？還有，公共設施的燈總是光亮得嚇人，它們是否對工作人員及客戶有害？以前覺得光亮的百貨公司是賞心悅目的畫面，現在我知道的是成天在那強光下工作或購物的人承受的是不自覺的光害。還有，目前最流行的自媒體，讓許多人天天都在做直播，他們長期所用的燈

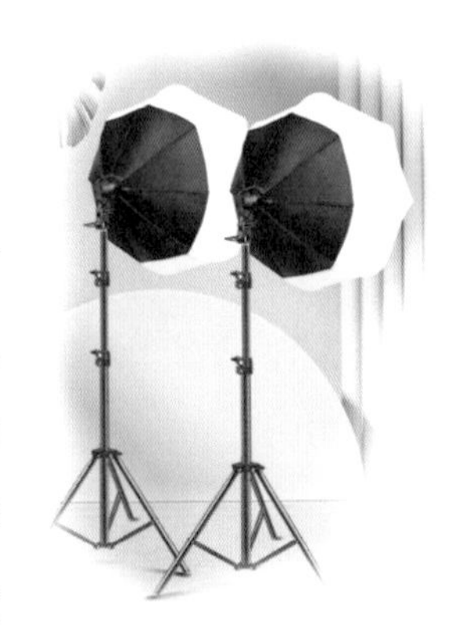

源就非常重要。更別提卡拉OK狂，整天看著螢幕字幕也等於在用電腦工作。當前遊覽車上都有電視機，不是唱歌就是放影片，讓人出遊了還在晃動的車中不停地看螢幕。為何會有這些現象，該如何避免……我心中有太多的疑問，都找不到答案……。

都是藍光&紫光惹的禍 為什麼現在這麼多失眠的人？這麼多以前沒有的精神疾病？在人工照明出現之前,太陽是照明的主要來源,日出而作，日落而息，人們到了時間就會在黑暗中度過夜晚。現在,在世界大部分地區,夜晚都被照亮了,我們很容易獲得光線，並且善加利用：徹底狂歡、加班加工，並認為是理所當然的新生活方式。我們的心想要減少睡眠時間，增加工作娛樂時間，但身體「力不從心」，我們就得為沐浴如此的萬丈光芒中付出代價。整天到晚上的人工照明，已經使我們的身體生物鐘晝夜節律失常，緊跟著失調是我們的生活作息及情緒周期。於是，破壞內部節律後，睡眠障礙就越來越多，越來越嚴重，接著發生的就是精神病症、癌症、糖尿病、心臟病和肥胖症。人工照明帶來的禍害，就是藍光。本來藍色波長是有益的, 在白天的藍光會提高我們的注意力、反應時間和情緒；但持續到晚上，帶螢幕的電子產品以及節能照明，讓我們暴露在極為強烈的藍光與紫光中，日落了，但我們已被刺激得無法

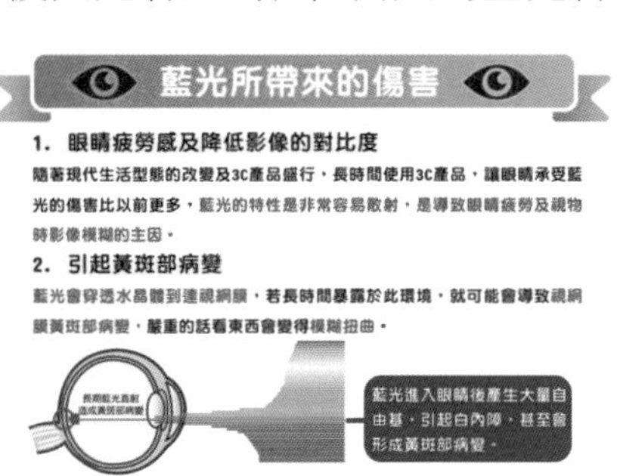

休息，因此這些光就成為破壞性的健康殺手。當然陽光中也有藍光的光害，但你不會正視、直視、一直看著陽光，但你會好幾個小時一直直視、近著看LED的PC，電視和3C手機等LCD螢幕。還有，太陽光的光波是綜合的，且是一直會變化的，而人工照明的光波是固定的。

小心「藍漏」：為了白光付出的代價 LED燈是藍色燈珠或紫色燈珠貼上黃色螢光粉，為了得到白光，原理就是用部分藍光擊打黃色螢光粉，螢光粉的壽命不如藍光LED，時間久了，便無法再吸收藍光，而導致藍光越來越多的「藍漏」現象。有些民眾使用橘白光LED檯燈，卻發現「光越來越藍了！」原因很有可能是黃色的螢光粉開始失效，更多藍光開始釋出。藍光會引起視網膜病變、紫光會引起白內障傷害，這應該不是新知識，科普一下就會有完整答案。要知道：想要減少藍害,光色就不能太白。目前LED的色溫，暖白光的3000K，冷白色光6000K上下，它們的溫度與光度，都是對靈魂之窗的傷害。即使知道有藍光的LED燈會造成眼睛的傷害，但是政府還是持續推廣，只為了節能省電，或是沒有別的燈源可選擇？LED發光單位的尺寸比鹽巴顆粒還小，光線過度集中、刺眼，如果要作為照明，就必須先將光線均勻分散，才能使用。相較之下，周教授的OLED的結構是兩層半導體性質的氧化物，中間夾著一層比頭髮還細一千倍的發光材料。對眼睛來說，亮度均勻的平面光比較不會有負擔。當前的LED燈溫度高、能量強，在這樣的環境下工作，若沒有定時讓眼睛休息，對靈魂之窗的傷害就很大。主張「工程倫理」「醫學倫理」的周教授提到：為什麼工業化國家的婦女因乳癌死亡提高？推測可能與夜間的明亮照明所致。全球最幸福的國度丹麥，有許多人仍在點蠟燭，主張「不是隨手關燈，是根本不要開」。光線夠亮就行，不該很亮，重點是不要有光害。但光害較低的OLED的研發費用昂貴，早先的一公克造價高達3~5萬，目前採燈片式處理的燈具，應是最接近類燭光的燈源，周卓煇教授與台灣的智晶光電開發量產技術，令人期待量產。

小心隱形的「閃頻」光害▌ 燈具不是只要會亮就好,遇到不好的燈源,它的「頻閃」會影響視力。「頻閃」是隱形的，你不自覺,但只要你發現視覺疲勞,視力下降、少年近視、中年老花,智力反應下降、偏頭痛和心跳過速時，就可能是長期生活在有頻閃照明下的後遺症。1986年英國劍橋大學醫學研究結果指出，人們是不自覺看到頻閃的，而長期生活在有頻閃的照明下，容易有視覺疾病，且會導致智力反應下降、偏頭痛和心跳過速等病症。人們不能「看」到頻閃,但長期生活在有頻閃的照明下,容易造成視覺疲勞,引起視力下降、少年近視、中年老花,嚴重會導致智力反應下降、偏頭痛和心跳過速等病症。凡是經常頭痛的人，與其吃止痛藥，不如去檢視照明的問題。

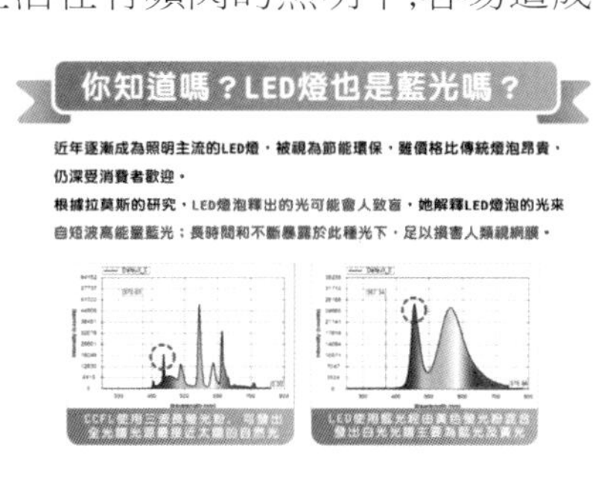

光害造成失眠 ▌衛福部統計：2022年台灣人吃的安眠藥高達10億顆，以每顆安眠藥的厚度來總算，等於170座101大樓。等於每5人就有一人吃安眠藥，睡不著吃，有人連結事連假也吃來調整作息。白班工作者失眠盛行率是10.4%, 輪班工作者是23.3%，食藥署的資訊讓我們知道，避免醫源性成癮是當前大事。奇怪，我們的生活品質越來越好，為何睡不好的人越來越多？很多整天無聊看電視手機的老人半夜就起床，到黑暗的公園裡坐著，還說這樣是正常的。這樣不正常，不正常的原因是壓力，是眼睛壓力！原因之一就是光害。無紙化的工作環境，人們被迫必須長時間盯著螢幕看，且手機電腦螢幕的直射光線強度，是自然界的間接光線的3倍。尤其年齡增長後,眼睛的老化,對照明的強度和眩光的敏感度也隨之增加，若持續使用不恰當的照明燈具,可能導致失眠。因此，住宅中的燈源選用與照明必須非常講究。不對的燈光,只要一打開,就是在傷害眼睛。富含藍光的光源，如果在夜間長時間使用，會對眼睛與生理造成危害。大量藍光與紫光，就是造成「褪黑激素」停止分泌、使入睡困難的原因。睡眠

燈管集合大比拼

比較項目		T8	T5	LED	CCFL
燈管壽命(小時)	小時	7,500	12,000	20,000	50,000 勝
	年	0.9	1.4	2.3	5.7
耐點滅(次)		0.3萬	1萬	1萬	10萬 勝
光衰表現 (3000小時)		30%~35%	20%~25%	30%~50%	2%~3% 勝
總消耗功率(W)		80W	56W	40W 勝	48W
燈管工作溫度(℃)	中間	65	62	80(散熱片)	46 勝
	兩端	88	83		67
演色性 (Ra)		80	80	<70	85 勝
維修成本		高	高	高	低 勝
材料環保		[illegible]	[illegible]	[illegible]	[illegible]

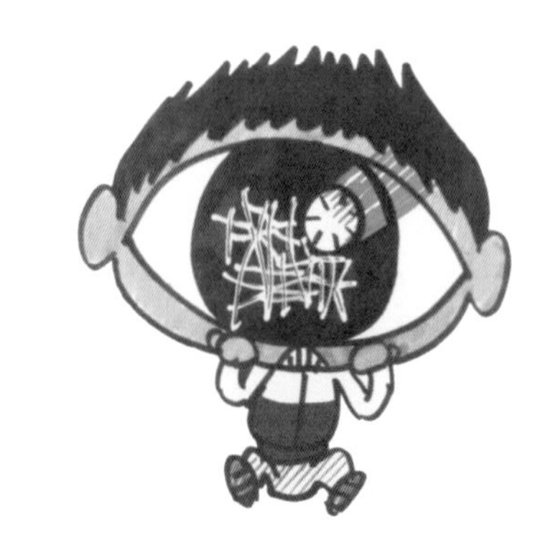

不好，必然造成體力、健康、情緒一連串的惡化。於是我開始研究各種燈具、燈管的差別。

認識波長 要了解光害，就要了解波長可見光，就是人眼看得到電磁波部份。可見光的波長由 400 至 700 nm，有的人可以看到380 至 780 nm。人眼最敏感波長 555 nm 最近，即係光譜裏的綠色部份。我們熟悉的彩虹七色,分別是紅、橙、黃、綠、藍、靛、紫。每個顏色所對應的波長不同，波長決定光是有益還是有害。買燈時，要比較不同燈源的不同波長。

紫外光或紫外線：波長在380或是400奈米以內

紫光：波長400到450奈米

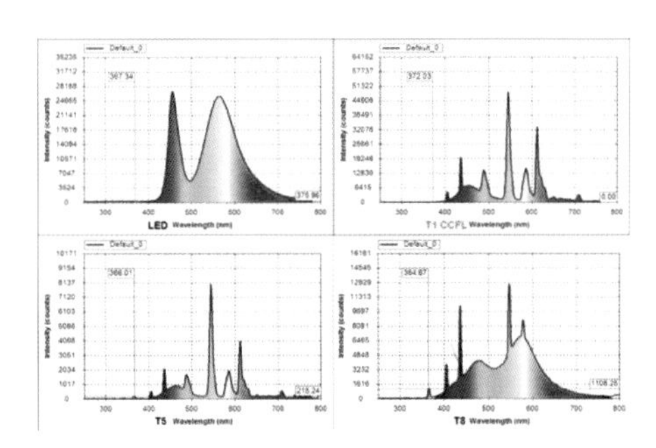

藍紫光：波長415到455奈米

藍光：波長450到490奈米

綠光：波長90到560奈米

黃光：波長560到590奈米

橘光：波長590到635奈米

紅光：波長635到700-800奈米

紅外光或紅外線：700-780奈米以上

比藍光更危險的是紫光 護眼的第1步，是用對光源、不用錯誤光源，但健康的光源何在？而有光害的燈源無所不在。周焯輝教授的書，給我的震撼：藍光造成的氧化性壓力,是橘光的

1萬倍。當「藍光光害」已成為常識時，沒想到大部份人沒有警覺的是：「紫光」造成的氧化性壓力,其實是橘光的20萬倍。一提到光害、「光照視網膜函數(又稱「光照視網膜炎數」)」就說成「藍光傷害函數」，就忽略了紫光的危險性，因為、紫光、深紫光與紫外光的傷害更勝於藍光。這是一經搜索就知道的常識：比藍光更恐怖的是紫光！真的是太可怕了，沒想到，紫光的潛在傷害是藍光的20倍。這是多麼讓人震撼的資訊：藍光造成的氧化性壓力,是橘光的1萬倍;而紫光更會高達20萬倍！很多人不知道，我們使用長久的日光燈裡便含有紫光。紫光群分分(1) 紫外光或紫外線：波長在380或是400奈米以內；(2)紫光：波長400到450奈米；(3)藍紫光：波長415到455奈米。實驗以波長380nm或以下的「紫外光」長期照射恆河猴，發現它對視網膜的傷害,遠比「紫光」強，而最強的是波長415到455奈米的「藍紫光」。

選對燈具保護眼▌ 現代人有80%以上的時間都處於室內環境下，室內光源影響健康至鉅。陽光、空氣、水，是生物生存發展的必要元素，人類科技發展到現在，已經能製造出各種不同訴求的水，也能過濾出乾淨的空氣，但是陽光呢、光線呢？同樣是光，效果不一樣。健康的光，帶來光明；劣質的光，帶來黑暗。明明知道電燈、手機跟電腦加起來的各種藍光會造成眼睛傷害，但是卻沒法解決。光跟光的光譜是加總的，如果沒有辦法減少使用手機跟電腦，那就要去重視人造光源，不要使用火上加油的有害光源。過多的亮度及不良的電源品質不僅會造成燈的穩定性不佳，長期使用下，容易引起人體頭痛及視覺模糊的不良影響，並造成能源的浪費。優質的光源不眩光，且可讓瞳孔睫狀肌放鬆，降低疲勞與保護眼睛，有效提升閱讀與工作效能。保健養生工具中，不可缺照明燈具，要選擇全光譜的健康人造光源，綠能燈具的標準是：綠建築的重要指標之一，就是健康護眼光源。我們要選擇的燈具應具備這些條件：無閃爍，無頻閃，減少眼睛酸澀及疲勞感。高演色性:接近自然光，照射下物體顏色不會失真，同時可安定人的情緒。溫度低:可以徒手觸碰燈管不燙手，並提升室內冷房效益。還有：燈管輕、可調光、壽命長、溫度低、無眩光、抗強光、低耗電及維護成本低，能提升室內冷房效益、可以回收、不吸引飛蛾及昆蟲的燈。

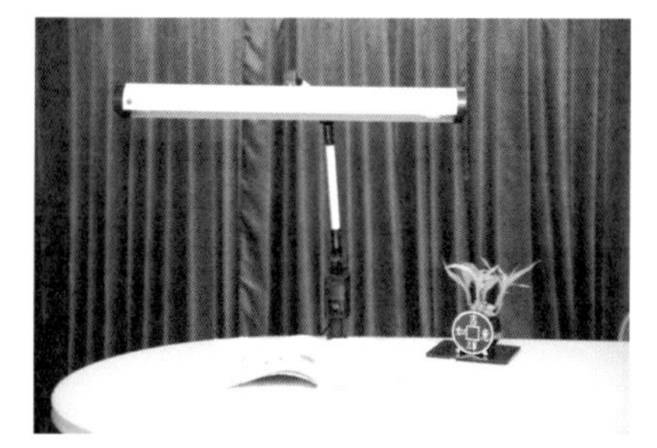

光源是護眼的源頭 越來越明白，是人工照明的光害，造成最原始的視力傷害。那麼，是否有健康燈具？是否有沒有光害，甚至對人體有益的光源。我開始為自己、為視疾客戶尋找健康燈具。愛迪生發明的鎢絲燈泡，對人的傷害是輻射，但當時的人不懂。後來懂了，換成映像管的日光燈，但它雖只有少量的輻射，但是藍光及電磁波的比重就很高。沒辦法，凡是人工發亮發熱的機制就是會創造藍光及電磁波；接下來出現不會發熱，較穩定但較貴的LED燈，再來就是節能燈泡，但都有光害。我開始四處詢問，曾向知名的電燈公司諮詢有沒有太陽光譜的燈，但都沒有結果。也曾看過平譜儀等各式各樣的、宣稱有療效的燈光，但都沒有達到我的期望。現代人將LED燈的光當成新發現及福音而普遍使用，未覺察它所暗藏的藍光卻是最傷眼睛的。省電燈泡其實是緊湊型的螢光燈，光質不像外界宣稱那樣高，若和自然光相比，只有60%的相似度，更不談省電燈泡所釋放的紫外線與過多藍光。難道沒有人想到要研發健康照明嗎？不可能沒有吧？

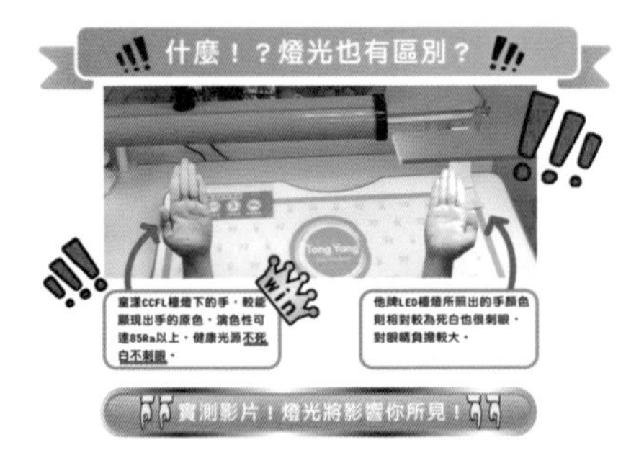

千山萬水尋好燈光 我尋尋覓覓……結果發現：清華大學材料科學工程學系教授、《擁抱暗黑》作者周卓煇帶領團隊，已在2009年研發出「類太陽光」，他們調整了電子氧化的障礙，讓光可以同時在不同的發光層發光，此外，也在原有的紅色與藍色發光層，多置放一層太陽光互補色的綠色發光層。後來，再於2012年開發出燭光OLED。這兩項發明都獲得專利，問世後也吸引國際關注，研發出類似燭光、無藍害光芒的OLED（有機發光二極體）檯燈，不但除去藍光，而且與LED相較，其發光方式更有助於近距離的用眼活動。若與常見的LED檯燈相較，LED燈的刺眼白光讓人忍不住瞇眼，但燭光OLED燈的橘光柔和，眼睛可以直視。兩者的差異在於光源，OLED是平面光，LED是點狀光源(發光單位的尺寸比鹽巴顆粒還小，光線過度集中所以刺眼)，而OLED的結構是兩層半導體性質的氧化物，中間夾著一層比頭髮還細一千倍的發光材料。對眼睛來說，亮度均勻的平面光比較不會有負擔。它不會燙，因為色溫只有1700K，遠低於暖白光的3000K，冷白色光的6000K。但也因為它的色溫是1700K, 所以它的色彩飽和度對時下辦公室裡所須要的、接近日光的夠亮的白光還是有一段距離。

水晶體成為擋藍光與紫光的犧牲品 近年來，科學界一直在找原因，為何白內障、乳癌越來越多？已有學術研究，為何乳癌是全球女性癌症死亡的主要原因？它的成因，有可能是電子夜光而致癌嗎？目前已知為了不讓視網膜受傷，水晶體擋在前面促成了白內障。原因是人的眼睛水晶體,會吸收部分深藍光與大部分紫光,特別會吸收絕大部分的紫外光，等同它幫助視網膜擋下了這些「超級子彈」,使得「光照視網膜炎傷害效度」降低。水晶體就是保護視網膜的「防彈衣」，擋下部分高能量藍光及大部分超高能量的「紫光」與「紫外光」後，蛋白質構成的水晶體就受到不可逆的傷害：像漸漸被煮熟的蛋清、漸漸變成不透光的蛋白(固體水煮蛋)。這就是水晶體的病變、白化(白內障)越來越普遍的原因。

?什麼是CCFL冷陰極燈管?

CCFL（Cold Cathode Fluorescent Lamp）即冷陰極管，因非物體發熱產生光源的原理，具有壽命長、低耗能、不發燙、高光效、不閃爍、演色性佳等基本特性，所以被廣泛應用於液晶顯示器的背光模組上，為響應節能減碳需求，已擴大應用至照明燈具，且CCFL的產品特性比LED更經濟也更適合使用於室內照明。

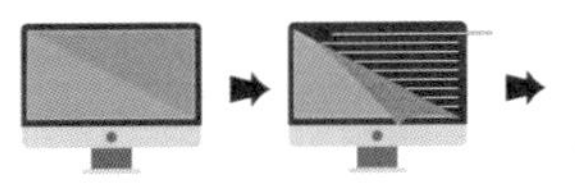

童漾檯燈燈管採用CCFL，而CCFL被廣泛應用於液晶顯示器的背光模組

找到了健康燈具：CCFL冷陰極螢光燈管 無法量產的OLED只有1700K，只能是橘黃色的光，那麼是否還有其它的

選擇？我尋找多年，很幸運的，終於讓我找到了「冷陰極螢光燈管」這個產品，也就是張麗蝶所投資的「T1元照科技照明有限公司」所生產的燈具。過去我們的科技曾落伍脫節、比外國落差很多年，但現在網路全球化，加上媒體的發達，從1980年代以後，科研資訊已經全球同步，科學研發及產品運用上，可說已是與歐美同步了。接著由學術界找到結論了：這樣的燈早已被研發出來了，但價格驚人，一盞要新台幣200萬。尋尋覓覓……終於我發現了這個燈泡，它在國外已行之有年，且生產地就在台灣。所以我馬上選擇了它：最新的「冷陰極螢光燈管(co cathode fluorescent lamp,簡稱CCFL)」，它模擬自然的太陽光，使用三原色全光譜，接近真實原色，藍光也明顯較低，把紫外線和傷眼的藍紫光降到最低。它能避免UVA、UVB、UVC傷害，不讓皮膚產生皺紋，低耗電，相對傳統T8照明，可節省電力40%以上；耐開關:經TAF實驗室認證測試，可開關長達20萬次以上 ；壽命長:光源使用時間長達5萬小時； 輕量化:燈管重量僅115g，減少對天花板的載重；低光衰:光衰值減少一半以上。它早已量產市售，只是一般人不知道而已，它是目前可以維護視力與睡眠的無害光源之一，網路上有售。

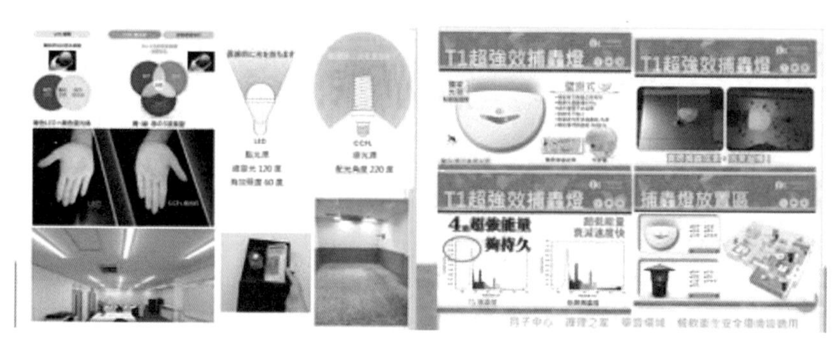

光源問題大，學問也大 很幸運認識了張麗蝶董事長，因為她，我聽過了人生轉折點的故事，並得以稍稍窺視「光源」的深奧學問。她是一位具有社會責任理念與實踐的老闆，養待員工與上下游供應商與客戶，一直都在實踐社會公益的承諾。她非常欣慰地表示：我為大家提供了最接近太陽的自然光。一般人照射最長時間的光源就是教室或辦公室的光源，選擇有光害的無健康的燈具，對人體健康及工作積效影響巨大，就連藝術品都是一樣。使她推廣的「元照T1全光譜健康燈」，動力就是「環境永續」，因為全光譜自然光的「CCFL冷陰極燈管」的設計就是為了環保。它具有這些特質：1、電源技術的突破.電源穩定不發燙.減少室內空調的用電量(低溫節能)；2、3萬小時光衰僅3%；3、10年亮度不減；4、全彩演色性Ra85以上；5、照明產品平均壽命(燈光長效)超過5萬小時；6、環保永續，燈管全使用環保可回收材質(世衛認可)減少廢棄物)；7、防火防撞輕量化不易損壞,減低環保廢棄物及設備維護成本；8、低光衰高照度高效能；9、全光譜光源,保護眼睛無藍光紫外線傷害。

市售2尺X2尺 輕鋼架燈具特性比較

圖1 各種燈管基本特性

梵谷百年巨作-向日葵
照射博物館的LED照明而褪色
民視新聞台
獨家
新竹
美術館為節能使用LED燈 梵谷畫作反變質

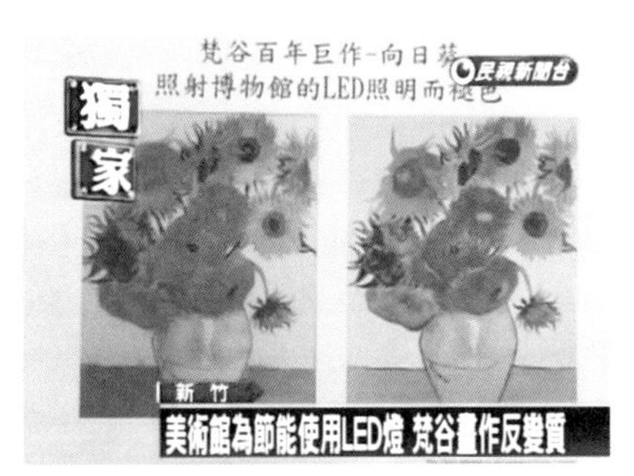

她強調：「自然光是人類快樂因子的來源，自然光充足時進入視網膜後，經過神經傳導，影響大腦的松果體分泌荷爾蒙血清素(serotonin)，人因而會跟著變積極。而元照T1燈具的全光譜照明設計，就是市面上最接近自然光的燈源,即使在室內也能猶如沐浴陽光(無紫外光)。」還有：「省電是目前，有牛奶瓶材質做的燈泡護罩的全光譜燈泡，造型可愛，還有可供廠房、辦公、居家照明用的各種護眼燈具、台燈、輕鋼架燈都已量產了。她舉例說明：美術館精心設計了藝術品的節能照明，沒想到傳統時代維持得很好的油畫，很快就變色。想想，我們活在同樣的燈光下時，愛美白的我們是否會一樣褪色？這是美粧業者也要考慮到的。

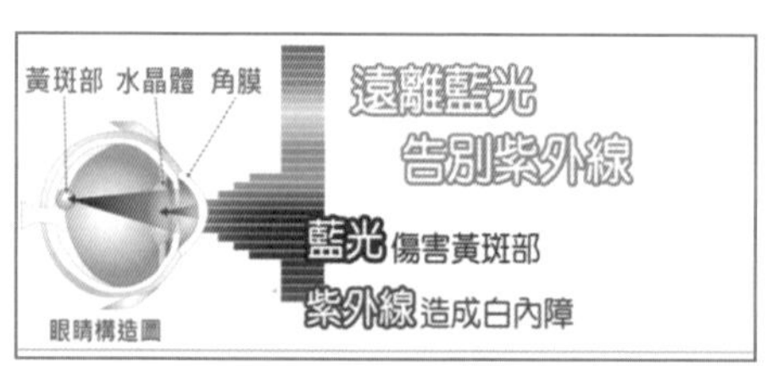

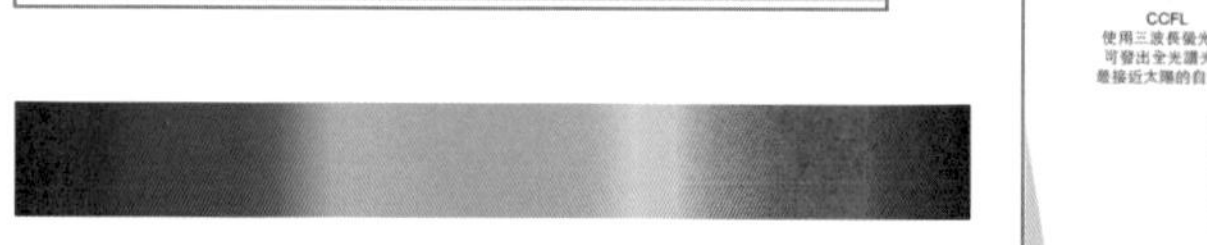

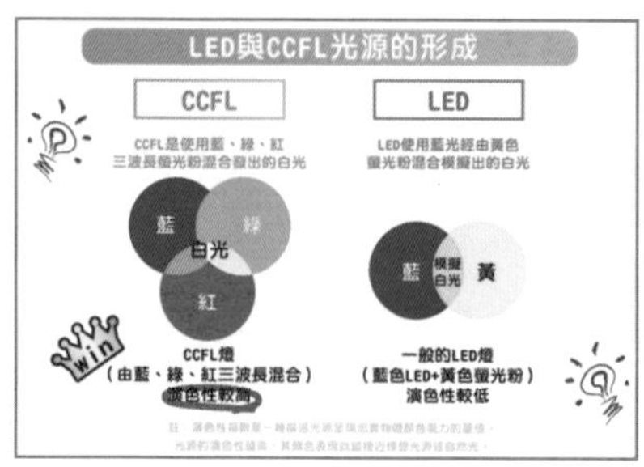

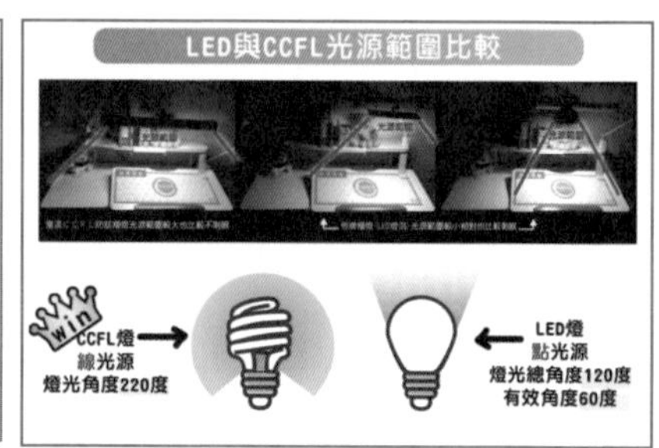

「綠色」對光線的吸收和反射都比較適中 漫反射(亦稱漫射diffuse reflection)是光線照射在物體粗糙的表面會無序地向四周反射的現象。當一束平行的入射光線射到粗糙的表面時，表面會把光線向著四面八方反射，所以入射線雖 然互相平行，由於各點的法線方向不一致，造成反射光線向不同的方向無規則地反 射，這種反射稱之為「漫反射」或「 漫射 」。這種反射的光稱為漫射光。很多物 體，如植物、牆壁、衣服等，其表面粗看起來似乎是平滑，但用放大鏡仔細觀察，就 會看到其表面是凹凸不平的，所以本來是平行的太陽光被這些表面反射後，瀰漫地射向不同方向。對人體的神經系統、大腦皮層和眼睛裡的視網膜組織最適應綠色。如圖，是「澄果建築師事務所」的羅耕甫建築師的研究，確認了555nm綠色光譜有益視力的解釋。人眼所能見到的光學頻譜落在可見光範圍(400-700NM波 長)，眼睛能感知顏色主要憑藉錐狀細胞，錐狀細胞內含藍、綠、紅三種視光素。為什麼多看綠光能保護眼睛？因為綠光的波長同時落在藍綠紅三種視光素吸收光譜的波峰下緣（亦即三種視光素所受到的總和刺激感應較少)，所以也就達到「休息」的效果。

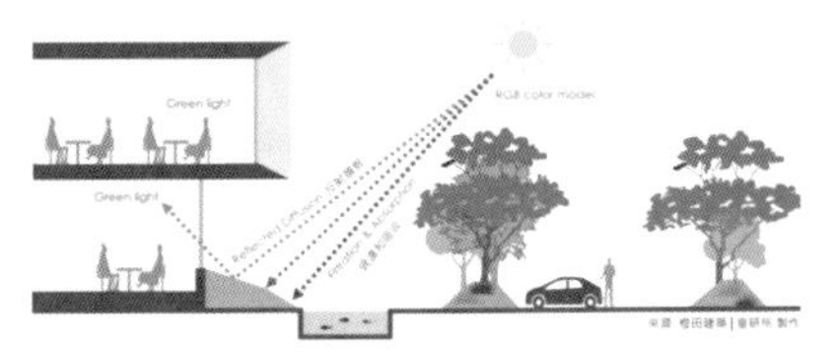

張董喜歡用檢測數據，習以人證、物證、科學做見證。她以羅耕甫建築師的實驗說明：「元照T1 CCFL全光譜冷陰極管」拉高555nm綠光，因而對人眼帶來舒適度。因為555nm「綠色」對光線的吸收和反射都比較適中，所以對人體的神經系統、大腦皮層和眼睛裡的視網膜組織比較適應。在她的燈光下，前後的人體調適都有數據。

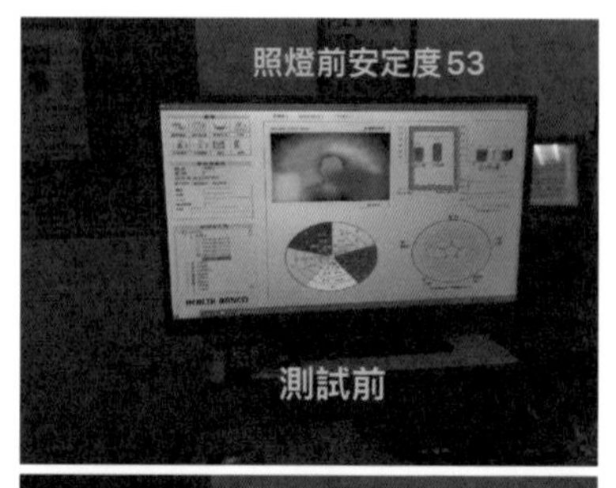

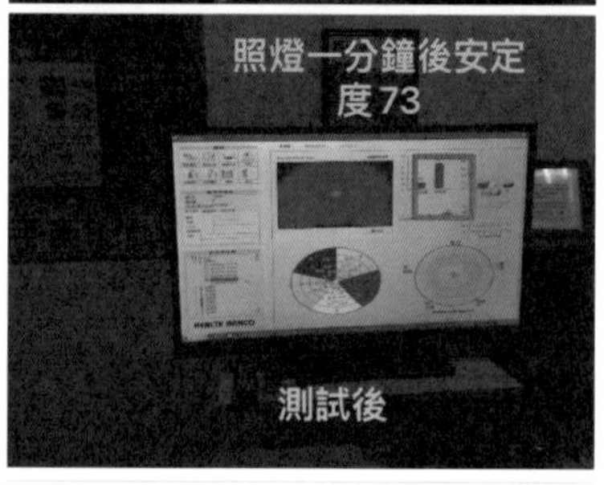

Auracom能量光譜儀實驗

喜歡用數據說話的張董做過這樣的對比：未使用元T1燈管照射前測到的人體狀況：能量光場紊亂、能量缺口明顯、人體五行能量有顯著落差。土、金、水的能量值大幅偏離衡值(78).最高偏離值28。人體能量平衡曲線明顯不平衡。

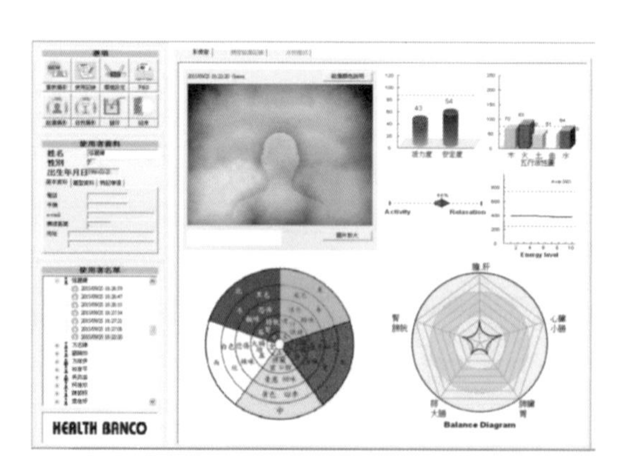

然後，使用元照T1燈管照射後發現的改變是：能量光場趨於一致、能缺口明顯減少、人體五行能量落差拉近、人體能量衡曲線較為平衡、安定度大為提升。五行能量最高偏離值大幅降至A18。張董事長特別說明：「LED燈的白光光譜的藍光很強，所以越亮就光害越高。

但T1燈管就不同，不管是黃光還是白光都只有0.1的藍光，因此，須要看得清楚、且不會有工作製造色差的人，比如建築師、畫家、服裝設計師…就可以放心的盡量用白光。」(檢測資料：中華民國能量醫學學會南區辦事處，20150925檢測)

CCFL燈管保護您的眼睛又省電
不閃爍！
(接近太陽光)
僅12W！
實測影片！如何挑選你家的光明燈！

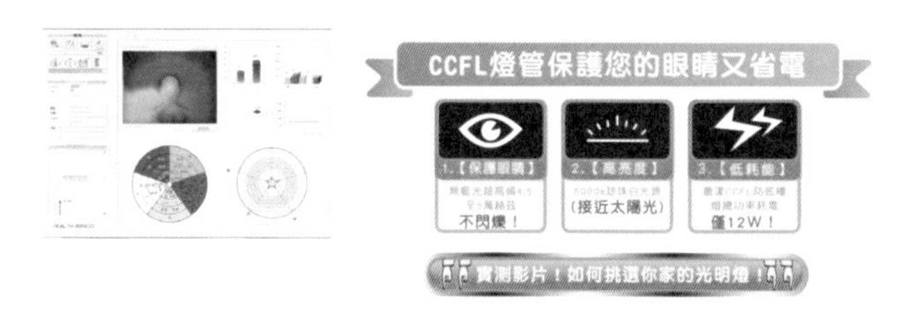

要啟動暗視覺 古代燭光不含藍光，所以體內褪黑激素能正常分泌，因而不會失眠，且能有效避免癌細胞產生。我們有多久沒有看到沒有光害的星星光芒？現代鄉間的強光路燈不但掩蓋了星光，且讓昆蟲飛向充滿藍光的路燈而燙死。匡衡「鑿壁偷光」讀書，古人秉燭夜遊；都市照明越來越亮，就讓「亮細胞」加速死亡。柔和的光量才是最適宜的，已知太亮是不好的，但多亮就不宜？我們須要儀器幫助我們來判斷。目前清大有專利研發「藍害量化光譜儀」，可量測辦公室的燈、LED檯燈，這方面我們的防護工作還待進階。好的光源、適度的亮度是不夠的，我們還須要「擁抱暗黑」，學習在全黑的環境下活動，目的在啟動暗適應。

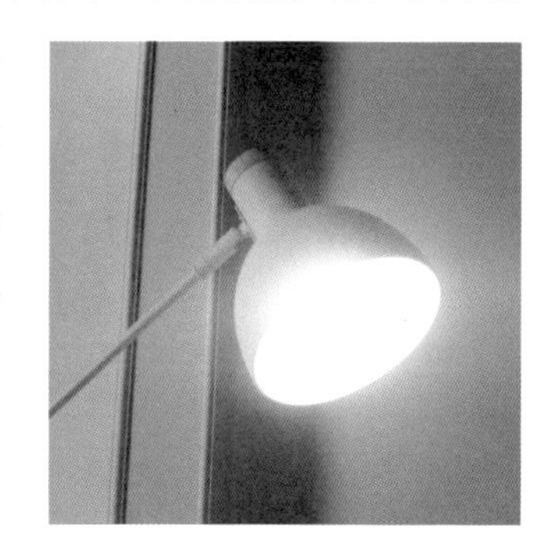

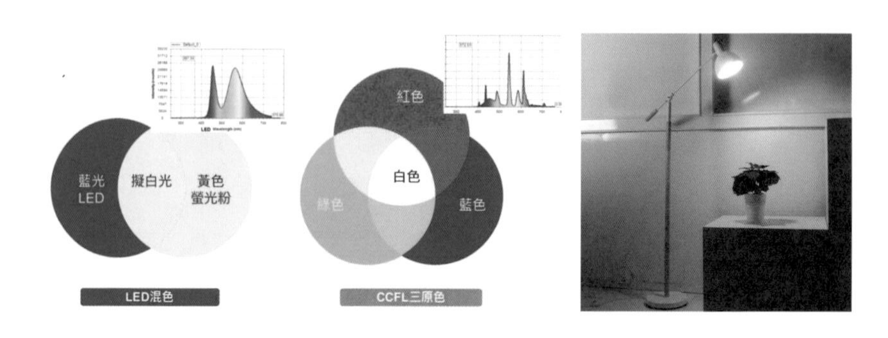

老人保健：選擇光害低的光源 金融背景的張麗蝶因視力受損而辭職金飯碗，竟全力投入一個大事業的轉折，就是「人生有太多無法預料的變化及神奇的使命」的見證，她視病如親，關懷著老人的生活。她提醒：「隨著高齡化，越來越多的老人居家被照顧，根據世界衛生組織估計，全球平均每3 秒鐘就新增1 名失智症患者。目前，台灣估計有超過 27 萬失智人口，老年人口比例超過14%以上，預估未來平均一年將增加1 萬人。由於藍光傷 害影響生理時鐘，負增強譫妄、暴怒、失禁、失眠等延伸性問題，導致照護未來困難重重。 所以高齡照護須要調整燈具，但很少人知道該這麼做。在宅老人與遠距教學工作近年來比例遽增，8成以上長者及高中以下學生每日暴露在人工光源時間平均超過12小時;國家研究顯示，照明會直接影響使用者情緒。高齡化的健康照明，值得大家關注，未來室內照明的選擇將會是一個重要關鍵。

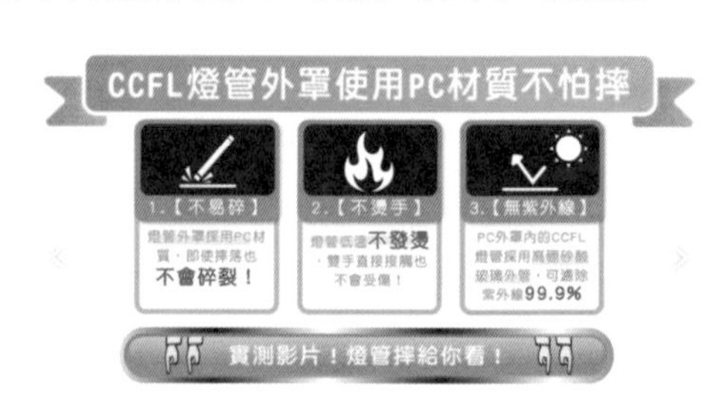

由源頭開始：改用全光譜光源 若改用「全光譜光源」，會有這些改變：1、增加氧氣的吸收；2、降低心的速度；3、增加人體對維他命D及鈣質的吸收；4、學習注意力更中，幫助提升學習效果；5、能讓人放鬆且不易疲勞；6、改善肌肉的能量。但到目前為止，T1燈具的最主要客戶，是選建材須要如同日光的建築業，還有顏色不能偏調的藝術家，可惜一般的消費者還不知道它。張董特別呼籲燈光對學童的重要，教育部早已明文規定國中小不要使用led燈，但校方與家長都沒有重視這個訊息。我們平時都在室內，每天平均使用人工照明超過12個小時的時間，幾乎曬不到太陽，因此主要照明的光源是否為全光譜就非常的重要。T1全光譜健康燈是最接近自然光，卻沒有過度曝曬陽光下的紫外線傷害危險，同時又可以讓人體產生快樂因子，它補陽光不足的問題。

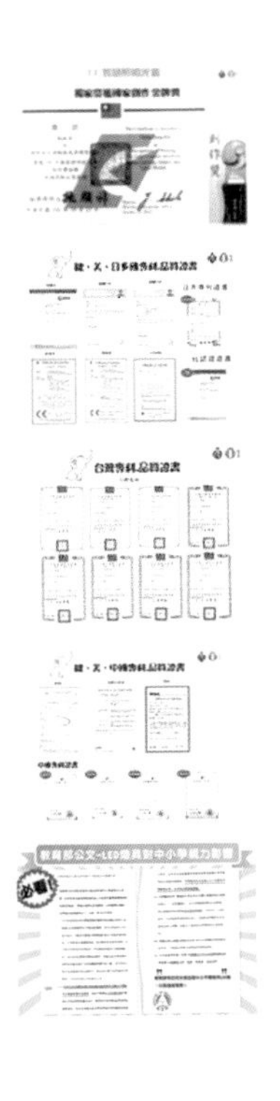

一定要戴抗藍紫光眼鏡 當我們還沒理想的人工照明時，又出現了火上加油的電視、平板、手機，讓人類的眼睛不斷地被不同的光照挑戰。目前的液晶電視比以前的映像管電視的藍光傷害少很多，但它的電磁波還是很強。每隔一段時間，我們的燈源就會因科技和政策而改變，但到目前為止，怎麼換都各有各的光害問題。面對資訊時代，要與3C產品的藍光共存，只能減少使用，及戴抗藍光眼鏡。能抗藍光的通常是紅色、黃色鏡片。藍色、黑色鏡片抗的是不同的光。有近視遠視就得戴眼鏡，為減少光害，看電視電腦手機就要戴藍光眼鏡，豔陽天要戴太陽眼鏡，總之，人類難以脫離要戴眼鏡求生存的命運。而且要戴抗藍與紫光的鏡片才能預防病變，光由眼睛的視網膜成像，而成像距離取決於光的顏色（波長），也就是「色差」，而藍光的波長短且在視網膜之前聚焦，因此焦距長造成「色差」，這就是藍光光害會造成「視力模糊」的原因之一。唯有抑制藍光來減少「色差」與「模糊」。由於藍光的波長短，它容易與空氣中包含的顆粒（灰塵和濕氣）發生碰撞。當藍光與空氣中的粒子碰撞時，光會散射，造成眩光和閃爍。所以若抑制藍光，就可以減少眩光和閃爍。藍光和紫外線都會引發化學反應，導致眼睛細胞惡化，這是老年性黃斑部病變的主要起因，但有些人對這些危險因子的警覺性極低。曾有調查：只有29%的人知道藍光也會造成眼睛傷害；竟有76% 的人沒聽過E-SPF等級的濾藍光鏡片及其抗UV功效；72%的人不知道可以配戴濾藍光和抗UV鏡片來對抗這兩種有害光線。目前鏡片上用一種特殊的顏色，可以有效地阻隔藍光(根據鏡片的顏色而有所不同）。特殊染料吸收並減少藍光。可以將發出最強藍光的波長減小到450 nm附近。一種特殊的膜層，可有效地阻隔藍光。另外可用特殊的膜層反射和減少藍光，增強表面反射。在豔陽天下工作或待長時間，就一定要撐傘或戴上有效墨鏡，這是護眼的基本動作。配戴具抗UV功效的鏡片（染色片或透明鏡片）可保護眼睛免於紫外線輻射，預防短期或長期損害。許多人並不知道即使是陰天及靠窗的室內，眼睛仍舊暴露於紫外線中。要注意：並非所有太陽眼鏡均有UV防護功效。未配備UV防護功效的太陽眼鏡比不帶任何防護眼鏡更加危險，因為這種眼鏡帶來暗下來的光線，讓眼睛要努力去看清楚東西，反而使瞳孔放大，結果讓更多紫外線進入眼球。若戴的是無度數太陽眼鏡，要確認眼鏡是否有標註99%或100% UVA和UVB防護或UV 400防護。之前的人只知要戴墨鏡、太陽眼鏡，但太陽眼鏡的學問越來越不簡單，因為要抗藍光也要抗紫光，既要抗uv、抗輻射，而配這種「藍紫膜」的鏡片，由第1代的1500到現在已要5000~6000了。說真的，視力保健，無論是光源還是眼鏡，都不便宜。

選對時間曬太陽 要晒真正的太陽，上午6點到10點、下午4點到5點曬太陽，才最有助防治骨質疏鬆也不會太熱。只要在大太陽之下擦防曬油及控制適量光照時間就好。

沉醉於「光療」中 光線是有巨大穿透力的，人工照明要避免電腦、手機、平板、霓虹燈、辦公室照明等藍光與紫外線傷害的消極防護外，積極面是開始學習「光療」，並對之深深著迷。越了解眼睛的神秘及功能，就越沉醉於「光療」中。太神奇了，以前一知半解、梅爾史乃德「視覺與生命」書中《閉眼照太陽》(詳見《眼球運動手冊》)這個「光療」運動，我越練越有心得，原來，讓雙眼交替重複看到背向陽光，每次5秒鐘，停駐5秒時吐氣並完全放鬆，這時就是訓練瞳孔伸縮，且可以放大到

2倍。19世紀的80年代，太陽光是被否定的，專家都建議不要曬太陽，但很快的，90年代就重新肯定了。太陽光裡，有200多種光，當前人人視同猛獸的太陽光，其實是人體需要營養。有藍光，松果體才會啟動分泌血清素，通知身體開始活動起來。當太陽下山後，藍光消失，會讓黑暗啟動分泌褪黑激素來入眠，這就是大自然的設計。現代人在晚上還一直追劇看電腦，在藍光的刺激下當然身體就不想睡了而《夜行訓練》可擴張9倍。原來，雙眼的肌肉通常只會同步一開一關，因為是被鎖住的，訓練開左眼再開右眼，就是在調節左右腦。從此我也愛上了《夜行訓練》，眼睛須要夜行運動，並不是把燈光關掉坐在黑處，而是要運用周邊視力在全黑的地方活動。我的餘生將全力投入「光療」這個世界。

電腦光害的「逆時差現象」▍ 光線會影響大腦生理作用，所以搭乘長程飛機旅行，體內生理時鐘容易受到時差影響而錯亂。落地後只要沐浴在陽光下，就會調節體內的生理時鐘，讓我們快速適應時差。使用電腦的情形則正好相反，大量暴露在電腦放射出來的人工直接光源下，會讓腦內視力(集中力、記憶力、想像力等)、自律神經及荷爾蒙分泌陷入錯亂，造成食慾不振、失眠、憂鬱。許多國際旅行的人都受困於調整時差的問題，其實只要一落地，是白天就進行白天的活動，而不是去睡覺，你的身體就會自動被太陽光調整出當地的生理時鐘。

為地球降溫人人有責 越了解光害，越覺得呼籲大家重視光源這件事的超級重要。免除光害，不只是個人健康問題，更是地球暖化的問題。能源是推動國家發展及經濟活動的基本動力，雖然我們並非聯合國之會員,無法簽署京都議定書且目前並無減量責任,但依國際環保公約之經驗，即使不簽署公約及享受權利,相關義務卻仍需履行,除此之外,基於環保、避免國際制裁、提升國家競爭力等觀點,應積極提出降低溫室氣體排放之解決方案。為避免地球平均溫度上升超過攝氏2度,全球從現在至2030年間,每年要投資清潔能源5,150億美元。為節約能源和減少二氧化碳氣體的排放,歐盟國家很早就在市場上禁止銷售各種類型及型號的磨沙燈泡及其它非透明燈泡，繼而禁止普通白熾燈泡和鹵素燈泡(C級改進型的鹵素燈泡除外)全部此類燈泡的銷售。我們的「國家節能減碳總計畫」的十大標竿方案,設訂具體節能目標(未來8年每年提高能源效率2%)與減碳目標(2025年排放量回歸到2000年水準)。這股全球節能減碳的浪潮中，每個家庭如何用電就與全球面整氣候變遷威脅的綠色振興方案有關。經濟部能源局的研究報告中顯示,一般台灣民眾生活中用電的比率約有40%為空調設備用電,而約有34%為照明燈具用電。這34%的用電是否省電減熱就與地球溫度有關。

台灣擁有關鍵技術的CCFL ▌ 當前，T9、T8、T5的燈管都已成過去式，LED以其體積小、反應速度快，以及優異的點光源表現等特質，被視為這一世代最重要的發光技術，因此在許多國家，LED產業都是政府資助的主要對象。當前取代燈泡的就是LED光源，但它傷眼的事實,是不容爭辯的。我們是：既蒙其利，又受其害。省了電，但傷了眼。此外，LED 產業的關鍵技術始終掌握在國外大廠。相對來說，台灣本身早已具備CCFL 整條供應鏈的專業條件 , CCFL 照明設備市場的茁壯是深有潛力的產業, 更可望為台灣創造一個獨步全球的新品牌。CCFL 很有機會能夠以低於LED的價格,以及高於現有燈管的品質 ,搶下照明市場 。屬於線光源的CCFL,光色柔和,和現有的T9、T8、T5 等傳統燈管相比,雖然售價較高，但在省電與壽命表現上, 卻大大超越前者。因此可作成層板燈和燈泡等主照明產品 ,進入家庭及辦公場所。防光害的解決方案很明確，本書的目的，是要大家知道這個訊息：比LED更省電，但沒有光害的照明，就是台灣擁有關鍵技術的CCFL。目前我們要面對，只有價格問題。

買燈泡要看標示 ▌ 美國聯邦貿易委員會早就發佈燈泡新標規定，要求在包裝正面標籤上必須以「流明」而非「瓦特數」來標示燈的亮度。新的包裝正面標籤還將標示特定類型燈泡的預計年能耗。包裝背面將有類似於目前食品包裝「營養成份表」的「照明指標」標籤。該標籤將標示亮度、能耗、燈泡的預期壽命、光外觀(暖光與冷光)、瓦特數和燈泡是否含汞等資訊，已嚴格要求製造商遵循這些標籤規定。

★人人家中都在用燈泡，而燈泡是消耗品，總是會有壞掉的一天，燈泡回收地點有哪些？燈泡的材料，是可回收再利用的資源，應加以妥善回收。

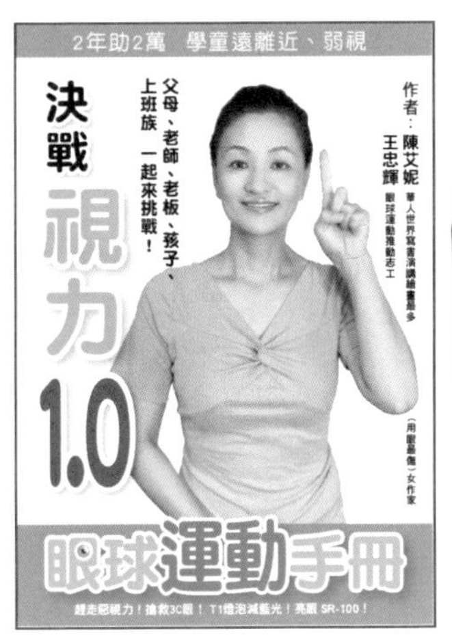

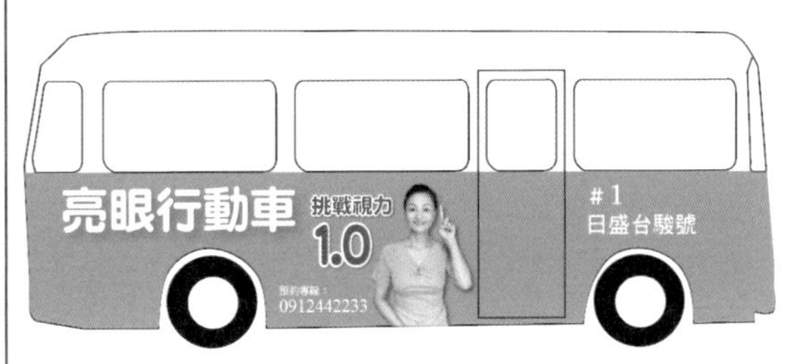

(1) 亮眼儀體驗
(2) 眼球運動講座&教學
(3) 亮眼行動車/巡迴偏鄉、校園、工廠、公司行號
(4) 眼球運動推廣志工

預約/報名專線：陳主任 0912442233

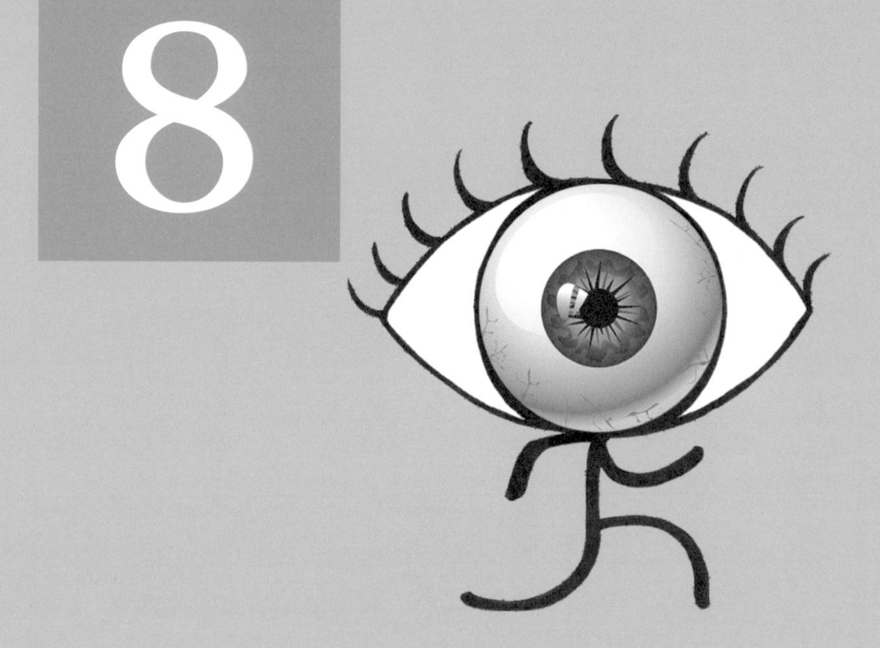

遠離眼疾的3部曲之2：眼球運動

向大師學習：每天都要為寶貴的眼睛運動

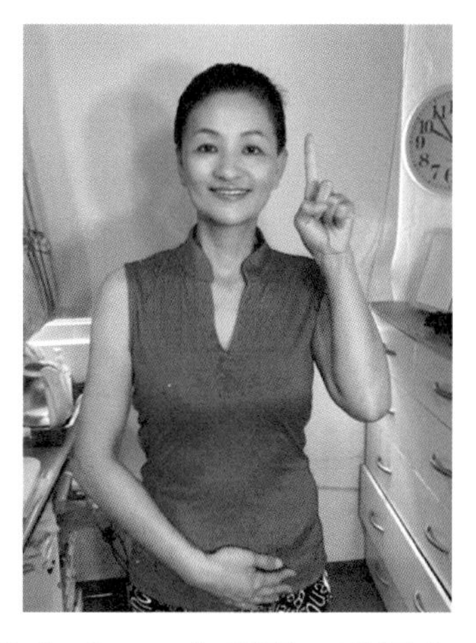

用眼球運動解決視力問題，我的精神導師，有當代眼睛保健運動的鼻祖威廉· 貝茲博士(WilliamBates)及《視覺與生命》的作者梅爾· 史乃德(Meir Schneider)。梅爾教會了我，用太陽的力量，用眼球運動的方法，能逆轉視力問題。眼睛是人體最珍貴的、唯一暴露在外的器官，也是結構最複雜、幾乎醒著的時候、每一秒鐘都在使用的最操勞器官。眼睛本來就是心靈的窗戶，工作學習、溝通交流都離不開它，它是最累的器官之一。自從電視、電腦、手機、iPad……等電子產品的普及，上至80歲的老人，下至牙牙學語的孩童，越來越多的人每天都在使用電子產品，我們的生活已經越來越離不開這些電子設備，因而讓眼睛更加疲憊不堪而受傷。預防重於治療，養成護眼的生活習慣，已是我們的當務之急。用眼是跟呼吸一樣重要的事情，別等眼睛乾癢痠澀、視力變差時才去研究用眼之道。使用眼球的正確方法，就是讓眼球適當運動，終極目標是訓練交換眼及活化大腦 。我們要向米雕達人、棒球裁判&速讀專家學習，他們可以在米粒上毫不費力的刻字、可以判斷球的最佳打點……古代也有不可思議的神射手。還有神奇的記憶專家，相信都是因為有好眼力。現代人不奢望有這些神技，只求不要因為視力不佳而早年失智、失明或失業。

「騙」過大腦：讓兩眼協調合作▌ 我們的雙眼通常分視力較佳的一眼「主視眼、慣用眼、強勢眼」與視力較差的一眼「輔助眼、懶惰眼、弱勢眼」。我們看東西是由左眼和右眼合作,把各自視網膜上不同的兩個影像送交大腦,由大腦去判斷、分析,最後整合成一個影像。大腦整合2個眼睛的影像來「看」,而不是眼睛「看」到的。這種藉由眼睛和大腦通力合作的功能,簡稱為「雙眼視能」或「融像能力」（即大腦將左右眼的影像合成為一個的功能)。本來雙眼是可以同步的，但許多人幾乎已經完全喪失這種左右眼通力合作的能力。 我們不是習慣用右眼,就是習慣用左眼看東西。眼球運動的目的，是訓練大腦獨立控制兩隻眼睛令他們共同工作，令兩隻眼睛分開工作,再在大腦中結合影像。正確的眼睛運動，可以「騙」過大腦，能提升「雙眼視能」與「融像能力」，培養雙側視力(周邊視力)和立體視覺(知道一個物體是離你近或離你遠)，讓兩個眼睛能協調合作。

今天就開始吧：改善眼睛血流循環、提供眼睛需要的營養、多年來我志在整理出在家就可DIY的簡易自助運動方法。跟著前輩腳步，由梅爾· 史乃德到貝茲法、及日本許多前輩發明的運動法，眼睛保健靠眼球運動。眼球運動就是臉部運動，經常鍛鍊眼肌和表情肌，活化肌肉，就讓眼睛炯炯有神、表情煥發神采。愛漂亮的人，趕緊每天做眼球運動。

★幫助視力的DIY眼球運動非常多，在此條列運動清單，限於篇幅及為了具體詳細圖解，完整內容見《眼球運動手冊》一書。

1、暖身(放鬆、熱身)操

放鬆操：天天向上、掛溼毛巾、
慢速左右搖擺法

肩膀操：乾刷皮膚、搓揉耳朵、走路

熱身操：瑜珈。

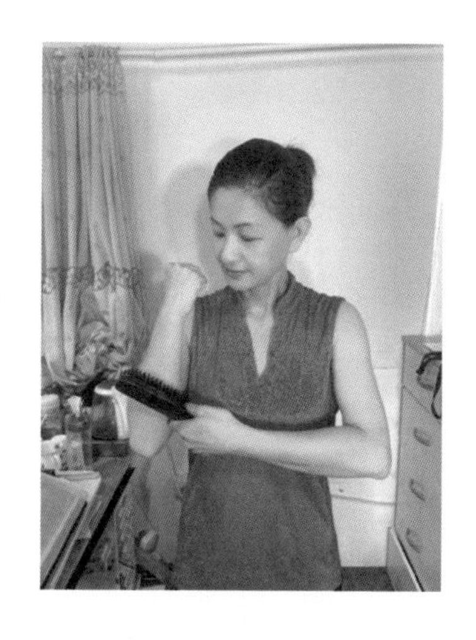

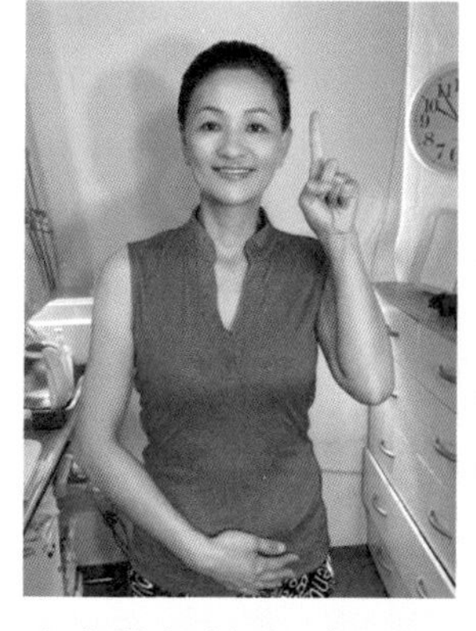

2、眼球運動

眼睛運動非常多！由中國古代百步穿楊」氣功中的「閉眼+倒吸麵條」到「乾眼症」眼球運動、立即「降眼壓」方法，本書的姐妹書《眼長運動手冊》提供你眼球運動大全。其中包括鬥雞眼動作、內斜視運動(鬥雞眼、外斜視運動(脫窗)、起床仰躺闔眼練習、表情肌訓練：張臉+皺臉、上眼皮表情肌訓練、下眼皮表情肌訓練、眼珠骨碌骨碌轉運動、8字+無限大符號運動、單眼開閤訓練、闔眼慢速繞時鐘(順時鐘+逆時鐘)運動、闔眼快速繞時鐘(順時鐘+逆時鐘)運動、蓋筆蓋訓練、直線走路訓練、反覆看手上的名片及遠方的月曆(有字的畫報)、四面八方追視+跳視眼球操、手臂四面八方追視+跳視眼球操、左右開弓周邊視力：擴大視野訓練、四方開弓周邊視力：擴大視野訓練、針孔墨鏡(針孔效應)……保證你會玩得非常高興。即你沒有時間都學會、都做，但

《亮眼眼球操》的16招是一定要做的，因為非常有效。

3、亮眼眼球操

1. 眨眼操(訓練瞳孔縮放)

   慢慢完全眨眼、正面眨眼操、四面眨眼操、在黑房間裡眨眼睛、眨眼看天(頸部放鬆術)。

2. 放鬆脖子操(放鬆肩部以上周遭)

   頭骨輕敲法、前後左右傾倒脖子、雙手交叉轉圈、雙手反轉轉圈、靠牆轉頭、左右翻滾、配合胸式呼吸法。

3. 閉眼照陽光(瞳孔活絡術)

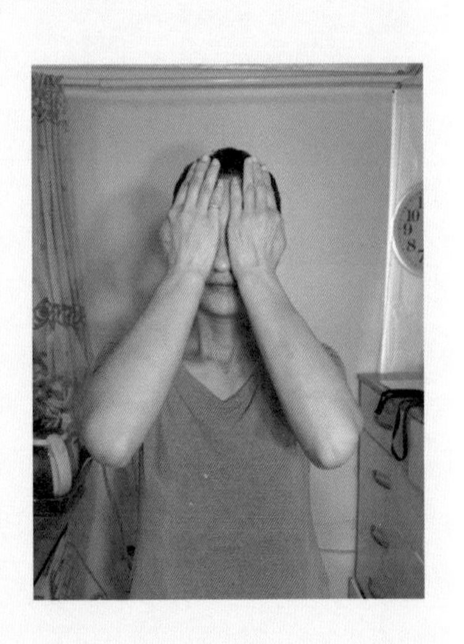

4. 手掌敷眼(眼部肌肉舒緩術)
5. 長擺轉身(周邊視力開發術)
6. 眨眼看天(頸部放鬆術)
7. 換目標看細節(中央視力開發)
8. 遙望遠方(睫狀肌放鬆術)
9. 遮住好眼睛(調整視差運動)
10. 360度視野(發展周邊視力)
11. 凝視飛蚊(趕走飛蚊)
12. 夜行(瞳孔擴張術)
13. 過牆拋球(伸展眼部肌肉、加快影像處理速度)
14. 7龍珠 (兩眼對焦)
15. 單孔對焦(視敏度潛能訓練術)
16. 交換眼開合(眼腦協調訓練術)

眼球運動原則

不要馬上又去看手機電腦 ▌ 記得，不管做那種眼球運動之後，休息或按摩都可以，就是不要馬上又去看手機或電腦，免得剛才運動的效果又被打回原點。

持續才是力量 ▌ 每個人都須要做眼球運動，要用眼睛運動緩解視力的疲勞。做自助DIY眼球運動法時要記得喝水，做時要保持心情平靜，每天都有適度讓眼睛休息的時段。你會發現，讓眼睛看喜歡的東西、大自然的光就會療癒你的眼睛。世上有許多運動操，並非每天都要全做。你不須全做，選擇你喜歡的來做就行。養成隨時做眼球運動的好習慣。

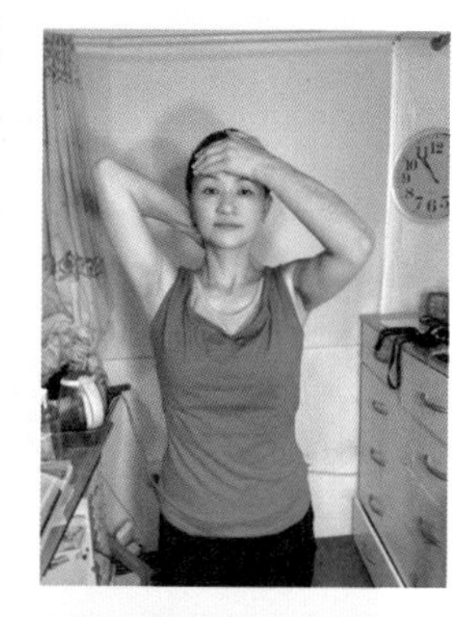

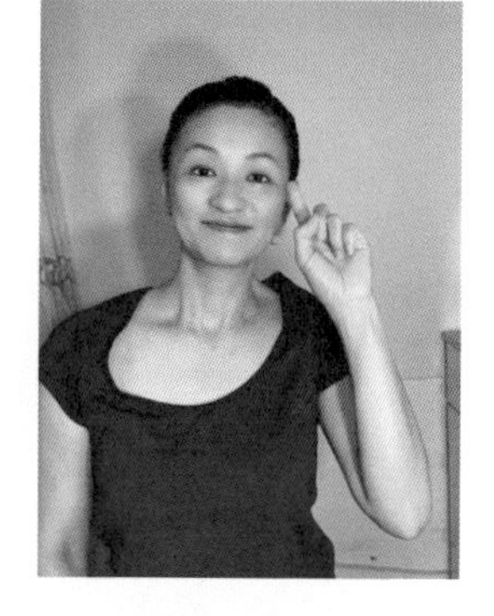

按摩療法 ▌ 眼球按摩(體操)、上下眼眶按摩、眼部周圍穴位的輕輕按摩、增加光量按摩法

熱度療法 ▌ 用手掌敷、毛巾熱敷法、用熱敷眼罩、體溫提升法(高溫療法)。

善用工具 ▌ 低週波電流(經皮刺激器)運動、整合聲光波的複合功能的眼球運動儀器(亮眼儀)。

★「眼球運動」教學、演講通告、亮眼行動巡迴車&《眼球運動儀器(亮眼儀)》諮詢專線：黃主任　0982572268

9

遠離眼疾的3部曲之2：人體工學決定視力健康

認識眼睛的大工程 ▌ 使用電腦或手機時，我們的眼睛要完成以下這些複雜的功能：

1. 讓視力持續在近處對焦。(近距離的焦點調節)
2. 兩眼持續聚焦向內看，也就是保持內斜視。(維持雙眼對焦視力)
3. 在電腦螢幕，鍵盤以及書面之間頻繁移動視點和調節焦點。(移動視點的同時還要調節焦點)
4. 必須分別配合電腦螢幕、鍵盤以及書面的明亮度做調節。(瞳孔因應光量的變化而變化，這會對自律神經造成刺激)。
5. 瞬間讀取字形、圖形的能力。(瞬間視力)
6. 將閱讀的文字瞬間視覺化的能力。(視覺化能力)
7. 眼睛與大腦持續協調運作的專注能力。(持續專注力)

以上的功能還要加上大腦與身體來共同作業，可說是大工程。如果沒有正確的使用方法，就無法避免電腦手機造成的頭痛、肩頸僵硬、眼睛疲勞，要與它們巧妙共舞，就要有正確的姿勢及用法。

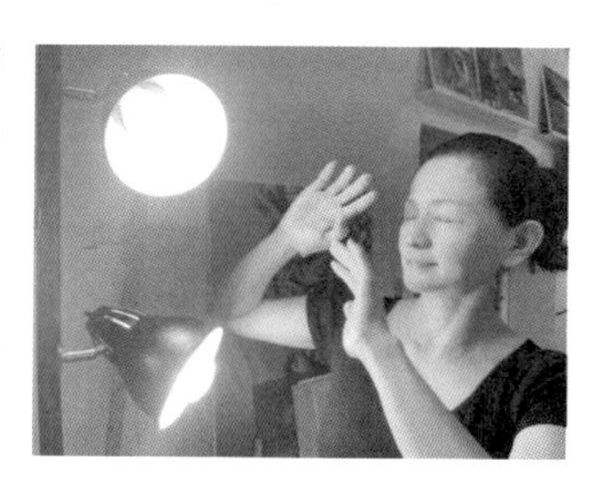

眼疾的源頭：光源 ▌ 人工光源的輻射、紫外線、藍光問題，已在第8章討論過。光線要充足(自然光最好),但不要讓光線直接照到你的眼睛,也不應該照在螢幕上造成反光。尤其當前普遍在使用的光源，充滿著藍光、紫光，都非常刺眼，只是大家習以為常，以為這樣是正常。即使是好的光源，過暗及過亮都不合適。最後，電腦應該放在一個可以讓你看遠方的位置：窗戶邊或是一條走廊上都是很好的地點。

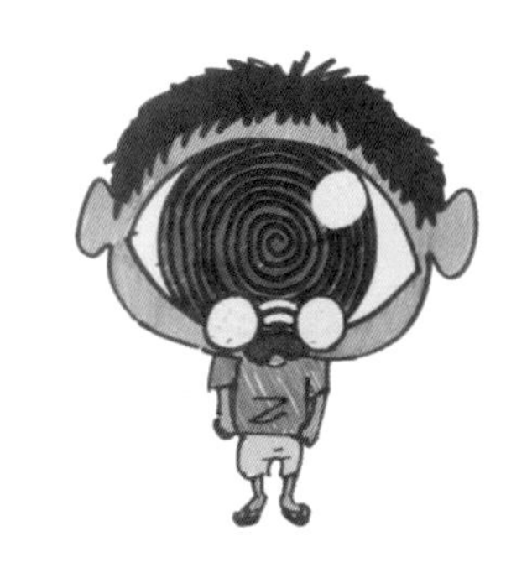

停止做「低頭族」：頭臉別再向前傾 ▌ 一顆頭部，大概5.5到6.5公斤，低頭就成了27公斤。低頭族等於是在低著頭吊著這麼重的一個重量在看手機，想像你的頸部怎麼能支撐得住它？更別提近距離之下承受藍光及電磁波。人體頸部以上的微血管分布，比起頸部以下的微血管更加密集，這些迂迴曲折、遍布各角落的超細微血管如果發生阻塞，必定會引發問題。眼睛和大腦布滿密密麻麻的血管，人體頸部以上的眼睛和腦部微血管網絡極其細緻而龐大(每立方毫米容納1.1公尺長的血管),前傾的姿勢會讓腦血流量驟減1/4。大腦的血流量占全身的15%,更消耗全身 20%的氧氣，是大量耗用營養和氧氣的器官。而頭和臉向前傾的不良姿勢,會讓大腦的血流量減少25%,造成頸部以上的缺血狀態,所以用功伏案讀書和工作的人,越努力頭腦就越不靈光,反而容易讓自己陷入萬分疲勞狀態。維持端正姿勢，看似很辛苦,卻是最不會疲累的聰明選擇。

姿勢 ▌ 文明病，就是生活習慣病、姿勢病。所以正確的行住坐臥非常重要！想要整體健康、視力健康，就隨時要保持正確姿勢：頸、肩、腰、背都要挺直。必須挺直腰桿,彎曲的背部要挺起,讓脖子直立維持在肩膀上方,而非前傾或後仰，不拱背,讓彎曲背脊挺直。如果姿勢正確,能有效預防頸部、肩膀、腰部、手臂、手腕等部位僵硬和痠痛。因為視力問題會因腰痠背痛而起。

桌椅 工欲善其事，必先利其器。要用能讓你頸、肩、腰、背都能挺直的桌子及椅子，這要靠桌椅的材質及高度的配合。理想的桌子及椅子的高度要配合自己身高，所以要買可以調整高度的機能桌椅。這個錢不能省，不要將就家裡或辦公室裡現成的桌椅。或是買可調整的架子，還可以升高到可以站著打字工作的位置。以前學校的桌椅都是一樣的尺寸，讓身高腿長不一的學童整天都在不良姿勢中學習。一般家庭的餐桌椅也都是同樣尺寸，也不合理，因為每個人的身材都不一樣。要長期工作、學習的桌椅一定要量身調整，好讓身體不扭曲不低頭。

專注但不鎖死僵化的用眼方式

1. 以輕鬆的心情來使用眼睛：不要帶著焦慮的心情強迫看已看不清的東西。
2. 讓視野變寬廣(提高視野蒐集能力)：是專注看著目標，但中央視力和周邊視力同度運用，目標物周圍的光影都納入視野，這樣中央視力的壓力就不會太大。。
3. 眼睛位置要正確：平視目標，不要讓投影是由上方、下方、左方或右方投射進入瞳孔。若長期不當進光，就會散光。
4. 均衡使用雙眼：不可側臉，只用一隻眼看目標。若長期只用單眼就會引發頭痛、肩膀痠痛、散光及眼睛疲勞等症。
5. 眼腦同步：這樣才能創造記憶力和保持注意力。
6. 視物時迅速對焦不能有所偏移。
7. 固定定焦半小時後，一定要讓眼神東飄西飄、東張西望一下。

3010用眼時間 正確使用眼睛的原則：用眼30分鐘就要休息5到10分鐘、讓眼睛視線離開螢幕或手機，放鬆一下眼部及手部肌肉，主動多眨眼，練練手指操，才能有助預防乾眼症及其它視力病變。

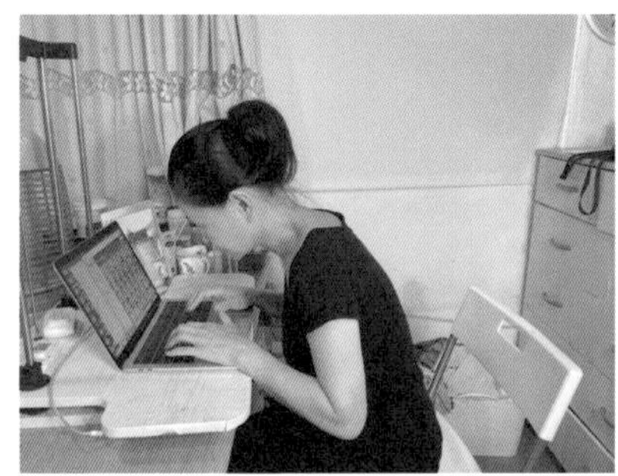
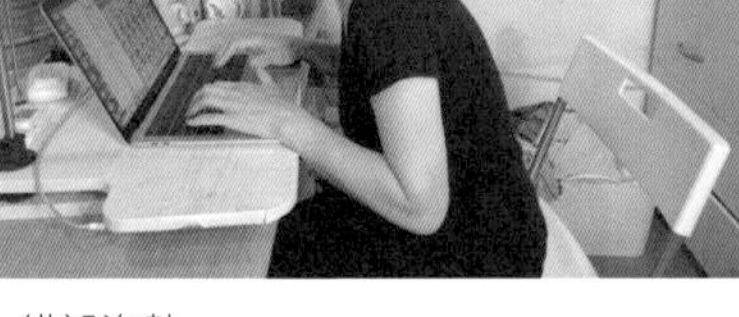

錯誤姿勢

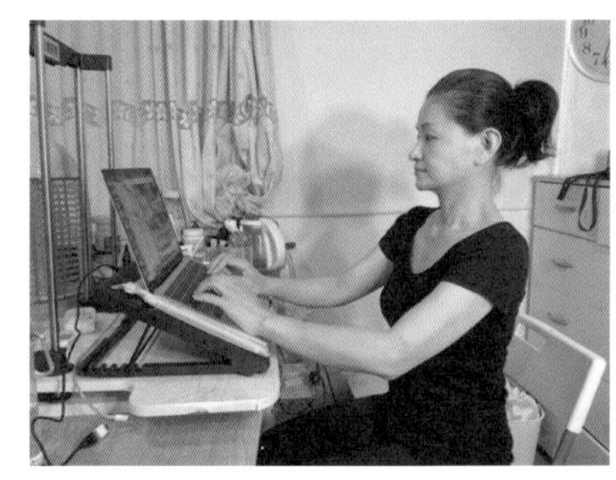

正確姿勢

讓眼睛不累身體不駝的「電腦」用法

這不是危言聳聽：在沒有任何防範對策之下就面對電腦和手機，是一件非常危險的事情。基於電腦等的人工光源和電磁波的可怕，你可以這樣做：

1. 盡量不用近距離才能使 用的筆記型電腦，使用可拉長距離的桌上型電腦(可放大字體級數及行間，比如1.5)。
2. 距離螢幕70公分左右，減少受到電磁波的威脅，使用電腦時務必保持距離。你會感覺這個距離過遠，但是只要將畫面字體放大，看起來就不會吃力了。
3. 選用分離式鍵盤：鍵盤的設計、按鍵的大小、鍵盤的角度和高度，與敲擊時的適手性等各種條件，都可能是眼睛疲勞的原因。使用筆記型電腦就是和身體很靠近，因此最好選擇分離式鍵盤。讓鍵盤接近自己沒關係，和螢幕保持遠距離為宜。

4. 平視、俯視或仰視都不宜。最好最自然的視線，是你的眼睛與屏幕平行，但目光大約是向下20度左右看東西。看著桌機電腦螢幕時，眼睛被迫進行水平移動，造成眼周肌肉緊張，成為眼睛的壓力來源。為了維持適當焦點，宜將電腦螢幕設定在向後傾斜十五度的位置(這樣同時拉長了彼此的距離)。
5. 室內照明宜稍微暗下來(不可在漆黑的空間裡用電腦手機)，降低室內光線與電腦光源的明暗對比，可以讓眼睛比較輕鬆。眼睛視物時，瞳孔必須順應光源的明暗變化自行做調節，如果光源強烈對比，迫使瞳孔做出劇烈的調節反應，眼睛就很容易疲勞。
6. 和自己及他人的電腦保持一定距離，不要緊臨他人使用中的電腦正前方或是正後方。
7. 如有可能，透過投影設備觀看電腦畫面，把直接光變成間接光，便可以減輕眼睛和大腦1/2到1/3的負擔。
8. 文字與畫面的色彩對比調整到3:1左右，即色彩不要太鮮豔。書面紙張的色彩鮮豔沒關係，而電腦畫面是發光體，畫面背景的色彩與文字的顏色差異越大，越容易對眼睛形成壓力。比如：淺藍色畫面配上藍色或深藍色的字而非桃紅色，眼睛看起來會較為輕鬆。
9. 不時反轉畫面的顏色：一般電腦畫面都是明亮的背景配上深色的字，降低畫面對於眼睛的刺激，可適時反轉彩色對比。比如，在word版本上閱讀白底黑字後，讓白底變黑底，把黑字變白字，將色彩來個黑白反轉。

10. 捲軸移動速度適中即可，不要太快。加掛螢幕護眼濾鏡。
11. 加掛在螢幕前的護眼濾鏡，排除閃爍、反射的光害與靜電。
12. 要選擇舒適的、可以自由調整高度、符合人體工學的桌椅。如果坐起來不合適，身體就要被迫採取不合理的姿勢，很快會出現肩頸和手肘症狀，帶來僵硬緊繃，影響血液循環，而血液循環障礙又會導致視力疲勞。
13. 要配備可以自由調整高度的架子，適時站起來工作。
14. 坐時保持「三個直角」：上臂與前臂呈直角，腰部與雙大腿呈直角，雙大腿和雙小腿呈直角。

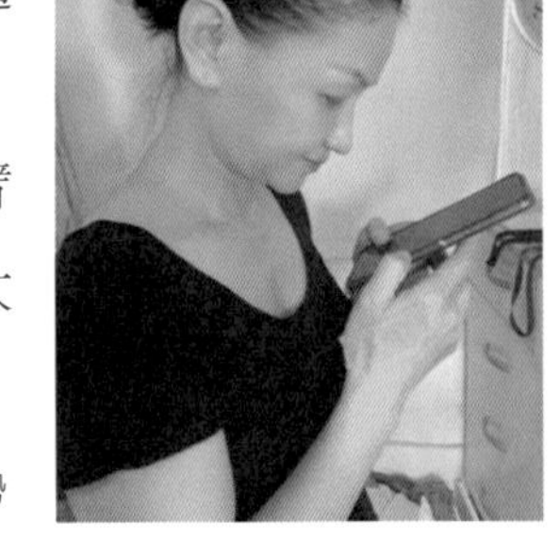

低頭族的錯誤姿勢

讓眼睛不累身體不駝的「手機」用法

1. 滑手機時,眼睛與螢幕(手機離身體)應保持40到50公分距離，至少要30公分。
2. 其它與使用電腦的原則相同(如：每使用30分鐘就應休息)。
3. 最好透過耳機麥克風收發，不要讓電腦和手機發出的破壞性熱作用在體內引發風暴，任由電磁波損害身體健康。
4. 吃飯時不要看手機：許多人在家吃飯或在外餐聚，都不停地看著手機，回著信，讓眼睛連用餐時間都得不到休閒，眼睛真是被虐待得很慘。

「護眼」的環境

最佳的護眼職場，必須具備以下幾項條件：

1. 微暗光線才剛好，燈火通明是不宜的。
2. 盡量減少光害：不要讓光線直直射進瞳孔。盡量用自然光線，室內燈光不讓它直射，盡量用反射光。以前居家的理念是「敞亮」，現在是「燭光(波頻不傷眼的燈具)」護眼。
3. 室內照明要用【T1照明】CCFL冷陰極管燈泡節能護眼燈具(LED燈雖省電但藍光強)。
4. 電腦手機畫面亮度要適中，勿太亮，可使用護目濾鏡來降低光度及排除反光。
5. 避開反光與眩光:靠窗邊若太亮，會有太多藍光與紫外線，要使用窗簾或隔屏隔絕刺眼的光線★「窗明几淨」，前2字不對(窗不要太明)，後2字正確(環境要乾淨)。
6. 避免各種閃動的影像(餐廳裡的大電視螢光幕、商店不斷變化的廣告燈、吸睛的3D影片……)出現在視線範圍裡，因為反射在螢幕上的物體會分散注意力，也會干擾視力的正常工作。
7. 在戶外工作(如在走廊、花園裡與人談事情)，最好有遮陽或太陽傘。
8. 牆壁顏色選擇不要太亮、色調柔和的環保油漆或壁紙為宜。窗簾或是床單的顏色不要選擇刺眼的紅或橘色等暖色系，要挑選綠色或是藍色等寒色系。用有助於入眠的、天然材質的枕頭及棉被被套。
9. 室溫:保持室溫攝氏25度左右。

10. 空氣維持健康濕度。
11. 絕對禁菸，拒絕二手煙。
12. 坐位視野最好可以隨時眺望到遠處窗外景觀。
13. 噪音:盡量降到最低，最好隔絕噪音，因為噪音是壓力來源，不放鬆就會讓人緊張(眼球肌肉緊張)。
14. 要有足夠的日光浴。
15. 養成做眼睛運動的習慣,讓自己在某種程度的裸視下，還看得清楚，並正常生活。

避免可能傷害視網膜的動作▍ 視網膜非常脆弱，要避免所有可能傷害到眼睛的活動，比如跳水、拳擊、空手道、柔道、摔跤等這類會對頭部及眼部造成重大撞擊的運動。心理壓力太大也會導致視網膜剝離，要適時紓緩壓力,避免傷害視網膜。

不要看無聊的、無謂的資訊▍ 拒絕用眼過度。必要的親友聯絡、工作溝通……就非得看。其它的，只要看之前想想：「這個視頻(連續劇、電影、抖音……)如果不看會怎樣？」答案一定是「不會怎樣」，那就不要看。世上的書本、電影連續劇是看不完的，大部份是你看了人生也不會怎樣的，垃圾資訊、無聊視頻都看的話，看到最後你就肯定會瞎掉的。一個人一生的視力有限，不要讓「不必要的圖文」耗用了你的寶貴視力。你討厭的人不要看，不要提，他說的話你不要聽。對你沒有好處的視頻資訊不要看，不要提，不要聽，因為都不值得。你非看不可的視訊已多到你無法招架了，就該把視力留在非看不可、看了對你有好處的資訊上，這才是保護眼睛的養生之道。

多利用耳朵 ▌ 有很多資訊是可以閉眼、只要用心就可以吸收的，比如聽廣播、聽音樂。即使是上課，如果老師和學生有默契，可以在一小時的上課時間中設計讓學生利用耳朵學習、如閉眼用心聽音樂或聽教師講課的環節。

每日30分鐘(不戴眼鏡)日光浴 ▌ 光源是眼睛的養分之一，身體和眼睛每天都要做30分鐘的日光浴，每天最好拿下眼鏡到戶外散步、走路或靜坐。日光中有各種波長的光線，某些確實有害但大部分都是可以刺激眼睛的養分，戴上眼鏡或隱形眼鏡之後，鏡片會反彈光線的波長使原本有益於眼睛的光源養分變得不均衡。

勿用廉價眼鏡 ▌ 省了荷包，可能失去的更多。市面上便宜眼鏡大為盛行，讓人省時、省荷包,從長遠角度來看,你蒙受的損失其實更大。好比利用大拍賣的機會購買低價的衣物,沒想到衣服卻不合身或沒機會穿，那就全部損失了。配戴便宜眼鏡也可能出現類似問題。在平價眼鏡行配眼鏡,店家的做法是快速完全照你測出來的眼睛度數訂製眼鏡，而這麼做是不合宜的，專業的眼鏡行要配出比真實度數少75度左右，是要花時間調整的。

把眼鏡當「暫時工具」而非「固定配備」▌ 「依賴」眼鏡的人視力當然好不了。眼鏡本來屬於醫療器材,是用來矯正治療視力惡化疾病的。如果戴上眼鏡後,視力變得更差,甚至讓近視或亂視的度數加深,這樣的眼鏡則不算是醫療器材。眼鏡是看不清東西時的「輔助工具」,屬於暫時性的配戴器材。解決眼睛問題,應該徹底找出令視力變差的原因,加以排除,可惜大家已習於依賴眼鏡，沒想到要靠自己努力找回健康視力。眼鏡不是你人生的「固定配備」，要把它當「暫時工具」。

盡量不要戴眼鏡▌ 沒須要看得很清楚時(不在工作或開車)，就不要戴眼鏡。盡量拿下眼鏡，放鬆眼球及鼻樑，讓眼睛、臉部及大腦自由、輕鬆，這也是一個「大腦關機」的妙招,只要接受「不必凡事萬物都要一清二楚」，人就更放鬆。有人連睡覺、泡溫泉時都戴著眼鏡，等於被眼鏡綁架了，應試著有時候不要戴眼鏡。

少戴眼鏡，擴大視野▌ 長期戴著眼鏡的人，視力都在那鏡框範圍裡，總是透過小小鏡片的範圍直直望著前方，窄化了上下左右的視野，所以眼神及靈魂都是呆滯的。眼球四周的肌肉長期僵在小小鏡片範圍裡，它沒有四處活動的機會，連帶的影響臉部肌肉、腦部及全身的活潑度。鼻樑上長期眼鏡的重量壓迫，對人也是一種壓力，讓你難以放鬆，釋放有障礙。有不少人要是沒有眼鏡或隱形眼鏡,走起路來就沒有安全感。這些人如果睡覺的時候遇上地震,倉皇逃命卻找不到枕邊的眼鏡（更別提戴隱形眼鏡了）,肯定逃得心驚膽顫。要訓練自己不戴眼鏡或隱形眼鏡時也能自信的正常走路與活動。

盡量少戴隱形眼鏡 為了愛美，近視族會選擇戴隱形眼鏡，但侵入式的東西總是可能會有問題。有個廣告說：「舒服到離不開，忘了它的存在」，這就是它造成的麻煩，若忘了取下結果會嚴重傷害眼球。

常用眼罩 隨身帶著眼罩。在旅行中小睡，在白天午睡時都可戴著眼罩，有機會就減少眼球承受的光害，讓眼球享受全黑的放鬆。感到眼睛疲勞的時候就戴上遮光眼罩5至10分鐘，完全遮光讓人獲得片刻舒緩，這比單純閉眼更徹底讓眼睛休息。建議午睡時戴眼罩，完全遮斷光源。實驗得知，有午睡習慣的人大腦比較年輕。 坊間已有功能性、促進血液循環的遠紅外線或負離子眼罩，都能讓人一面睡眠一面保健眼睛。

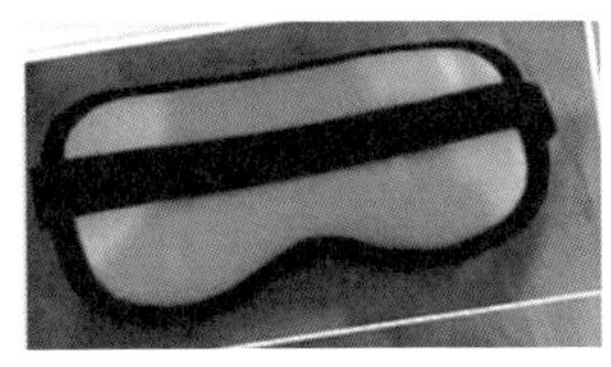

每週至少2次戶外活動 戶外活動時，就代表著你已不再坐著、待在電視或電腦前，眼睛會自然而然看著遠處。最好是脫掉鞋子走在草地上，釋放掉正電，讓你身心放鬆。此時千萬不要人在車上、公園、美景中又坐下來低頭看手機。

定期視力檢測▌ 必須定期到眼科、找專業醫生及驗光師檢查視力，簡單的視力檢查非常直接，也不會造成疼痛。驗光師會進行一連串測試，評估您的遠、中、近距離視力及是否有色覺辨認障礙等視力問題。眼底攝影可觀察到血管、細視神經、黃斑部、視網膜，可提早發現問題。現在已有人研發成功透過眼睛檢測全身的儀器，可見瞳孔就是呈現人體全面健康的大門。

慎用眼藥水及眼用藥品▌ 小心，不良的眼藥水含有散瞳劑、防腐劑(但說明書上常寫著英文，字又小，你也懶得去查明)，很多人不知長年使用這些東西會傷害眼睛。眼睛常用藥品有：眼藥水、人工淚液、結膜炎用藥、虹膜炎用藥、青光眼用藥、白內障用藥……要注意是否含有阿托品(肌肉鬆弛劑)、散瞳劑及其他類似肌肉麻痺藥劑。使用眼藥水會養成依賴性，藥性越換越強，否則無法緩解症狀，乾眼症狀也會隨之加重。想一想，人死時才會瞳孔散開，一個大活人，豈可常常用散瞳劑？在電視上看過這樣的新聞：美國有可怕眼藥水導致4人死亡14人失明，可見使用眼藥水藥品應非常審慎，否則後果不堪設想。眼睛乾澀時，可用過濾水的噴霧器。

不要用刺激眼睛的美妝品▌ 凡是會刺激眼睛的美妝品都不要用，以免傷害眼睛。

選擇不傷害眼睛的職業 ▌ 職業決定你的工作環境及內容，決定你的健康，決定你的視力指數。如果你的職業讓你要待在光害強烈的空間，讓你要持續面對強光、藍光，或是要求長期看非常細小的細部(比如米雕、繡花、校對…），建議你還是保命為要，不要為了賺了五斗米，賠上了有錢也買不回的視力。傷眼的職業，趕快換。

視力包括眼神：善用眼球表情 ▌ 人說「會說話的眼睛」是真的，眼睛明亮就是美，它代表的就是健康與精氣神，美人一定有一對明亮、有表情的眼睛。視力不好，包括眼睛的表情不好。要善用眼睛表情，就先要有健康的眼睛。

給眼睛須要的「眼浴」 ▌ 為了解決眼睛的血液、養分循環障礙 ,必須讓血液集中於眼睛才能阻止眼底變質，除了眼球運動外，以下就是在家裡自己就能做的：

1. 淋浴眼浴法：沐浴後,閉上眼睛,用溫水沖淋眼睛2至3分鐘。刺激力道要輕,如果力 道太大,會造成反效果。溫水沖淋眼睛可以促進血液循環,讓血液集中於眼部,使視力變清晰。每天洗澡時都這麼做,一整天的眼睛疲勞就會煙消雲散。
2. 熱敷：準備2條毛巾,弄濕擦乾,放進微波爐或電鍋加熱。仰躺後,將2條毛巾分別放置在頸後及眼睛上面,敷5至10分鐘。利用毛巾的溫度軟化變僵硬的眼周肌肉，這樣等於為僵硬的眼周肌肉「拉筋」。

3. 眼睛日光浴：只要好天氣，就要走到戶外，或到公園散步或到森林裡，迎著陽光，閉著眼睛做「閉眼照陽光」的日光浴，陽光會刺激眼睛內部讓你通體舒暢。
4. 當然最有效的「眼浴」就是做「眼球運動」。

希望有「眼浴店」：今天的疲倦不要帶到明天

當天的眼睛疲勞,就要當天消除，眼睛最需要療癒時間。目前「足浴店」很普遍，很多人下班後會到店裡腳底按摩，就像到小酒館或KTV去放鬆一下，或是回家後泡澡或小酌，目的在消除一天的疲勞，而眼睛的疲倦感也要當天消除,絕不要延續到隔天，可惜我們沒有「眼浴店」。我們不但沒有「眼浴店」，更常見到「足浴店」裡在做足浴的人通常一面還在看手機，腳得到休息，但眼睛更累。不讓疲勞慢性累積，是基本的健康之道，對眼睛尤其是如此。我們期望未來的「足浴店」也順便提供用儀器的「眼浴(眼球運動)」的服務。

滿街「足浴店」，
何處有「眼浴店」？

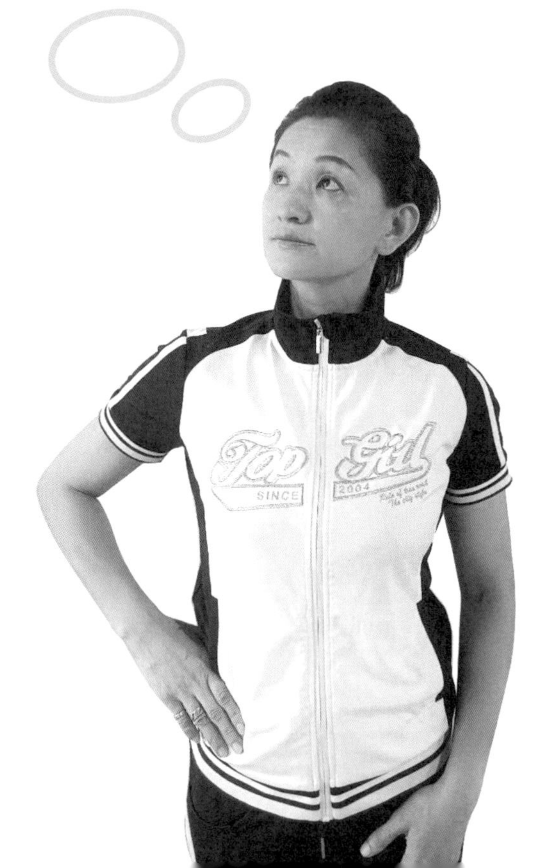

10

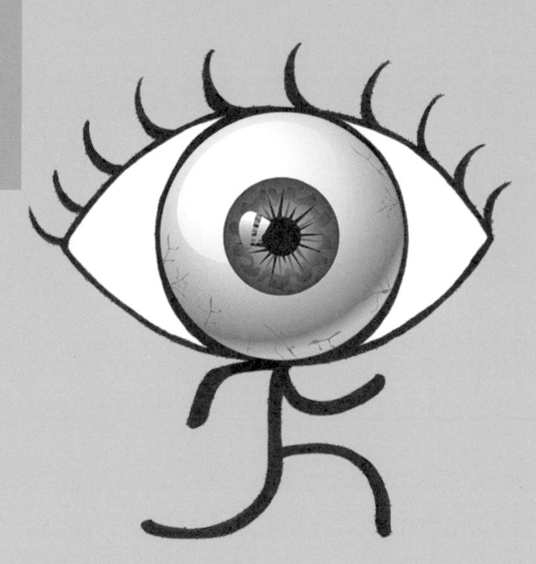

遠離眼疾的3部曲之3
眼球需要的營養

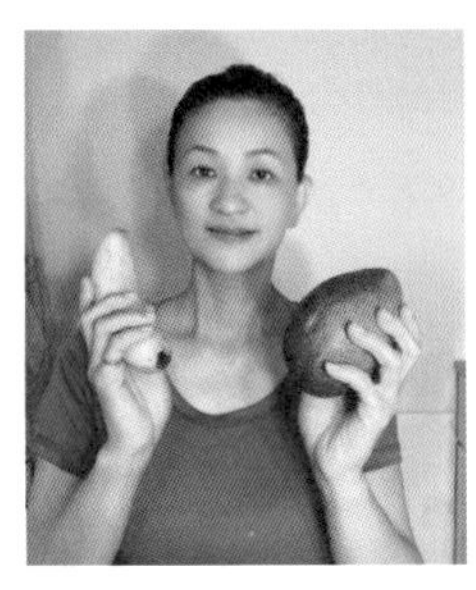

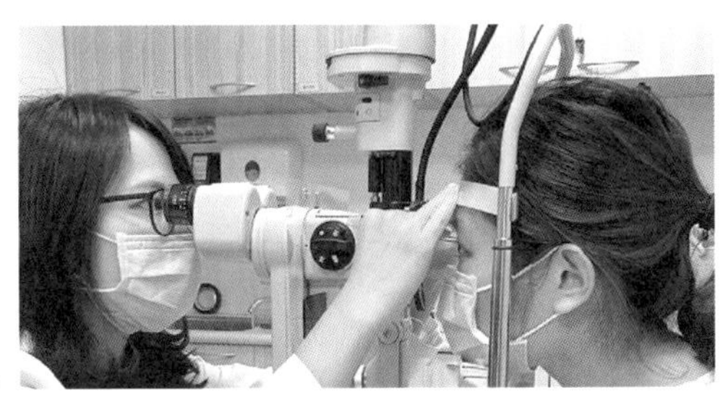

SQ(See)視力智商問卷(眼睛營養學自我測驗)

試答這個問卷，就可以考驗出你的《視力健康智商》指數

眼睛症狀	缺少什麼營養素？
1.眼睛乾	缺　　　　、
2.眼睛癢	缺　　　　、
3.紅血絲	缺　　　　、
4.白血球很藍／貧血	缺　　　　、
5.眼瞼紅	缺　　　　、
6.眼瞼太白／貧血	缺　　　、　　　、
7.畏光／夜間開車會怕	缺　　　　、
8.明暗調節慢	缺　　　　、
9.黑眼圈／熬夜、疲勞	應多攝取　　　　、 、　　　　、

你都答得出來嗎？正確答案見次頁。

眼睛症狀	缺少什麼營養素？
1.眼睛乾	缺 維生素A、葉黃素
2.眼睛癢	缺 維生素B、葉黃素
3.紅血絲	缺 維生素B、葉黃素
4.白血球很藍／貧血	缺 鐵、葉黃素
5.眼瞼紅	缺 維生素B、葉黃素
6.眼瞼太白／貧血	缺 維生素B、鐵、葉黃素
7.畏光／夜間開車會怕	缺 維生素A、葉黃素
8.明暗調節慢	缺 維生素A、葉黃素
9.黑眼圈／熬夜、疲勞	應多攝取 維生素B、維生素C、蛋白質、葉黃素

眼睛需要複合式、不同劑量的綜合營養素▌靈長類的眼睛組織，都容易遭受具有高度能量的太陽藍光侵襲。尤其是用眼過度的現代人，已懂得照顧牙齒及保養皮膚，就該以同樣的精力來認真照顧眼睛。每日必須補充眼睛需要的營養，眼睛主要需要的營養不是蛋白質、澱粉或脂肪，也不是昂貴的藥物、人蔘、藏紅花、燕窩，而是藏在尋常食物中的營養素、都是很基本的自然營養。就跟人體一樣，眼睛需要的營養是綜合而非單一的。如同我們長途開車，油耗損之後就要補充，影印機的碳粉用盡

後，也是要補充，否則車子無法發動，資料無法列印。眼睛的碳粉和油又是什麼呢？就是：類胡蘿蔔素、β胡蘿蔔素、維生素A、茄紅素…等。以下就是眼睛需要的綜合微量營養素。

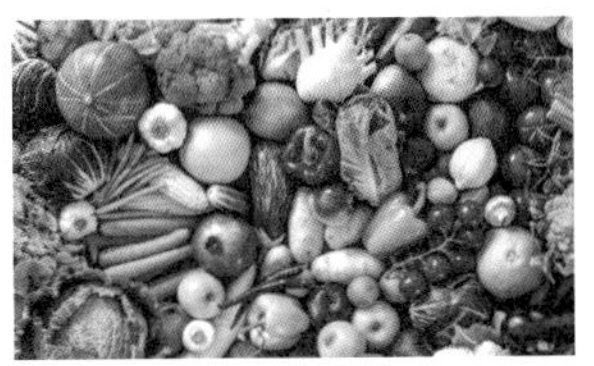

葉黃素 ▍類胡蘿蔔素家族之一。可保護黃斑部避免藍光傷害，就如擦防晒油阻隔紫外線，避皮膚晒傷一樣的作用。水晶體若無葉黃素遮光的話，無論是紫外線、青光、藍光都會侵入，那麼水晶體便會混濁、硬化、病變、彎曲，造成散光、白內障、近視、老花眼、飛蚊症……。它能阻隔對眼睛有害的藍色光，進而發揮抑制氧化的作用，有效地保護眼球內的組織。它能抑制活性氧的產生，同時對於既已產生的活性氧，葉黃素亦能抑制會傷害視網膜黃斑部的氧化物，防止電視或電腦的藍色光對眼睛的傷害。葉黃素屬於類胡蘿蔔素的色素群之一，在新鮮綠色蔬菜和柑橘類水果中含量較高。基本上，葉黃素跟玉米黃素可在深綠色多葉蔬菜中找到。

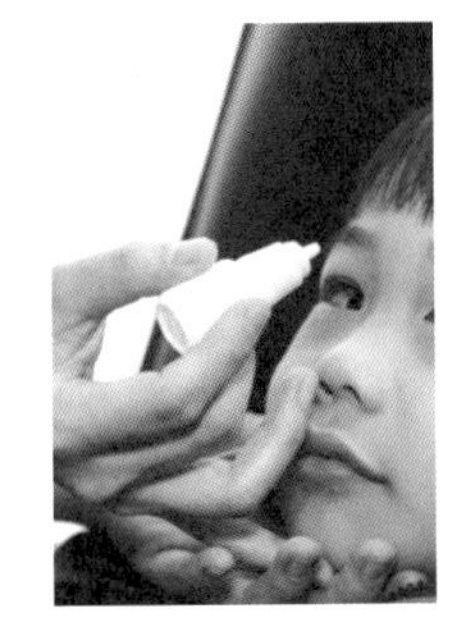

眼睛需要營養，不喜歡用藥

玉米黃質 ▍類胡蘿蔔素家族之一，可消除引起眼睛受光體細胞氧化變性的一氧化碳，它與葉黃素同樣，是存在於眼睛中的類胡蘿蔔素(在水晶體上也證實具有葉黃素和玉米黃質)。肝臟、魚油、奶類、蛋類、蔬菜、海菜裡含量多。

β胡蘿蔔素 類胡蘿蔔素之一。能藉由活化自然殺手細胞來刺激提昇免疫系統，進而殺死被病毒感染的細胞，尤其是β胡蘿蔔素和茄紅素這兩種類胡蘿蔔素，已確認能預防病毒感染、扮演著人體細胞防衛劑的角色。它可預防治療老化性視網膜黃斑區病變、視網膜色素病變、糖尿病視網膜病變、高度近視視網膜病變、白內障等五大致盲眼疾，可預防夜盲症、白內障、眼結膜乾燥(導致角膜穿孔)、減輕眼睛疲勞，提高感受弱光能力。類胡蘿蔔素參與細胞代謝，會儲存在特定的臟器之中除去活性氧，以進一步抑制癌症、心臟病、動脈硬化等文明病的發生或惡化。主要來源是胡蘿蔔，它除了含有眼睛需要的葉黃素和維生素A外，含量最豐富的就是β胡蘿蔔素。β胡蘿蔔素在體內平均有1/6會轉化成維生素A，可增加眼角膜的光潔度，使眼睛明亮有神。含β胡蘿蔔素的果蔬是維生素A的良好來源，是目前獲取維生素A最安全的途徑。可多食深黃、深綠和紅色蔬果，如椰菜、菠菜、南瓜、青辣椒、西紅柿、玉米、木瓜、哈密瓜、芒果、西瓜等。

花青素(黑醋栗、藍莓、不老梅(野櫻莓) 花青素是一種強抗氧化劑，可以減少自由基對眼睛的傷害，並促進眼睛視紫質的生成，增強眼部微血管的彈性，促進血液循環，可以增強夜間視力，幫助視力更加銳利，具有減緩眼睛黃斑退化和預防白內障的作用。花青素富含量最高的食物為黑醋栗、藍莓。黑醋栗為生長於寒地的虎耳草科灌木，屬於漿果的一種。每年6-8月份會結出直徑1公分左右帶酸味的深紫色果實。從歐洲到亞洲分布甚廣，果實可直接食用，亦可加工調製成果醬或果汁。藍莓為杜鵑花科的一種，為原產於北美的矮木性果樹，它的花青素具有促進眼睛感光物質的視紫質的再生(重新合成)作用，視紫質活化，便能充分發揮視覺功能、有效回復視力。效果會在4小時後顯現，但24小時會消耗完，所以必須經常補充。二次大戰時英國皇家空軍飛行員在進行夜間轟炸任務前，會配給需要目測飛行、視力要求十分嚴苛的飛行員含有山桑子果醬的飲食，以提高投彈的準確度。美國一個動物試驗研究中證實：讓老鼠吃比較多的藍莓、草莓和菠菜等蔬果，其運動神經的記憶與認識力等試驗都得到比較高的分數，其中以藍莓最為有效。藍莓果膠含量多，其可溶性纖維質也具有降低膽固醇的功效。除了黑醋栗、藍莓外，紅、紫、紫紅、藍色等顏色的蔬菜、水果或漿果、紅甜菜、黑枸杞、紫米、黑李、草莓蔓越莓、黑櫻桃、茄子、紅石榴、紫葡萄(皮)、加州李等，都含有花青素。

維生素A(魚肝油、奶油、肝臟、蔬菜水果)▐ 以下這些維生素群，不但是眼睛需要，也是全身必需營養素。維生素A可幫助光敏感色素的形成。視網膜上「錐狀細胞」主明視及色覺，「桿 狀細胞」的功能主暗視。桿狀細胞對微弱光線之所以敏感，是因為它包含有一種特殊的「視紫紅質」的感光物質；視素質是由蛋白質和維生素A合成的，缺乏它便會引起夜盲症、白內障、乾眼症及角膜軟化症。視紫紅質是一種含有維生素A衍生物的複合蛋白質。若缺乏維生素A，就會使視紫紅質的生成受到影響，使暗適應技能減退，影響暗視，還可引起角膜上皮脫落、增厚和角質化，使角膜變得不透明。維生素A就是構成視網膜表面的感光物質之一，夜盲症就是缺乏維生素A引起的。長時間盯著計算機屏幕，會大量消耗維生素A。補充葉黃素和維生素A，是同步的，因為富含維生素A的食物通常也富含葉黃素，含量最多的是動物內臟，但其含膽固醇較高，不適合大量食用，每周吃一次即可，每次別超過50g。要注意，維生素A、β胡蘿蔔素是脂溶性的，要跟脂肪一起吃才被吸收，所以最好入菜或飯後吃。它含於魚肝油、奶油、肝臟、黃色蔬菜、胡蘿蔔、金針、黃色水果、牛奶、奶酪、蛋黃、深綠色蔬菜、柿子、木瓜、紅柿、橘柑裡。凡是深色的蔬菜葉黃素及維生素A含量都高，比如青椒、紅薯、哈密瓜、西蘭花、菠菜、蕃茄等。視網膜上黃斑部上的「錐狀細胞」主明視及色覺，「桿狀細胞」的功能主暗視(周邊視力)，它們都須要構成視網膜表面感光物質之一的材料維生素A。比如夜盲症，就是缺乏維生素A引起的。有人補充人工合成的維生素A劑，但攝入過量而中毒，最好採用天然食補。

B族維生素(糙米、全穀、肝臟、瘦肉、酵母、牛奶、豆類、綠色蔬菜)▌ 它關係著視神經的健康，是維持並參與神經（包括視神經）細胞功能和代謝的重要物質，也有保護角膜的作用。缺乏B族維生素，容易使眼睛乾澀，甚至使視神經產生炎症，比如神經病變或神經炎，也容易讓眼睛畏光、視力模糊、流淚等。維生素B1維持並參與神經（包括視神經）

細胞功能和代謝的重要物質。若缺乏，會引起眼睛乾澀，也可能發生視神經炎，失養性弱視、失養性眼球後神經炎、中央視網膜炎、視神經萎縮、眼睛痲痺、虹彩色素變性。如果缺乏維生素B2，眼睛就會怕光、易流淚，還會布滿血絲。維生素B12含於蛋黃、動物性蛋白質、牛奶、內臟裡，缺乏的話會產生視神經纖維出血、視神經纖維梗塞。維生素B含於糙米、胚芽米、全麥麵包等全穀類食物、肝臟、瘦肉、酵母、牛奶、豆類、綠色蔬菜、啤酒酵母、糖蜜、蛋黃。維生素B6含於肉類、肝臟、啤酒酵母、全穀類、扁豆、香蕉、核桃、綠葉蔬菜裡。

維生素C(蔬菜水果) 維生素C是眼球水晶體的主要成分，它在晶狀體中含量比其他組織中多。它具抗氧化的功能，可排除人體內不正常堆積的氧化物、自由基，避免組織破壞，對水晶體與視網膜有保護的功能。攝入不足，常使晶狀體混濁，是導致白內障的重要原因之一。多補充維生素C、E，能抑制晶狀體氧化變性，預防白內障的發生。也就是說，眼部晶體狀的主要成分為維生素C，如果攝入不足，晶體就會混濁，嚴重則導致白內障。維生素C，具抗氧化的功能，可排除人體內不正常堆積的氧化物、自由基，避免組織破壞，對水晶體與視網膜有保護的功能。應多食富含維C的蔬菜水果，維生素C的來源非常廣泛，橘子、蘿蔔、鳳梨、甜菜、草莓、菠菜、蕃茄、西瓜、花椰菜、番石榴、獼猴桃、草莓、檸檬、柑橘、青椒、大棗、葡萄柚、木瓜、橙子等食物中都含有大量維生素C。記得要吃當季的這些水果，因為它們的維生素C含量會更高。一些蔬菜既有維生素C，又可提供β胡蘿蔔素，如青椒、芥蘭、西蘭花、菠菜、西紅柿等。但維生素C怕熱、怕光線、又怕鐵鍋，最好盡量生吃以減少營養素流失。

維生素E(種子、堅果、小麥胚芽、蛋、動物內臟)▌ 維生素E延緩眼睛衰老，因為它具有很強的抗氧化性，能減少眼球中的自由基，排除人體內不正常堆積的氧化物、避免組織破壞，對水晶體與視網膜有保護的功能。富含維生素E的食物：杏仁、葵花籽、植物油（例如冷壓的橄欖油、黃豆油、花生油、葵花籽油等)、堅果類(例如核桃、杏仁、腰果、花生、松子、葵花籽等)、小麥胚芽、蛋、動物內臟、糖蜜、甘薯、葉類蔬菜。不過提醒大家，要控制油的攝取量，以吃飯的瓷湯匙為單位，一天至多兩湯匙。堅果類的能量也不低，每天最多只能吃兩把。堅果類盡量不用鹽炒、不加糖。

鈣(維他命D)▌ 鈣參與形形色色的神經衝動，神經細胞（包括視神經）若缺鈣，就易產生視疲勞、失眠和注意力分散。豐富的鈣質具有消除眼肌緊張的作用，鈣在神經系統中的功能是傳達訊號。可多食豆類、奶類、魚蝦、花生、核桃、香菇、木耳、及含鈣蔬菜：莧菜、香菜、油菜等。維他命D含量高的食物則為：鮭魚、沙丁魚、鯖魚、奶品、蛋黃、動物內臟、魚肝油、鈣片。

鋅▌ 鋅離子，與視網膜黃斑部的健康有關。鋅能夠增強視神經的敏感度，若缺鋅，會影響維生素A在體內的吸收、導致黃斑部退化、視力下降，弱光下視物不清。身體要清除自由基，也需要鋅等礦物質幫忙。想要預防黃斑部病變，就要補充葉黃素、玉米黃質素及鋅。生蠔、貝類、魚蝦、植物的種子鋅的含量高。鋅在生蠔、貝類、軟體海鮮、魚蝦、深海魚類如鮪魚、鮭魚(含DHA、維生素A、高密度脂蛋白)，各種植物的種子如巴西堅果、核桃、松果也有高含量。另外，胡蘿蔔、蕃茄、南瓜、木瓜、瘦肉、黑芝麻、榛子、核桃、小麥、堅果、菠菜、綠花椰菜、枸杞等黃紅色、深綠色蔬果中、起司、巧克力，也含有少量鋅。西蘭花不僅可以提高視力還可以預防白內障，這些類胡蘿蔔素可以使眼細胞免受自由基之害。

維他命K 富含維他命K的食物有：綠葉蔬菜、蛋黃、紅花子油、黑帶糖蜜、花椰菜、黃豆。

維他命P 柑橘類水果、紅醋栗、蕎麥的含量高。

DHA DHA是一種人體無法自行合成的多元不飽和脂肪酸,也是一種必需脂肪酸。密布著視神經的視網膜裡,含有大量的DHA,約佔視網膜脂肪的50%。DHA可以讓組成視網膜的神經細胞外膜保持柔軟,以增加視神經將訊息傳至大腦的速度。一旦缺少DHA,視網膜的神經細胞外膜會立刻變硬,視力也會隨之變差。DHA還具有降低血液黏稠度的功能。黏稠度下降,血液的循環會變得更為順暢。深海魚，如鮭魚、三文魚的魚油中的DHA可保護視網膜的健康及神經彈性，能促進腦部及視網膜的發育，DHA蓄積於人體的腦細胞、眼睛的網膜、神經、心臟、精子、母乳等維持生命活動極為重要的器官及臟器上。60%的DHA存於眼睛的網膜和視神經的脂肪中(體內存在最多DHA之處)。一旦視神經的彈性減低的話，將削弱影像的傳達能力。充分攝取DHA可改善眼睛疲勞、近視及網膜症等，賦予眼睛健康的活力。動脈硬化乃係因血管內腔變狹窄導致阻塞，形成血液流通上的阻礙，造成養分和營養素無法充分輸送到各個臟器之症狀，即，發生動脈硬化(動脈血管變厚，失去彈性)。一旦此症狀在腦部惡化時，將成為腦中風(腦梗塞等)；在心臟引發症狀時則有可能導致狹心症或心肌梗塞；在眼睛引發症狀時就是眼中風。所以務必要經常攝取魚類，DHA一天正常的攝取量約為1.5克。相當於兩片鮪魚生魚片或一條秋刀魚,或者一條沙丁魚、半條青花魚。如果你是不愛吃魚的人,建議選購含有DHA的營養補給品。

硫(大蒜) 大蒜，也能提高視力功能。大蒜中的硫能穩固晶狀體，並且讓它變得更有韌性。富含硫的大蒜及洋蔥，都對視力很有好處。

硒 硒在人體多種組織細胞中，硒元素在眼球中的含量最高，因為它是維持視力的重要微量元素。含有富含硒的食物，首推茶葉，茶是含有多種微量元素的飲品，「茶能明目」眾人皆知，飲茶可以保護視力。

不飽和脂肪酸 植物油、葵花子裡含量高。

菸鹼酸 含於瘦肉、家禽、魚、啤酒酵母、花生、牛奶和奶品、米糠中。

泛酸 動物內臟、啤酒酵母、蛋黃、莢豆類、全穀類、小麥胚芽、鮭魚含量高。

防止大腦氧化的視紫質 目前科學上已經證實,人類眼睛裡所含的視紫質(Rhodopsin)成分,會受到光線的刺激而分解,再經過重新合成,轉換成電子訊號,將視覺訊息傳送至大腦。換句話說,視紫質是我們判斷環境明暗度不可或缺的一種物質。正常狀況下,受到光線刺激後產生電子訊號的過程大約需要0.2秒。然而隨著年齡的增長,視紫質重新合成的速度會變得越來越慢,視紫質本身的量也會逐漸減少。於是進入中、老年以後,人們會感覺環境變得昏暗許多，以至於一些中老年人明明外面陽光普照,室內的光線也相當足夠時，會把家裡的電燈全都打開。這種現象說明他們已經不再像年輕時,能夠接受到正確的明暗度,視紫質的量已在　少中。除了判斷明暗度,視紫質還有一個非常重要的功能:防止大腦脂肪的氧化。健康的大腦顏色是粉紅色的。這種粉紅色不是血液流經所形成,而是因為富含大量視紫質。大腦的主要成分是脂肪和蛋白質。脂肪一旦氧化,將無法正常運作,所以才需要具有強大抗氧化功能的視紫質保護,防止因為老化而產生的大腦脂肪氧化現象的發生。維生素B1、胡蘿蔔素、維生素A、及野藍莓中豐富的花青素都是合成視紫質的原料，多補充為宜。

膽固醇 ▌ 它是大腦的主要成分之一。大腦，約有一半的重量都是脂肪，主要成分是磷脂質與膽固醇。膽固醇是細胞膜的成分，也是男性與女性荷爾蒙、抗壓力荷爾蒙的原料，對人體而言是不可欠缺的重要物質。血中膽固醇濃度高的人，發生腦栓塞的機率比較低，罹患失智症和阿茲海默症的可能性也相對較低。比起膽固醇低於基準值的人，血中膽固醇稍微偏高者（240左右），不僅更為長壽，而且罹癌機率較低。

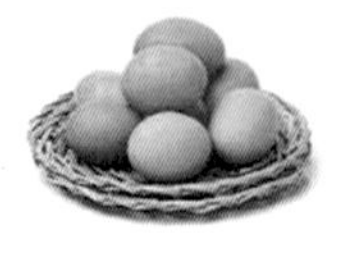

眼睛需要的綜合營養素之一：不可缺乏的蛋白質 ▌ 眼部組織的修補、更新，都需要補充蛋白質。因此，平時要給眼睛多「吃」些含蛋白質較高的食物。但日常飲食中本來就常吃到瘦肉、魚、蝦、奶類、蛋類、豆類等，已有眼睛所需的蛋白質，所以不會有匱乏。吃素者就要多注意補充蛋白質。高品質的淚液需要優質蛋白質，淚液是透明的血液，眼睛分泌淚液是為了將營養和氧氣輸送給眼睛，這本來就是血液的工作，但是如果真的分泌血液，眼睛就會視線模糊了，身體於是將血液改為透明的淚液，在眼睛的表面形成滋潤的保護液，有如天然的營養霜。所以想要擁有健康的雙眼，就必須具備良質的血液和淚液。淚液中重量最重的是蛋白質，然後是水分，最輕的是覆蓋在最上層的油脂。所以攝取優質的蛋白質，才會形成健康的淚液。眼球需要膠質和水分，但人體所需的膠質是由蛋白質經肝臟製造出來的,因此攝取適量的蛋白質才是有效的。

乾淨的水 眼淚的成份是水分，眼球需要的血液也有水。不可否認當前的水質被污染得很嚴重，必須選擇合適的過濾器，為了視力，每日必須攝取足夠的乾淨的水。

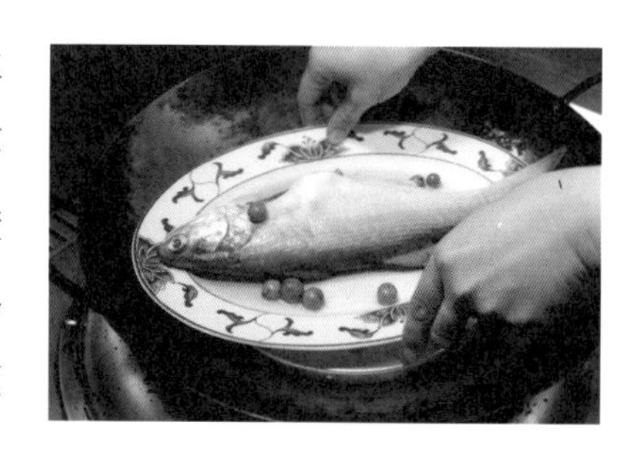

四色蔬果+深海魚油護視力 綜合以上，平常飲食中可促進視力健康的食物，可歸納為「紅、黃、橘、紫」等四色蔬果。眼球需要的營養，就是彩色蔬、果深海魚的魚油。其中紅色如蕃茄、紅葡萄柚、西瓜，即擁有豐富的茄紅素；而紫色的黑莓、藍梅、櫻桃、蔓越莓等，則含有花青素；至於橘色的紅蘿蔔、南瓜、甘薯，含有豐富的β胡蘿蔔素；而黃色的柑橘、柳橙、花椰菜、小黃瓜、奇異果等，也富含著葉黃素。盡量選四色蔬果來吃，就對了。以上這些營養素，一旦被人體吸收，就大部份被蓄積於眼睛的視網膜和水晶體上。

脂溶性的眼球營養素 眼球所需的營養素，有一特性，通常都是脂溶性的，要配合脂肪才能被吸收。應在三餐飯後補充，所以在蔬菜中加油烹煮、或與油拌在一起(比如橄欖油淋生菜)才能吸收，吸收率會比直接生吃來得高，空腹時吸收不佳。但要注意用好油，不要用氫化油、反式脂肪酸。

《眼球的營養表》

需要的營養分類	如何攝取	缺乏時容易引起的眼睛疾病
維生素A：可幫助光敏感色素的形成。	魚肝油、奶油、肝臟、黃色蔬菜、胡蘿蔔、金針、黃色水果、牛奶、奶酪、蛋黃、深綠色蔬菜、柿子、木瓜、紅柿、橘柑	如果嚴重缺少維生素A，會造成夜盲症，也會導致乾眼症及角膜軟化症。 夜盲症、嬰兒會有網膜色素變性、乾眼睛、視網膜炎
維生素B	啤酒酵母、黑帶糖蜜、蛋黃、豬肉、牛肉、全部穀類、內臟、小麥	失養性弱視、失養性眼球後神經炎、中央視網膜炎、視神經萎縮、眼睛痲痺
維生素B2	啤酒酵母、黑帶糖蜜、牛奶、蛋黃、肉類製品、動物性蛋白質	虹彩色素變性
維生素B6	肉類、肝臟、啤酒酵母、全穀類、扁豆、香蕉、核桃、綠葉蔬菜	眼角瞼結合膜炎
維生素B12	蛋黃、動物性蛋白質、牛奶、內臟	視神經纖維出血、視神經纖維梗塞
維生素C	橘子 、蘿蔔、鳳梨罐、甜菜、草莓、菠菜、蕃茄、西瓜、花椰菜	玻璃體、視網膜等起變化

不可偏食 ▌ 對眼睛有療效的營養素很多，眼睛需要綜合營養素，因此，不偏食的攝取才能供應眼球所需。

不吃傷眼的食物 ▌ 以下食物或食品有害視力：

1. 乳製品:牛奶、起司、優格、奶油、冰淇淋等。攝取過量的乳製品,反而更容易罹患白內障。優格和起司裡面的乳糖,進入人體之後通常會分解成葡萄糖和半乳糖,正常狀況下,半乳糖還會再度分解,但如果無法順利分解,就可能出現白內障的症狀。
2. 劣質脂肪的油膩食物: 大量的肉類和油炸類的高脂肪食物(天婦羅、油炒類、甜甜圈)等。油脂類不僅不耐熱，而且容易在空氣中氧化，所以必須盡量避免食用天婦羅、炸過的氧化油脂。高品質的食用油最好是直接攝取，例如使用麵包沾取橄欖油、把亞麻仁油淋在生菜上做成沙拉醬，才是聰明的吃法。
3. 加砂糖的甜品:加工果汁、加料清涼飲料、高糖蛋糕等。近幾年不斷增加的白內障、眼角膜白濁化和玻璃體混濁的兇手就是砂糖了。自從保特瓶普及以來,人們養成對瓶裝運動飲料和果汁的依賴。果汁、可樂、咖啡、運動飲料這些瓶裝飲料裡,動輒含有10到30克的砂糖。砂糖、蔗糖、果糖、糖漿,全都屬於單醣類糖。攝取之後,會迅速流入血液當中,提高血糖值。血糖突然升高,首當其衝的是胰臟，因為胰臟具有平衡血糖的功能。所以當血糖突然升高，胰臟會立刻分泌胰島素,急速降低體內的血糖值。如果是偶發狀況,這種反應並無大礙，問題是，人們每天這樣反覆地喝下高糖分的飲料，造成胰臟「身心俱疲」，最後連分泌胰島素的能力也喪失了，便罹患醫學上所謂的「糖尿病」。有些人則因為胰島素分泌失調，演變成血糖過低的症狀。由於我們的腦細胞需要糖分，低血糖狀態持續超過八個小時，腦細胞就可能受損。腦細胞一旦受損，整個人會感覺虛脫、壓抑,甚至容易起疑、猜忌。總之就是失去正常的思考能力，無法冷靜判斷，情緒也會顯得極不穩定。因此,攝取糖分的時候，比如吃白米飯、甜品之類的多醣類食物時，最好能夠多咀嚼，並同時吃蛋白質或纖維食物，讓糖分慢慢流入血液中，以避免因為大量糖類的快速攝取,造成身體無法負擔。

4. 含有許多食品添加物或防腐劑的食品的速食餐點、快餐包、便利超商便當。
5. 冰冷的東西,例如冰淇淋、冰啤酒。

不要錯過營養關鍵期：發育的時機 提供營養要及時。我有一個朋友，平衡有問題，醫生說是她在小時候欠缺坐搖搖馬和晃動的活動；你一定有看過某些病會在某階段發病，有些病的治療有關鍵期……說明保健行動或營養補充都有其時效。需要的時候沒有補上，日後補再多也沒有用，因為已過了關鍵發育期，已無法吸收了。視力更是如此，有些眼疾根本是嚴重欠缺營養；有些病等到了7、8歲以後才治療，療效就會大減。有些營養，發病時再補已來不及了。

不得不補充保健品 ▌ 成人一天所需的類胡蘿蔔素攝取量之標準大致為水果2-4小盤、蔬菜小盤左右。而葉黃素及玉米黃素一日所需攝類量約為6mg。目前大眾的飲食習慣，蔬菜攝取量明顯不足。此外，使用化學肥料栽種的農作物與往昔相較，營養價值也明顯偏低，無法期待從中攝取充分的營養。偏頗的飲食、運動不足、精神壓力、抽菸、喝酒等，不規則的生活習慣皆是導致現代人罹患文明病的元兇，隨著飲食文化的改變，無論是西化的飲食內容或速食食品的普及，都是造成現代人飲食失衡的重要因素。加上精緻加工食品中添加物多，囤積於體內的有害物質不僅是形成眼睛的障礙而已，還可能危及其他臟器的功能。以上種種原因造成眼睛的必須營養的不足，所以我們不得不攝取有助眼睛的綜合營養素。葉黃素的功能類似做日光浴時要先擦的防曬乳，本來人體會自行分泌葉黃素，但因為我們耗損太快太多而來不及生產，因此就須要補充。但是，只要你用眼方式不改，眼疾已形成，吃再多的營養補充品也沒有用。

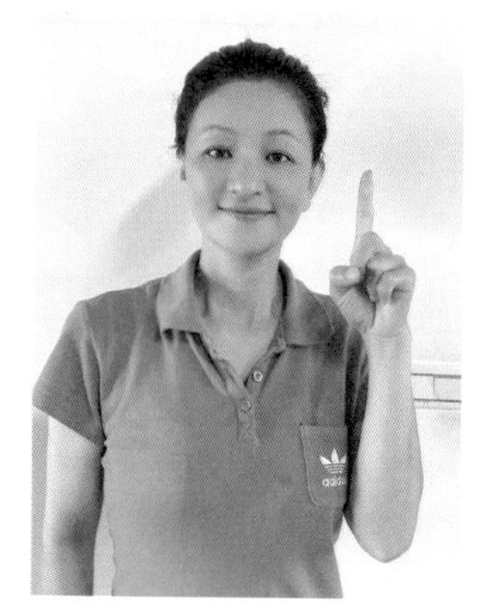

不要亡羊補牢 ▌ 所有的專家都告訴我們：預防重於治療，預防(運動流汗、眼球運動)才能讓你不須要治療。若不改變有害光源；繼續使用眼睛的壞習慣，等病變後再吃超高單位的營養素也是沒有用的。

虹膜學&鞏膜學

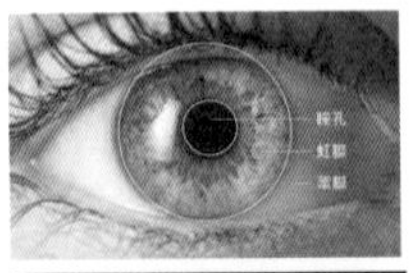

越對視力保健想了解，越感知到我們對眼睛的認識還不夠。這是一門「瞎子摸象」、甚至是摸「百足蟲」的科學，它的「零件」多、「病種」多，因為3C產品而產生新的病況……讓我們覺悟我們對「眼球科學」還有許多沒有探究到的神秘區塊。

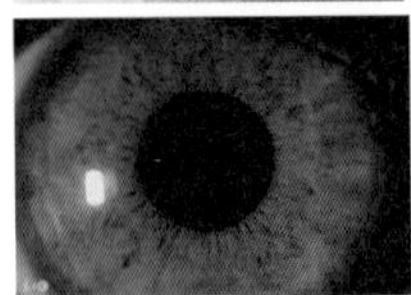

【虹膜學】這是一門古老但未被重用的科學，目前正式眼科不會為人做「虹膜診斷」。聖經：「你的眼睛就是身體的燈，當你的眼睛健康，你就有了全身的光，當你的眼睛不好時，你就在黑暗中。」查看歷史記錄，虹膜學的科學與實踐早在前中亞(美索不達米亞時代)，具體有紀錄的有西元前460年出生在希臘柯斯島的「醫學之父」希波克拉底(Hippocrates)，他看診時就會看病人的眼睛，他說：「必須要詢問，也要注意整個面容、身體和眼睛的症狀。」1670年內科醫生梅研思(Philippus Meyens)在他的書中依據身體的器官區域描述了虹膜的分區；1813年出版的「眼睛疾病的教科書」：「任何影響個人的有機組織的事情不可能對眼睛毫無影響，反之亦然。」

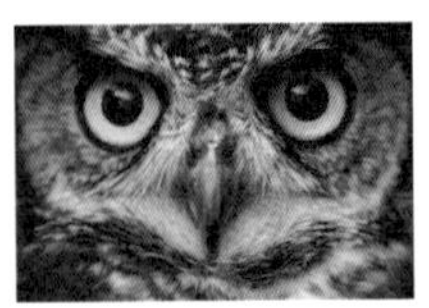

匈牙利的培茲里博士(Dr. med. Ignaz Pezely/1822-1911)在1880年出版的《自然史和醫藥科學的探索—由眼睛診斷和研究的指南》，描繪了世上的第一張虹彩圖，被認為是現代虹膜學之父。他小時候養的一頭貓頭鷹曾把腿摔斷，接著他就發現貓頭鷹大大的眼睛虹膜下方出現了一道明顯的深黑色裂痕，神奇的是這道長長的裂痕隨著腿傷的復原漸漸縮成一個黑點，這件事啟發了他日後的研究。他長大後在外科病房工作，觀察手術前後病人的眼睛虹膜，從這些病例記錄發覺人體各部位都與虹膜有相對應的關係。但這門科學目前西醫、中醫都沒有把它納入正式的醫學系統，而是自然醫學裡手☒、面☒、色☒時用得最多。

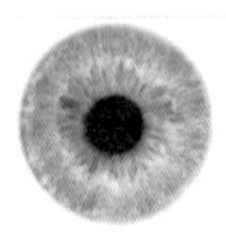

眼珠是指眼球前面中間部分(角膜、虹膜和瞳孔組成)，正常的人瞳孔都為圓形，黑色透明，兩側等大，直徑約2.5毫米。瞳孔不分人種，都是黑色透明的，而角膜是無色透明的，而我們看到的眼睛的顏色，就取決於虹膜的顏色。瞳孔和虹膜的顏色都是會改變的，年齡大後虹膜外面的色素就會漸漸的變多，而瞳孔和虹膜的黑色也會越來越深。

虹膜學目前不被認為是一種診斷或治療，而只是評估健康狀況的方法之一。在20世紀前半葉，虹膜分析在美國曾被內科醫師運用，林戴博士(Henry Lindlahr, M.D.)在1919年提到：「由於正規的對抗療法醫學系統主體，在新興醫藥業及醫學院內的政治與經濟壓力，因而將虹膜學從教學課程中移除。」這就是這門藝術和科學消失的過程，因為對抗療法的醫療系統太強勢。好在20世紀後半葉這門科學被自然療法醫生如美國的傑森博士(Bernard Jensen，D.C., N.D., Ph.D.)、德國的戴克(Hp. Josef Deck)和安傑爾(Hp. Josef Angerer)保留了下來，他們認為這是個可貴的評估工具，可用於臨床醫學。虹膜學目前不被認為是一種診斷或治療，但已被積極用在科技上，比如門禁及手機的虹膜辨識。「虹膜辨識技術」是透過紅外線搭配夜視攝影機，對瞳孔外的環狀虹膜進行認證解鎖，一個眼睛上的虹膜可以找出約240個不同的特徵點，相較於指紋的40個特徵點來說，明顯高出許多，因此是目前安全性最高的生物辨識方式。電影「關鍵報告」中有透過掃描眼部虹膜來確認身份的情節，就是運用每個人都有著極其複雜且與獨一無二的、極難偽造的虹膜圖像，發展出安全及準確率最高的門禁工具。電影中將此項高科技的展現設定在西元2045年，而2007年這個科學預言就被實現了。

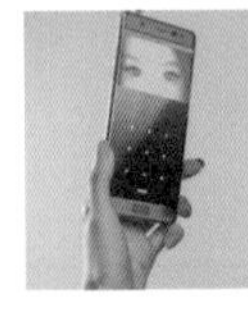

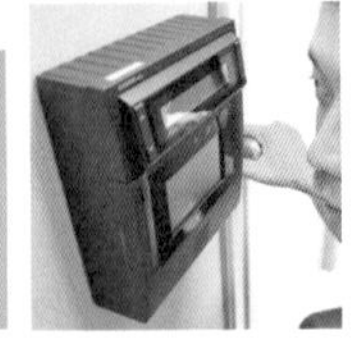

基本上虹膜上有5大現象：坑洞、裂縫、斑塊、線條、顏色，可分析全身各部位的健康狀況。視神經的纖維鞘將眼睛和腦的硬腦膜(dura mater)相連接，讓眼睛直接與交感神經系統和脊髓連接。視束延伸至腦的丘腦區，緊密的連接下丘腦、腦垂體和松果體。解剖學和生理學直指腦中的內分泌腺體是整個身體主要的控制和指揮中心，所以眼睛和經由神經、血管、淋巴和結締組織產生的生化、荷爾蒙、結構和代謝的過程，都有直接的連繫。左右眼給我們不同的資訊，左眼睛與身體左側相關，呈現女性、創造性、概念性和直覺性。右眼和右側相關，呈現男性、分析性、線性和實際性。

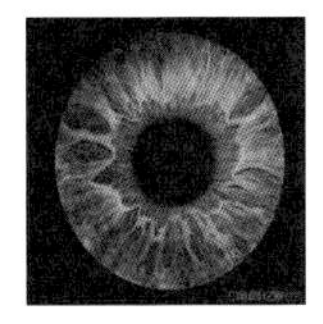

據説：人生歷程中所發生的問題及重大事件都會記錄在虹膜、視網膜、鞏膜、角膜、瞳孔和結膜上。眼睛是生理的生物能和個人的感覺與想法的反射窗口；它是了解自己身體、並與之對話的一個通道。虹膜圖與胚胎學習習相關，它的局部圖可代表身體的全部構造。虹膜的構造、色素和沉積可解釋一個人的強壯或虛弱、遺傳性資訊；藉由虹膜、視網膜、鞏膜、角膜、瞳孔和結膜的變化可追蹤後天(吃、喝、感覺、想法和生活方式)的健康狀況；它可以查證遺傳傾向，探索早期曾發病的原因。虹膜診斷，可看出壽命的長短，看出先天與後天的特質，看出一個人的生活習慣好惡，甚至是父母子女的狀況。實踐整體健康者和致力於「全人醫療」、反對「對症治療」者都非常認可鞏膜學，認為它是一種「全人科學」。

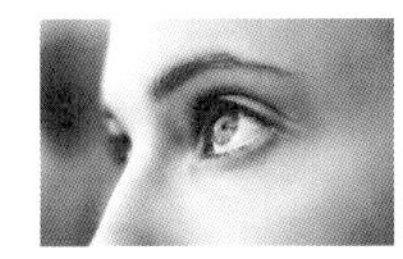

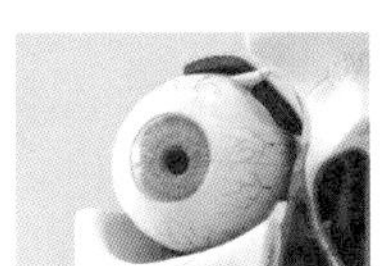

當前醫生使用的診斷工具，是定義明確的症狀分析、X光片、驗血結果、數字指標以及顯微鏡所辨識出的微生物和病變。整體虹膜學與鞏膜學的診斷非常簡單，它們無痛、經濟且非侵入性。眼科要用散瞳劑才能看到眼底，而虹膜用目測的就可以，無侵入性，非常安全無後遺症。目前虹膜分析的有效工具是用特殊的顯微鏡和數位相機將雙眼拍照，在電腦上可以由「國際虹膜學會」認證的合格「虹膜分析師」來放大觀察分析。而鞏膜學還沒有精準的診斷工具，但鞏膜學家認為靠鞏膜學可評估全人健康。其實每個人的眼白顏色是不同的，它的顏色與人的健康狀況息息相關，健康的眼白是瓷白色有光澤的，沒有斑點也沒有血絲。眼睛有問題，眼白的顏色就會不同。如果你的眼白泛藍色，可能是體內鐵元素不足，鞏膜是由膠原組織組成，合成因子包括了鐵元素。如果缺鐵，就無法合成足夠的膠原組織，鞏膜自然就變薄了，遮擋不了脈絡膜，而脈絡膜是棕黑色的，在自然光下，鞏膜變成了淺藍色，所以眼白發藍大多數是慢性缺鐵性貧血的訊號。眼白出現綠點，可能是腸梗阻的早期信號；眼白出現紅點常是糖尿病訊號，因為毛細血管末端擴張糖尿病的現象。糖尿病，號稱為「不死的癌症」，但其併發症非常多，其中就包括眼部併發症。新生兒眼白髮黃，就是黃疸。如果是成年人，主要有兩種情況：一種就是肝功能不正常，血液中的膽紅素升高；第二種是血脂高引起的。眼白出現血片，代表動脈硬化。眼白若有灰色、黑色斑點，斑點呈現三角、圓形、半月形，可能是代表有蛔蟲。眼白顏色是身體健康的重要信號，一旦眼白顏色出現變化，或變得渾濁，或發炎充血，就需要立即去醫院治療。

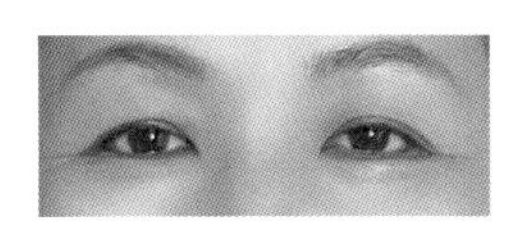

其實中醫西醫，世上所有的醫學系統，都各有優點及盲點，瞳孔是真正的「靈魂之窗」，因此，虹膜學是預防保健的寶貴資產，我們期望會是極佳的分析工具的「虹膜鞏膜分析」將來能發揚光大，有助健康保養。不管是虹膜還是鞏膜，它們只有在發生病變的時候才被人發現它們的重要性，平時幾乎得不到我們的關注。眼睛是靈魂、心理、情緒與生理的窗口，虹膜和鞏膜一直在向我們説話，但我們至今無法完全解讀它，這個領域，是關心視力健康者要繼續探究的區塊。

11

結論：
別把彩色世界變成黑白的

使用眼球的正確方法，總結如下：

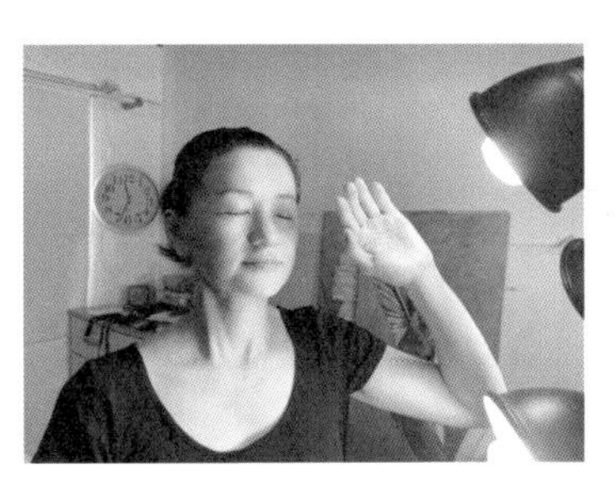

錢買不回視力健康：別讓世界變黑白 ▌ 我們的祖先沒有3C工具，因此沒有把我們的眼睛進化成適應它們。因為3C工具而失去視力、甚至只是視力受損的話，這世界變成黑白或灰白是多麼可怕的事。但3C工具本無罪，是我們沒與它們保持安全距離，是我們使用過當、過久、過度。以前的人壽命短及沒有電視手機，在眼睛還沒病變前就先掛了。近50幾年來，人類平均壽命大約延長了30年，高度資訊化導致眼睛提前老化。金屬疲勞(生鏽)是導致墜機的原因之一，因為使用次數過多的飛機金屬零件會提早氧化、生鏽，縮短使用壽命，眼睛也是一樣。用命換錢，若「中獎」得到白內障、視網膜剝離、黃斑部病變……等眼疾，就不值得了，因此預防、未雨綢繆就特別重要。

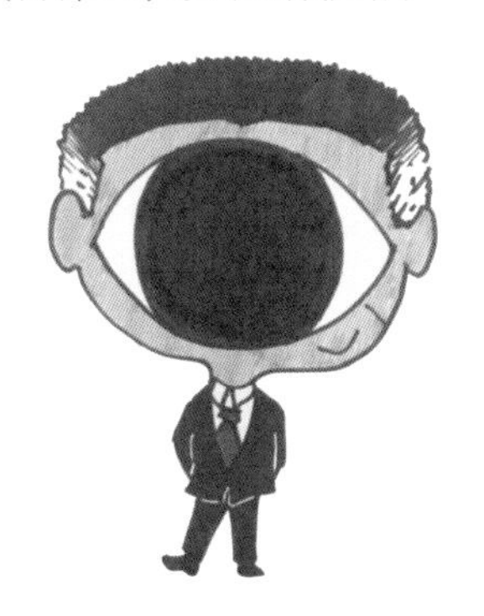

「眼腦並用」思維 ▌ 視覺不只和眼睛有關也和大腦有關，預防大腦功能退化就有必要來做活化腦部的訓練，提升「腦內視力」活化大腦後有助眼球健康，反之亦然，鍛鍊眼部能讓腦部回春。視力變差者，失智的風險就高。人的視力一旦變差腦力也會隨之減退，腦力一旦減退了，記憶力、注意力、理解力、判斷力全部都會受到影響，因為視力一旦減退大腦的活動會跟著變得遲鈍，原本擁有的能力會變得越來越力不從心。護眼就是護腦，護腦就是護眼。讓眼睛和大腦維持年輕，變年輕，是健康的不二法門。

用進廢退：要多動腦▌ 大腦前額葉的主要功能就是「思考」,「視物」和「思考」其實是同一件事,如果不用腦筋思考,則不論是大腦還是眼睛都會很快退化。

訓練視力就是訓練大腦▌ 眼睛培育大腦(兒童的腦力發達，相當部分來自視覺的刺激)，眼睛累壞大腦(成人的大腦疲勞，相當部分來自過度用眼形成的壓力。)，接著大腦衰退令眼睛老化(中高年齡者的老花眼是腦力衰退影響眼力)，透過眼睛鍛鍊腦力效率最佳，所以益智訓練幾乎都是視力訓練。益智節目中往往大量出現「找找看，哪裡不一樣」，或是「追蹤活動物體」等需要用到眼睛的遊戲。想要不失智，由訓練眼球下手。

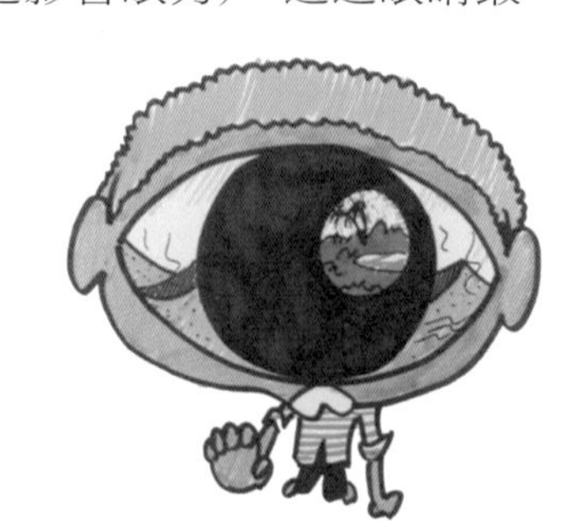

3010健康使用眼睛：成人30-10&兒童20-20-20▌
改變使用眼睛的時間長度及頻率，每次近距離用眼不可超過30分鐘，30分鐘後一定要休息5至10分鐘。眼睛須要血液循環、淚液滋潤、充份氧氣，不要讓它們乾渴枯燥。訓練兒童青少年良好讀寫習慣，要依照「20-20-20」法則：每隔20分鐘，遠眺20英尺(5~6米)遠方(最好是綠色)20秒時間。讀寫要保持「1拳1寸1尺」「3

個直角」姿勢，尤其要保證每天2小時戶外活動。每年至少查一次視力，若已出現近視，需盡早就醫，不可有「等等再看」的心理。

解決血液循環問題▌外科醫師的感嘆，西化飲食加菸酒的病人的血管硬化嚴重連手術時手術刀都不好使了。血液循環障礙造成所有的近視合併症：青光眼、白內障、視網膜剝離、乾眼症、飛蚊症……它們都是因為血管脆弱化、血液的質與量低而引發。老化來自血液,只要血液潔淨,血管自然強壯。眼睛內部極微小的血管裡面塞滿了代謝廢物,導致血流障礙;如果血流障礙一直未能改善,神經所需要的營養和氧氣補給將會中斷,導致視神經受損而成為青光眼。解決血液循環問題，只能靠勤做眼球運動。

好好呼吸：提供足夠氧氣▌全身耗用的氧氣，眼睛和大腦就佔了1/4，要保持良好的視力以及眼睛和大腦的活力，就必須養成深呼吸的習慣，隨時提供他們足夠的氧氣。別讓眼睛缺氧！這是破壞視力的最大元兇。氧氣被消耗時會產生大量的自由基，身體所消耗的氧氣有1/4是用於腦部，眼睛也需要用到氧氣，負責蒐集80%情報的眼睛其氧氣消耗量相當驚人。大腦和眼睛都是以氧氣為食的器官，大量消耗氧氣就會產生大量的活性氧(名為自由基的惡質氧，是導致身體老化和生病的主因)。氧氣被消耗時氧的電子序列會產生變化，活性氧的氧化能力會被強化，同時也會搶奪別人的電子，當我們持續承受壓力懷有生氣的負面情緒或受到打擊就會產生活性氧，此外喝酒抽菸、吸入廢氣、接觸電磁波時，以及攝取時添加物、乾燥食品、煙燻食物、速食麵、反式脂肪等都會產生活性氧。

強化「時間感」：視力影響壽命▌ 「現在幾點了?」你能夠不看鐘錶說出正確的時間嗎?科學實驗早已證明,「一旦失去視覺能力,人就會即刻喪失時間感」。不只是視線變得模糊,連同時間的感覺也有如一片朦朧。過一天算一天、糊里糊塗地一天過著一天的心態，代表你的人生開始倒數。

養顏先動腦▌ 老花眼是鞏膜的膠原蛋白流失，同樣的現象也會表現在臉部上,讓面孔看起來比實際年齡衰老，因為皮膚和大腦都來自外胚葉,所以大腦老化的程度會呈現在臉部及皮膚上。很少人知道，臉部老化，就是大腦老化造成的。也就是說，「老臉」「老花」是腦部老化反映在眼睛和皮膚上的結果，且腦部的老化速度先於快於眼睛的老化。

生活習慣決定視力健康▌ 預防重於治療！老生常談，是真理。眼睛迫切需要的不是藥物，而是健康的使用方法及營養。在電器產品尚未普及，還沒有捷運汽車機車等交通工具來代步的時代，做什麼都得要靠自己，必須靠步行走到目的地和動手擦地板做家事等，會常常運動到身體，在當時勞動運動是融入日常生活中的，但在現代生活中的運動量顯然不夠，為此許多人花錢去健身房有意識的做運動，因為肌肉是越鍛鍊就會越結實，眼部的肌肉也

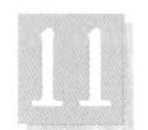

是如此。改變用眼習慣，加上有意識的眼球運動，還不用花錢。

視力可以復建 過去大家認定的常識：年過20歲腦細胞就會不斷死去，一旦失去便無法再生腦細胞。但實驗證明，就算是年過70，只要給予適當的訓練一樣能夠再生。視力再生也是一樣，可藉由適當方法、刻意鍛鍊就能強化而獲得改善。

心想事成 不要習慣視茫茫的感覺，不要認為老花眼是正常的老化現象而放任老花眼繼續發展。習慣看不清楚的人，也會加速白內障的形成。大腦有學習和適應的能力，眼睛將「清晰視物」不斷傳輸給大腦，而大腦將之存入記憶就是學習能力，而適應能力則是大腦將清晰影像訊息做出反應的順應能力。善用這兩種大腦機能，可以讓視力回復正常。也就是說，不管多大的年齡，都不可停止學習及變化。要訓練眼睛把眼前影像看清晰，接著大腦和眼球就會合作「看得清楚」。

每日積極做眼球運動 除了讀書工作時不得已要直視前方的書本、文件、螢屏以外，其它時間眼睛就要不停地轉動。使用完眼睛就立即眼球運動，是現代人的生存之道。除了停止過度用眼之外，還要鍛鍊眼力。眼球應該要不停轉動，不可緊盯著一處。生物為了尋找獵物或是提早發現敵人，眼球必須不停的轉動觀察四方，尋找果實也靠靈活的眼力，這是生物的存活基本能力。要讓眼睛有變化，當我們凝視黑色背景，視黑能力就會相對地變弱，視白能力則會提升，相反的凝視白色時視白能力會變弱，視黑能力會變強，這時候大腦的殘像功能會啟動對黑色和白色產生逆勢，因為接著是看一般視力表會感覺看得比平常還清晰。當想看的東西和其背景顏色的對比越鮮明視力越能發揮其功能。

不要「目不轉睛」▌ 這名詞本來是一個專注的讚美詞，但由視力健康的角度來看，「目不轉睛」不是好事，健康的眼睛是經常轉動的。眼神專注定睛以前是好事，現在是災難；眼神會分神是好事，不是壞事。健康的看，要命令眼睛經常飄出螢光幕。保護眼睛的「看」，是一種好習慣。與人談話時，眼神一直飄來飄去才是對，不該一直直直盯著對方看。

綠能效應▌ 一定要多看綠色的景物，經常透過窗子或出外多看遠處綠色植物，綠光有益人體，讓眼睛舒服，看綠光30分鐘等於到戶外看綠色植物1小時。

用看遠看綠來休息▌ 眼睛看近是在工作及緊張狀態，長時間這樣近距離工作或娛樂，持續過度被不適當的影像所刺激，就是造成視力失常的主因。每30分鐘應休息5分鐘以上去看遠看綠來休息。要選擇看得到遠與綠的地方居住。在螢幕上看風景，得到的是「藍光」而非綠能。

補充水分▌ 人體，尤其眼睛最怕缺水。

做好保暖▌ 不要喝冰水、貪涼穿清涼的衣物，要促進血液循環。

讓眼球休息▌ 誰不想把人生看清楚？若眼睛可以看得更清楚，人生就會更清楚。要讓眼睛看得清楚，就要讓它有足夠的休息。正如我們常說的：「休息，是為明天」，讓眼睛休息，它才能明日、餘生繼續為你工作。眼睛疲勞前就一定要休息，疲勞時更要立即有效休息。

像護膚、刷牙一樣護眼▌ 護膚、刷牙已是大眾的習慣，但愛眼護眼卻沒有成為習慣。要感恩珍惜視力堪用的每一天。經常休息眼睛，像護膚、刷牙一樣愛眼護眼：每天持續、為它花時間、花錢(眼球運動、運用適當儀器、營養品)。

適當享受日光浴▌ 紫外線並非有百害而無一利，紫外線具有防治細胞老化的作用，適度的出門接受陽光的洗禮，並練習「閉眼照陽光」，是保持眼睛的活力的有效方法之一。要選對時間曬太陽，且要晒真正的太陽，上午6點到10點、下午4點到5點曬太陽。

隨時做「閉眼晒陽光」運動▌ 建議每天做「閉眼晒陽光」運動，或在坐捷運、坐別人的車或計程車時，只要有陽光就會去做這個運動。

注意光源的量及方向▌ 大環境的光源要適當，小環境的光源最好來自左後方。

使用害處最少的人工光源：遠離不良光源▌ 看書時光線要適當,不可太暗與太亮，讓光源從左後方來。近距離的、桌前的鹵素燈、臺燈、日光燈、包括LED 燈都已經被証實了對於眼睛的水晶體、玻璃體，視網膜都有傷害，立即換掉所有藍光及紫外線強的光源。目前害處最小的人工光照「冷陰極管燈泡」，在未普及前價格較貴。但比起醫藥費及醫美的價格，可以用幾萬個小時的健康光源，仍然是便宜的。

正確姿勢▌ 坐著看書看電腦，站著看手機的姿勢都要正確，不要低頭，保持「3個直角」。

看電視的距離要合宜▌ 必須是電視畫面對角線的3到7倍的距離。

看電腦手機的距離要合宜▌ 與視覺目標保持40公分的距離。

停止做「低頭族」▌ 頭臉一再向前傾，會讓腦部、眼部缺營養、缺血和氧氣。

視線要在眼睛的水平線向下20度▌ 坐姿端正，要用看書架、電腦架、手機架等工具，把電腦或手機架高至與頭部同高度、不讓頭臉向下曲折視線的位置上。

不可長期定焦▌ 長期被巨光直射，讓眼球一直處於緊張狀態，會造成眼球內部視細胞的壞死，讓水晶體增加厚度，這都是身體為了要滿足你的需求而產生的應變措施，發生不舒服及度數加深，就是眼睛在求償，千萬別變本加厲的不斷地加重它的負荷。

從正面(向下20度)看東西▌ 以正確的姿勢正對電視機和電腦螢幕，千萬不要躺著看電視、或從側邊的角度來看東西，這樣會加重一隻眼睛的負擔，容易造成斜視、因壓迫水晶體而有散光、亂視。

絕不在黑暗中看3C產品▌ 眼科醫生警告我們，我們不會在黑夜裡把手電筒直照我們的瞳孔，卻會在房間直視手機，且直視很久。眼睛飽受巨大多重壓力。讀書、寫字、讀資料、看電腦、看手機，都用到視力。讀書工作已讓眼睛很累了，若再加上休閒時間又刷屏、寫信、追劇、看節目、讀電子書……一看就是幾小時。在不夠亮的環境裡看，後果很可怕。瞳孔會自然對「亮度」有所反應,這種反應是由人體的自律神經所控制。當亮度不足的時候,我們的瞳孔會自動用力打開,交感神經也會隨之緊張起來。眼睛一旦緊張,就很容易造成眼球內的房水液(aqueous humor)流動變差,導致眼壓過高的現象。還有，在黑暗中看手機或電腦，眼睛為了「自保」，視網膜就會增生血管，最嚴重導致失明。這就是為什麼在昏暗室內用手機電腦容易導致眼疾的原因。必要時，最好在近處增設一盞健康燈源的檯燈燈光。

走路要抬頭▌ 把視線比平常稍微抬高一點點(剛好下視20度)，這種抬頭挺胸、挺直腰背的走路姿勢，立即改善肩頸的緊張,又能讓更多的血液流向眼部和大腦。同時心情也會跟著一起「向上提升」。走路要抬頭，眼觀四方，注意安全為要，手機裡的內容不重要。

走路時絕對不看手機▌ 手機嚴重影響我們的日常生活，甚至有關生死。有知名企業家在知名飯店一面看手機一面下樓梯摔死；有人看手機過馬路被撞傷撞死；有更多的人是一面開車一面看手機而肇事；太專注看手機走路就撞到電線桿或跌跤，那更是常事。行走間看手機，絕對禁止，這種行為有害健康又超級危險。

不可在白天陽光強烈時滑手機▌ 因為太陽紫外線易經手機螢幕反射入眼,再加上手機原有的藍光,恐使視網膜雙重受損更為嚴重。

盡量少戴眼鏡，別讓大腦停工▌ 過度依賴眼鏡或是隱形眼鏡只會加速視力的惡化。裸視時自然光會刺激視網膜，就可以完整吸收光源營養素，如果不戴眼鏡，而能清楚視物，大腦會有所感動及反應，會分泌出多巴胺和副腎上腺素等賀爾蒙來提高想看清東西的意願。協助腦力和視力提升，讓就會提升視網膜的解像能力。不想看東西的人視力會越來越差，積極護眼的人視力會越來越好。靠精準的眼鏡，等於讓大腦停工。

鏡片只要配7分的度數 不要讓眼鏡繼續加深度數。二副眼鏡，一副看遠用(室外用)，一副看近用(室內、看電腦用)。看遠的眼鏡以矯正後視力0.7為宜，看近的眼鏡以矯正後0.3為宜，這樣可以讓眼睛的負擔減半。「飯吃8分飽，無病無煩惱。」節制用眼的同時，配眼鏡也要有適度法則。把矯正度數設定在「只看8分」，讓眼睛和大腦都能處在良好的狀態，即使配戴矯正後視力0.7的眼鏡，也能達到0.9或1.0的效果，要藉助眼鏡提升自己的視力，而不是讓眼鏡成為傷害視力的幫凶。

配鏡度數重點 大腦的活動與力量因人而異，該如何設定可以回復視力的眼鏡與隱形眼鏡，無法一概而論，但有以下3項基本重點：

1. 分別配看遠和看近用二副眼鏡。
2. 看遠用眼鏡設定在矯正後0.7的度數，看近用眼鏡設定在矯正後視力0.3的度數。
3. 配鏡要考慮到兩眼和兩腦間的平衡，也就是說視力較差的一眼度數要稍微提高。

盡量少戴隱形眼鏡 為了愛美，近視族會選擇戴隱形眼鏡，有個廣告說：「舒服到離不開，忘了它的存在」，這就是它造成的麻煩，若忘了取下結果會傷了眼球，侵入式的東西總是可能會有問題。如果你戴隱形眼鏡,你的身體本能地會排除它們,因為它們是異物。這代表你必須減弱你眼睛的免疫才能接受隱形眼鏡。隨著時間的推移,這減弱了整個眼睛的抵抗力。還有，隱形眼鏡蓋在眼珠上，會妨礙氧氣進入眼睛，既使是透氧性隱形眼鏡都是不夠透氧。在45歲，7成的現代人佩戴矯正鏡片，我們生來不該要接受這種矯正。不論你是戴眼鏡還是戴隱形眼鏡,最大的危機就是你創造了依賴感。你戴的越久,就越需要它們。你就永遠無法讓你的眼睛有機會好好工作並恢復它們的力量感和自然能力。

防範生理食鹽水滋生細菌】經常發炎的隱形眼鏡族要注意，傷害眼睛的是那大罐的食鹽水，因為打開後就進空氣，使用中它會滋長大量的細菌。食鹽水他並沒有消毒的功能，只有清理的功能，你用它來洗淨隱形眼鏡的同時卻可能被細菌感染了。所以一天就用一條獨立小包裝的食鹽水才安全。

不要在搖晃的車中看書看手機】避免造成散光及近視。

印刷品、電腦、手機上的字體不可太小】字體放大讓讀者舒適為宜。

不必看的資訊絕對不看】要把人生有限的眼力用在有價值的東西上面。別人的對錯，不必明查秋毫，要學鄭板橋的「難得糊塗」，從此成為寬厚的人。討厭的人，不再浪費時間去看；討厭的事情，不再放在心裡；請只看可愛、有趣、漂亮又有正能量的東西。你非看不可的連續劇，但過了3天你就說不出劇情；你熱衷的搞笑短視頻，有看沒看根本就與你的人生健康、財富一點關係也沒有。這些資訊你試著一個星期完全不看，你的人生一點兒影響都沒有。決不要再為無價值的資訊透支你的寶貴眼力。

適度戴太陽眼鏡 已不健康的眼睛，須要戴抗藍光及紫外線的太陽眼鏡。

立即戒菸 菸有百害而無一利。

限量飲酒 適量飲酒有益，多了就有害。

充足睡眠：絕不熬夜 很多罹患壓力性近視和散光的人，都有睡眠不足的問題。醒著的時候眼睛經常處於動的狀態，眼睛想要得到徹底休息除了睡眠之外別無他法，充足的睡眠是提升眼球視力和腦內視力不可或缺的，再忙也要讓自己睡足7個小時。熬夜會累積疲勞與壓力、造成情緒起伏。晚上10點至深夜2點一定要熟睡。睡眠時候人體自然會分泌多種荷爾蒙(包括褪黑激素)，荷爾蒙的功能是修復細胞，當然也包含了眼睛和大腦細胞，若體內時鐘的節奏被破壞，褪黑激素和血清素的分泌就會紊亂，如此一來不但有可能陷入睡眠障礙，帶來憂鬱症等心理疾病風險。我們需要促進身體修復、保持年輕的成長賀爾蒙，在這段時間一定要熟睡。

全黑睡覺 即使開著 燈,眼睛就算閉著,也會受到光線的刺激，因而無法充分休息,神經也會受到影響。為了提升睡眠的修復功能,請養成習慣,在睡覺時,把所有的燈全部關掉、在完全黑暗的狀態下睡覺。

睡覺要仰臥 防範重力壓力也是護眼對策的重要一環。趴著睡覺，和低頭向前看書、寫作業、打電腦一樣，都會因為重力作用造成眼軸(眼球的長度)拉長，加速近視與散光進行。

每年定期眼睛檢查至少2次 例行的健康檢查,應包含眼睛檢查。最好的單獨安排，把牙齒、眼睛的定期檢查排入固定年度行程。應每半年做一次定期眼部檢查不可免，尤其是眼底檢查，眼底是人體健康狀況的縮影，黃斑部色素濃度檢測(檢測濃度是否充足，預防黃斑部病變)、眼疾(視網膜剝落、青光眼、視神經炎、脈絡膜腫瘤)、其它全身性疾病(高血壓與糖尿病)都可以從眼底檢查盡早一窺病情提早預防避免惡化。

慎選護眼產品 小心成份不足或不實的護眼產品，反而有害眼睛。

正確吸取營養 要及時補充足夠的護眼營養，成長期須要的營養，等到老了再來補是沒有用的。要攝取眼睛需要的營養，不攝取有害眼睛大腦的食物。

多按摩 按壓眼球溝槽可刺激眼睛分泌養分，可使用各種按摩法。至少要做這個最簡易的按摩操：一隻手指按壓眼球上面和下方的溝槽，每次按10下1天做3回，按壓眼球溝槽可以刺激房水分泌，而房水負責提供養分和氧氣給角膜和水晶體。

持續眼球運動 ▌ 隨時眨眼睛，一天工作結束時，一定要做幾個眼球運動。真正的康復是一點一滴出現的，勤奮地練習，讓它們成為你生活的一部分，不要一曝十寒，前功盡棄。

速讀也是眼球運動 ▌ 提升腦內視力的訓練，加速閱讀的速度，學會速讀的技術，活化大腦預防大腦老化、血管性癡呆症。

多外出、多社交：刺激大腦 ▌ 多次刺激大腦有助於視力的改善，要盡可能多出門走動、和人說話或者是戶外運動。

多穿色彩鮮豔的衣服,多看色彩鮮豔的東西 ▌ 用心思在穿著打扮上，這和鍛鍊身體一樣都是恢復大腦活力的必要方法。鮮豔的色彩可以刺激大腦,讓自己顯得更年輕,更有活力。家中的布置最好也能選擇鮮豔的色彩，牆上掛顏色明亮的畫作，經常插大紅大綠的鮮花更好。

找良醫 ▌ 預防重於治療！老生常談，是真理。眼睛迫切需要的不是眼鏡與藥物，而是健康的使用方法、營養及傷害最低的人工照明。你我早就知道保健視力的方法，只是沒有貫徹的決心。視力好，已成為生存的基本元素；視力不好，基本上就喪失了最原始的生存條件，更遑論其它的競爭力了。最立即、最扼殺一個人生活能力的器官病變，就是眼睛。鼻子不通，耳朵不靈，牙齒脫落，皮膚長斑……日子都還勉強能過，但沒有視力的話，一切就完了。

回歸自然的生活▌ 人類來自大自然，要找回眼睛看青山綠水的自然生活，白天享受光線，晚上擁抱黑暗，兩者兼顧，我們才會幸福。3C產品是為了工作，使用要適度。某位非洲的知名運動員，在出生地時擁有令人羨慕的視力，但他來到東方留學才2年就已經眼鏡不離身，因為視疾就是環境病。

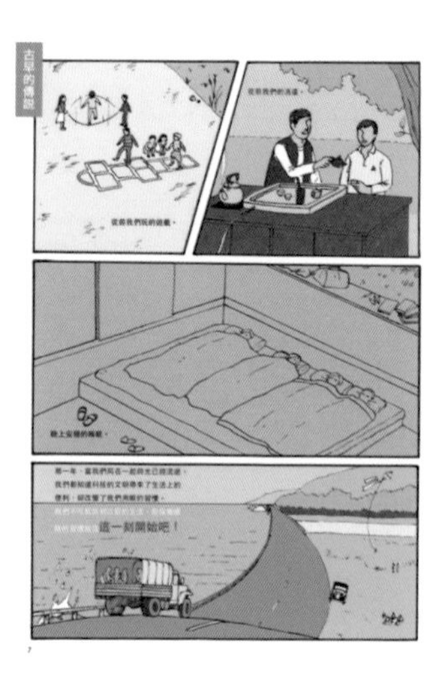

利用聽力強化視覺▌ 速聽訓練法，有助視力恢復，因為對大腦而言，看與聽是同一件事，請閉上眼睛心一隻貓，這時候腦海裡就會浮現貓的影像及叫聲，這就是「腦內視力」。近來人們的想像力變差了，這是因為看了太多的電視和電玩，直接從眼睛接收到的情報太多。請幼稚園小朋友畫白雪公主，全班畫的都差不多，因為卡通片的白雪公主穿的都一樣。若讓孩子多聽收音機或視由媽媽念故事給孩子聽，他們畫的白雪公主就會完全不一樣。談戀愛時，想到女朋友就充滿想像，從電話聽到女朋友的聲音大腦就出現女友的影而思志得坐立難安，因為聽覺會強化影像的鮮明度，所以要善用聽力來提升腦內視力，進而強化視力。想像力與聽覺會喚起視覺並強化影像鮮明度，可透過聽力鍛鍊腦內視力、強化想像速度。

結論▌ 沒有了視力，彩色世界變黑白，或全黑。「健康不是一切，沒有健康就沒有了一切」「預防重於治療」……老生常談。我們的眼睛都被生活所需的3C螢幕所操控,要維護眼睛健康,就必須知道如何與光害和平共處。當眼睛被虐待出許多惡疾時，它就不再是「靈魂之窗」而成為「身體之瘡」，這是我們不樂見的。就算無法避免使用電腦手機,也要有計劃，讓眼睛有效地休息、運動、保養，這是每個人的責任。若已有眼疾，要立即找整體療法的醫療工作者及專業有愛心的專業眼科醫生來照顧你。沒有哪個父母樂見孩子「未成龍成鳳」，先成「四眼田雞」的結果。

曾經有市政府教育局發起拯救學童視力運動，考慮延長下課時間做「愛眼操」與成立「愛眼媽媽義工隊」，並請數千名幼稚園教師為幼兒進行初步篩檢以便提早矯治，由幼稚園把關，以便大幅減少國小學童視力不良的情形，這都是德政。但根本之道還是預防，要教育孩子遠離有光害的光源及錯誤的用眼方式。

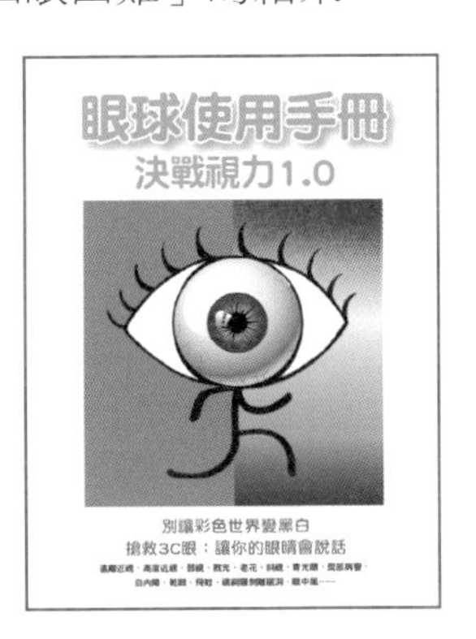

亮眼行動 我們的目的&目標，提醒大家，別把彩色世界變黑白。《眼球使用手冊》與《眼球運動手冊》出版的目的，是要提醒大家遠離眼疾的3部曲(遠離有害光源+養成正確使用眼睛的方法+眼睛需要的營養)。而【亮眼行 動】的具體目標與行動，是在2年內推廣《亮眼眼球運動》及《偏鄉視力行動車》來幫助2萬名學童遠離近視弱視，這個目的與目標，期盼與父母、教師一起來完成。

12

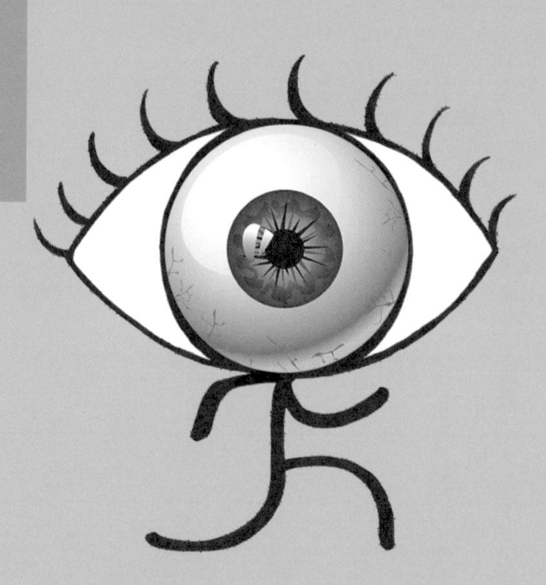

後記-星塵記事：

我們都是小小的星塵

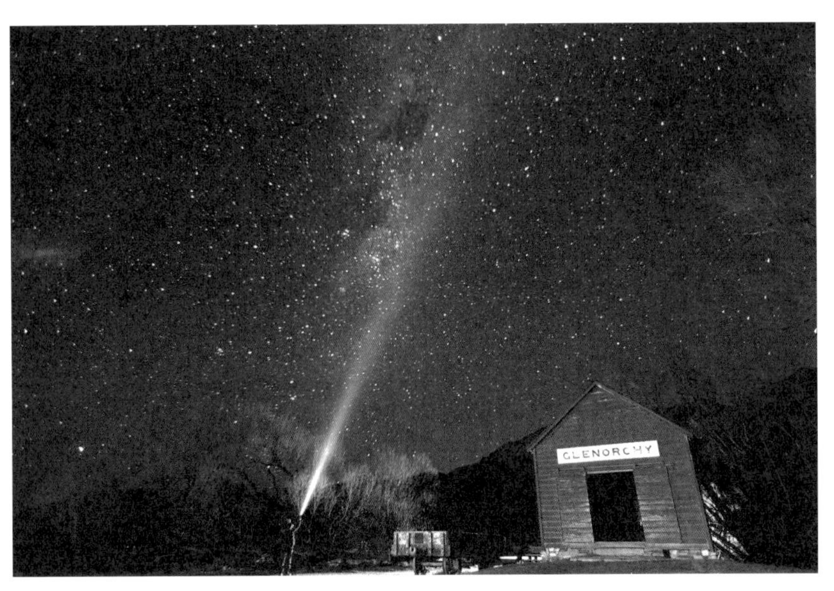

星空作品提供： 攝影藝術家 姜震勇

我們活在浩瀚的宇宙裡
漫天飄灑的宇宙塵埃及星河光塵
我們是比這些還要渺小的存在
你並不知道生活在什麼時候開始改變了方向
陷入墨水一般濃稠黑暗裡去
你被失望拖進深淵被疾病接進墳墓
被挫折踐踏得體無完膚
你被嘲笑被諷刺被討厭被怨恨被輕視被放棄
但我們卻總在內心裡保留著希望
保留著不甘心放棄跳動的心
我們依然在大大的絕望裡小小的努力著
而這種不想放棄的心情
它成為無邊黑暗裡的小小星塵
.我們都是小小的 星 塵

《小時代》 紀事

亮眼行動

亮眼行動車(巡迴偏鄉、學校、工廠、企業)

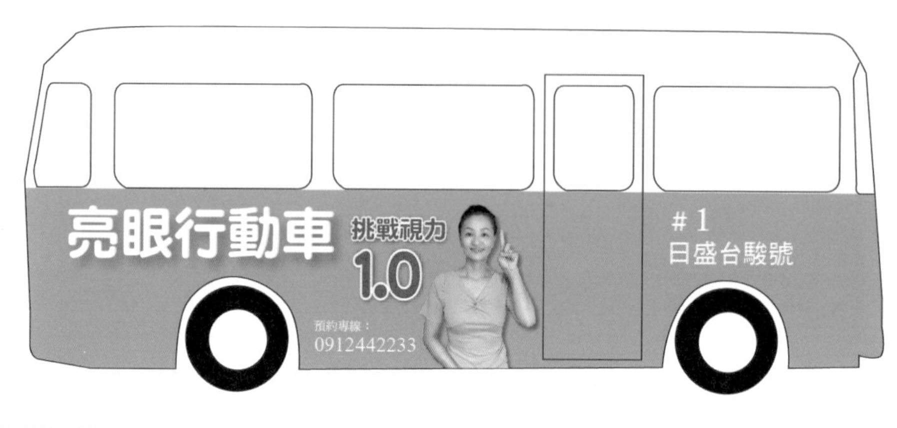

召集

1 《眼球運動》推廣志工
2 《亮眼行動車》助理
3 《亮眼行動車》眾籌

父母、老師、學生、
上班族 一起來：

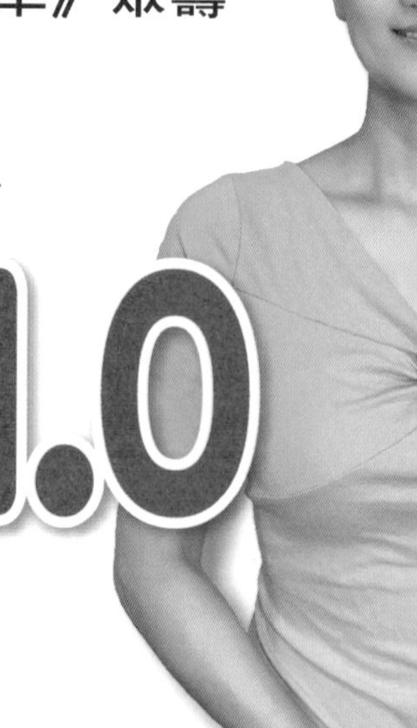

挑戰視力 1.0

2年幫助2萬名學童擺脫近視&弱視

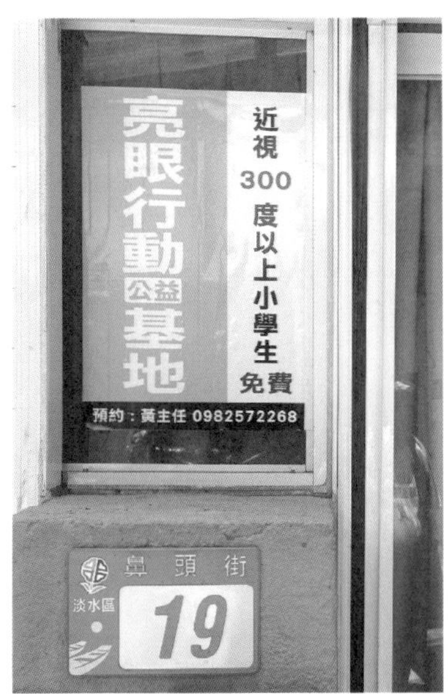

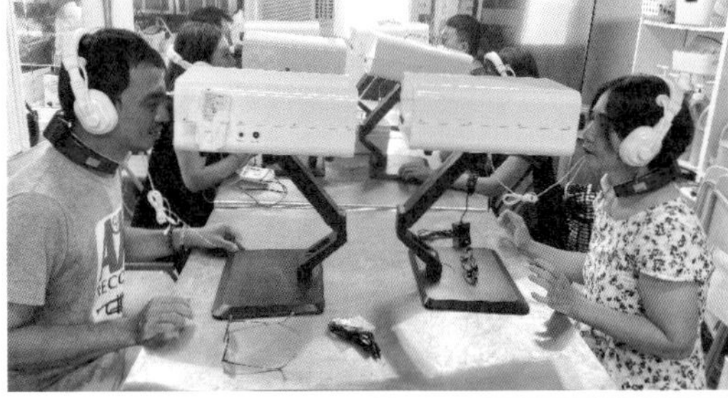

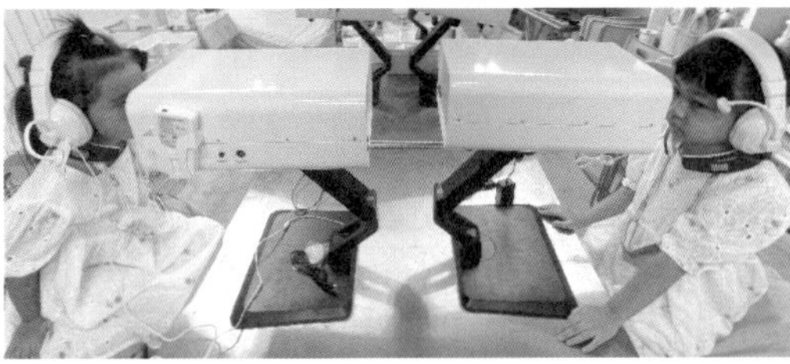

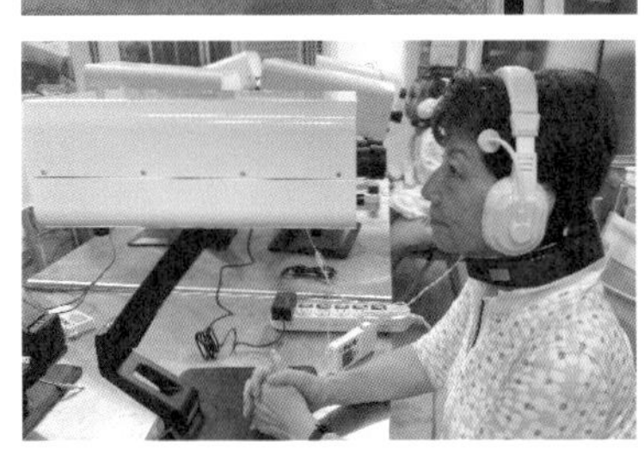

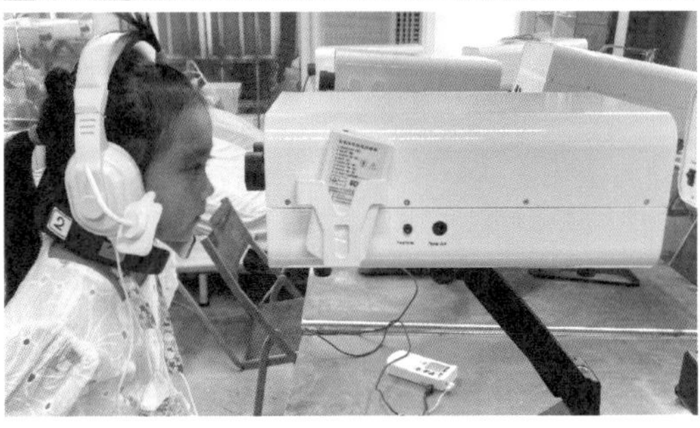

❶ **亮眼**儀體驗/30分鐘

近視300度以上學童免費(僅收清潔材料費)

【地點】亮眼行動(公益)基地/新北市淡水區鼻頭街19號

❷ **眼球**運動講座&教學

預約/報名專線：陳主任 0912442233
黃主任 0982572268

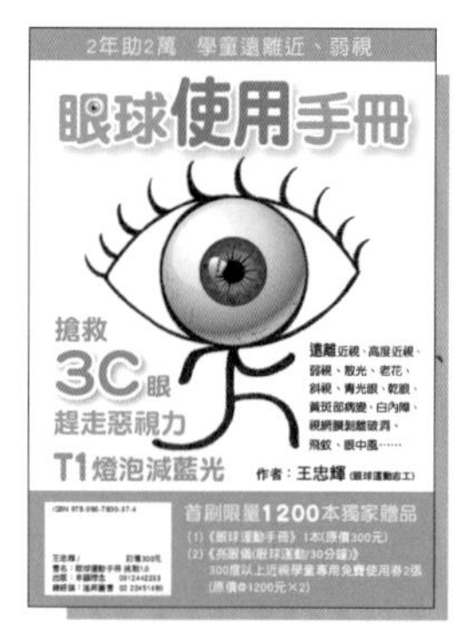

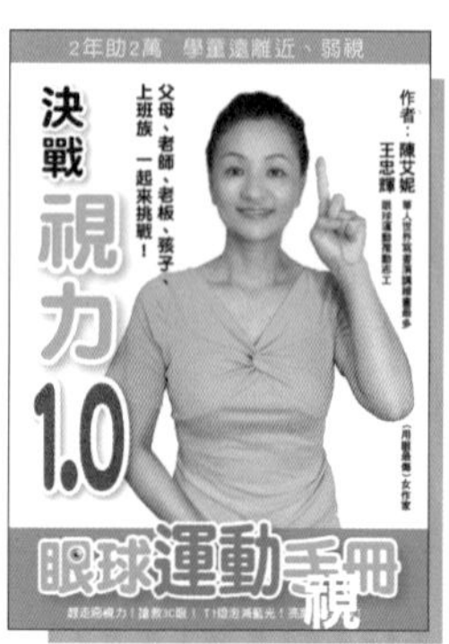

視力保健、遠離眼疾的三部曲

1、遠離有害光源

2、正確使用眼睛的方法

3、眼睛需要的營養

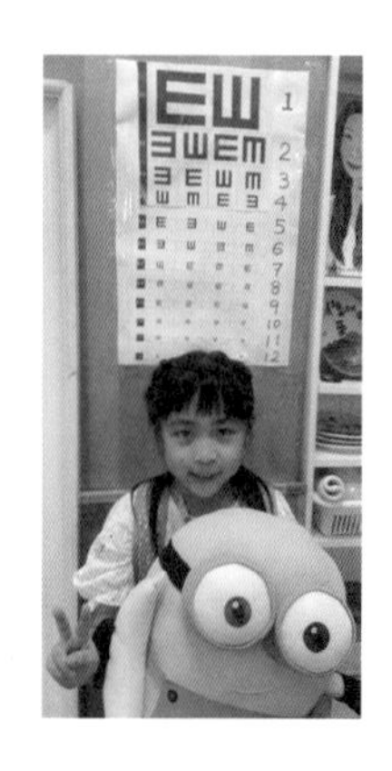